中國近代中醫藥期刊彙編

第一輯

38

中西醫學報

（德華醫學雜誌）

上海辭書出版社

目録

內務部批准立案中西醫學研究會出版

中西醫學報

The International Medical Journal

Septemter 1927　Vol. IX No. 9.

九卷九號　十六年九月

The Medical Press Ltd.
121 Myburgh Road, Shanghai

中華郵政特准掛號認為新聞紙類

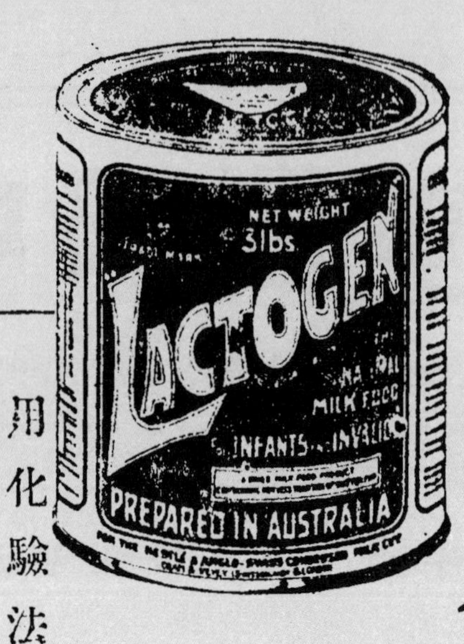

勒吐精代乳粉原料
完全乳質別無他物

勒吐精代乳粉乃純潔鮮牛奶用最新科學方法將水份取出而成粉形

將勒吐精代乳粉之原質及成分用化驗法分析之可以證明其原料內完全乳質別無他物

勒吐精代乳粉用六份牛水冲調後與康健母乳相同而爲嬰孩代乳聖品

最新發現之ERGOSTERIN與軟骨病

丁惠康

Dr. W. K. Ting Assistenzarzt Paulun Hospital Shanghai

菌類與酵母(Hefe)中每含有一種「愛格司太林」者。Ergosterin 其化學的成分爲 $C_{27}H_{42}$ 自危德(Windaus)與伯而(Pohl)二氏經過種種之研究後。始知「愛格司太林」實與化學上純粹的「可來司太林」Cholesterin(註一)具有同樣的化學與物理的性質。但純粹的「可來司太林」抵抗軟骨病。毫無功効。而「可來司太林」若含有「愛格司太林」時。復經過紫外線作用。(Ultraviolettbestrahlung)之後。卽有抵抗軟骨病之功能。據危德氏之動物試驗。則此「愛格司太林」者。實爲抵抗軟骨病維他命(Vitamin)中之原動物質。

危德氏之動物試驗。係將「愛格司太林」先經過三十分鐘。繼增至六十分鐘之感光作用。然後溶解於一比一千或一比二千之橄欖油中。(Olivenoel)但在試驗之際。尙須將此基本溶液沖淡至每〇・一竓。(ccm)中約含有四百分之一粴(mg)之純粹「愛格司太林」。含以上數量之溶液。已可治愈患軟骨症之鼠類。同時若注射兩倍容量之橄欖油而不含「愛格司太林」時。則於軟骨病之治療上。毫無影響。不見功效。又同樣試驗之結果。曾得之於廿五例患軟骨病之孩童。其治療的成績。至爲圓滿。吾人若每日予以一至四粴mg之感光性的「愛格司太林」。則急性及各種之軟骨病以及痙攣等。

皆可全愈。其痊愈之程度雖各有遲速之不同。但從無一次之失敗。吾人若欲其治療迅速見効。可漸漸增加其分量。至二—四糎 mg 之外。同時並予以牛乳蛋黃及光線療法等。

以克凱氏 Gyoergy 之觀察。則維他命不僅在兒童軟骨病之治療上有效。卽成人之痙攣 Tetanie 及骨軟化症。Osteomalacie 亦有佳良之結果。據海台山病院中克來而氏 Geh-Rat von Krehl 之報告。謂一四十八歲之患婦。已患骨軟化症十七載。是症最初發生於產後之半年。以後每年夏季。則病情稍形輕減。入冬則復加劇。於一九二〇年。雖施以卵巢切開術。亦無効果。自一九二二年以來。患婦卽完全不能行動。乃自今年二月入院以後。卽予以感光的「愛格司太林」治療。二星期後。各種之痛苦。卽已減輕不少。三星期後。已能扶杖起立。自由行動。其功効可謂巨矣。此種感光性的「愛格司太林」已有製劑行世。名惟康土 Vigantol 云。

（註一）Cholesterin 可來司太林。其化學成分爲 $C_{27}H_{45}(OH)$ 多含於膽汁、血液、腦、卵黃中。

疾病新療法叢談

丁錫康
Dr. med. S. K. Ting

(一)塞克氏對于凶險之孕婦嘔吐。(不進飲食并身體消瘦)用因蘇林甚有効。初時每天注射二次。每次 5 Units (五單位。)可加增至 20 Units。(二十單位)注射前不食澱粉質效驗甚速。病者不嘔吐。胃口良好。體重加增。

(二)羊癲 Epilepsy 一症。克福二氏施行 Calcium Chloride 及 Gluco-calcuim 之靜脈注射。其結果不甚美滿。

(三)赫斯氏以下列藥物治流行性感冒。甚有效驗。較用 Salicylic Acid 或他種藥品為佳。每藥1管含

Quinine Hydrochloride gr. [illegible]

Camphora Monobromate gr. [illegible]

Hexamethyleneamine gr. [illegible]

Methylene Blue gr. [illegible]

以上藥物須細心混和。加入管內。初起時服一粒。四時內最服一粒。惟二十四小時內至多服四粒。

小孩之分劑須減輕。

(一)休氏用愛米丁 Emetine Hydrochloride 治潰瘍性大腸炎注射 0.02gm.。每天三次。患者須靜臥。并每天行肛門灌洗一次。

(一)格何二氏以大量之因蘇林 Insuliu 每天六十至一百單位。用于肝病患者。謂可減却黃疸症狀。

(一)貧血症 Secondary Anemia 用馬血清 Horse Serum 口服治之。此特別製之血清。其名爲 "he'nostyle" by Roussel.

(一) Potassium cyanide 中毒。用百分之三十之 Sodium Thicsulphite 靜脈注射。治之。凡打二次。每次十西西。强心劑及 Dextrose 溶液同時並用亦佳。

(一) Trypasamide 治神經系梅毒。頗效。百分之七十之患者。其症狀中止增進或見佳良。

(一)鵝口瘡 Thrush 用 2,5 % 或3. % Ferric Chloride 溶液置諸局部。有效。惟溶液不宜太濃。因有刺激也。

(一)才納孛氏用 Sodium Thiosulphate 治肺結核七十例。其結果百分之七十六有效。初時分量須輕。(自 0.05 gm. 至 0.10 gm.) 以後逐漸增加至 1 gm.。自始至終共可注射 10 至 12 gm.。

(一)十二指腸蟲病馬氏用 Carbon Tetarachloride Oil Chenopodium' Thymol 三藥試用。其結果以 Carbon Tetrachlor'ide 一藥爲最佳。

(一)維休氏有一例之化膿性氣管枝炎。其原因爲 Viucents Spiroehets 及 Fusiform bacillus 用

Neoarsphenamine 靜脈注射。注射三次。效驗極佳。分量第一次 o.15 gm. 第二次 0.3 gm 第三次 0.6 gm

(一)開姆氏對于輕症或重症之結核患者。治以塞拿克拉新 Sanocrysin。三日以內。其痰質現象完全變化。痰量大減。痰內結核細菌。初時增加。後卽減少。以至絕跡。(白血球增加血球內有含結核細菌者)故此類金類藥物療法。能助白血球破壞細菌。或減少其抵抗力。

死海

瞻廬

人以死海爲畏途。而人無有不至死海者。或遠或近。所差者距離問題耳。甯靜也。澹泊也。葆養也。皆所以延長死海之距離也。麴蘗戕其性。粉黛搖其精。而又益以種種患得患失之計畫。是猶航行死海者。星夜遄征。兼程並進。而又駕以輕舟。掛以片帆。鼓以雙槳。務求增進其速率而後快。彼豈與生爲仇哉。何亟亟焉縮短死海之距離也。

死海之距離本遠。而人乃百出其計以縮短之。問諸其人。冥然罔覺。猶曰。死海者我之畏途也。嗚呼。是謂惡醉而強酒。

癰之藥物療法

丁錫康
Dr. med. S. K. Ting

癰 Carbuncle 之原因。由于葡萄狀球菌Staphylococcus Aurens或連鎖狀球菌Streptococcus pyogenes(約占百分之十)之傳染。以致皮下組織分子之壞死而起。迨大塊之腐肉脫落。此症方能漸漸痊愈。大都衰弱者最易患之。癰或爲一種內病之合併症。如糖尿病者所患之癰是也。

癰之療法分爲全體及局部二種。

全體療法 (一)增加病者全身之抵抗力。
(二)排除體內之毒質。
(三)助患者得充分之睡眠。

局部療法 (一)止痛。
(二)除去腐爛之組織。
(三)防止細菌傳染不致蔓延四周。
(四)腐肉脫落後。使皮膚生長。

全體療法——對于病者所患之內病。例如糖尿症。設法先治療之。原因一去。外症自痊。飲食須輕便宜于消化而多含滋養料者。總以雞蛋牛乳爲主。如病者抵抗力太薄弱。須採用輸血法。Transfusion 至葡萄狀球菌伐克辛注射療法于急性期內常無效驗。惟對于慢性患者。或稍有試用之價値耳。排除體內毒質。不外乎利小便。通大便。幷增進皮膚排泄機能。每日須服足量之硫苦。使每日腹瀉一次。如腸內有敗壞質分。可服少量之甘汞。大量之飲料如清水檸檬水等。最爲緊要。每天可飲一加倫。洗浴亦甚有益。病者如因痛失眠。可用嗎啡治之。

局部療法——局部療法分手術與藥物二種。其宗旨不外乎消除疼痛。幷助患處安靜。不宜多動。患處四周之皮毛須剃去。幷用水或以脫洗淨。極大之熱敷布 Hot foment 上覆棉花。每半小時換一次。頗有益也。茲迷格立非醫士之局部藥物療法。可以避免手術。頗有效驗。首先用此法者爲馬立孫氏。其療法之宗旨。卽用硫苦糊漿。Magvesium Sulphate Paste 敷諸局部。使癰四周組織內之液質 Serum 被吸收外出是也。製造硫苦糊漿之法。茲列之如下。

先用乾燥硫苦 dried Magnesium Sulphate 一磅半。與十一兩 11 oz. N Glycerine acid, carbolic and pure glyerine 攪和。（按乾燥硫苦乃一種白色粉末。較諸平常所用之愛潑孫鹽 Epsom Solts 其所含水分少百分之十二）

先取 Glycerine 置于甚熱之臼內。加入 Sulphate。徐徐攪動之。成一厚白之乳脂狀物質。性能吸水分。如置諸空氣間。吸收溼氣甚速。瞬息卽亦爲流質。故須置于有蓋之缸內。

癰之周圍先剃毛。用以脫洗淨使乾。卽以厚層之糊漿置于方塊之麻紗布上。敷患處及其四周。再加厚層之棉花多量之液體。卽被吸出。二十四小時內須換二次。敷後疼痛消失。中央之腐肉數日內卽脫落。

中毒症狀減少。熱度低降。如腐肉已脫落。馬立孫醫士謂可用消毒之麻紗布。塞滿空洞內。此紗布須先浸于硫苦之飽和溶液內。(此溶液內須加 Glycerine 5 oz. to a pint)

按此局部藥物療法之佳處。在免去手術開刀之手續。惟治愈時間稍爲遲緩。不如開刀之有把握。故此法爲病者之不願開刀或麻醉劑不宜于其身體而設也。面顏部及鼻部之癰。最爲危險。對于此種患者。根本之手術療法。亟須應用也。

中風之原因及治法

一册五角

是書共八章一緒論二解剖豫說詳述腦髓動脈系統腦髓靜脈系統等三原因詳述年齡遺傳性時期卒中質酒精之影響痛風脂胖病鉛中毒及僂麻質斯與黴毒之關係血壓之變化精神狀態補助原因等四病理解剖的變化五症候六診斷七豫後八療法詳述豫防法卒中發作療法反應期療法晚期療法與特發性腦出血之外科的療法等末附脊髓出血詳述原因解剖的變化症候豫後類症鑑別療法等學說豐富治療確實洵爲中風一症之專門書也

瘰癧之原因及治法

一册七角

我國患瘰癧者最多惜大抵不能悉其症原又不能明其病理之變化故數千年來皆無正當之治法本書論治法及原因詳備無遺經丁福保先生譯成漢文又恐閱者於新名辭不易了解別將書中各種專名詳細解釋冠之編首名曰誘導篇是書勾深索隱闡發詳盡不但吾國論瘰癧書中無此鉅作卽在日本亦爲不可多得之新著也

脚氣之原因及治法

一册六角

是書分上下兩編上編爲中國舊法分名義原因症狀治法四章諸家學說經驗良方無不搜羅備載下編爲新醫治法凡脚氣之症狀剖解的變化診斷預後療法及其所以發生之原因載之尤詳脚氣衝心唯一之療法爲射血法他書多不載其手術此書並其學理亦詳載之洵最佳之脚氣病專書也

胃腸養生法

一册七角

胃腸病學中國向少專書本書可爲胃腸病之豫防法其內容論飲食之目的消化之生理齲齒之預防胃腸之運動官能營養品滋養物之區別食品之分析肉類魚類之選擇法穀類豆類菜蔬類果實類以及飲料水乳汁肉汁鳥卵嗜好品等之良否攝食之時間食物之分量食時後之規則食器之取舍病人及康健人之標準食餌等燦然布列薈爲大觀其文淺其理明其試驗確實而易行雖屬養生一門實非尋常衛生書可比吾國之苦胃腸病者不可不讀也

僂麻質斯彙編

一册六角

僂麻質斯病 Rhematismus 中名曰風濕骨痛爲最普通流行之一種病老年人及貧苦人因營養不良或有別種原因致患此病者尤多其他婦女農工人等一患風濕骨痛則百事被阻醫生束手診治十八九罔效故宜專讀「僂麻質斯彙編」本書臚列急性慢性關節筋肉各種僂麻質斯病之原因及療法等詳確無遺病家醫家誠能按方治療洵無不可癒之風濕病矣

人體寄生蟲病編

一册七角

吾人各種疾病大半因寄生蟲而發故宜專讀本書第一章爲腸管內之寄生蟲內分圓蟲類及扁蟲類如蛔蟲蟯蟲絛蟲是也第二第三第四章爲肺臟肝臟腎臟之寄生蟲如肺臟二口蟲肝臟二口蟲及腎蟲等是也第五章爲糞便之檢查法第六章爲生活于血液中之寄生蟲第七章爲侵襲於外皮之寄生蟲第八章爲生活於結締織內之寄生蟲皆搜輯東西諸家之學說細大不遺加以實驗故精而不喀博而不濫纓分部析具有條理能使世之治蟲病者左右而逢其源爲吾國絕無僅有之譯本

麻瘋治法述要

傅樂仁博士

(一)麻瘋是一種慢性傳染病。患病的根本原因是。

(甲)密切的接觸——長時間的接觸。

(乙)致病的媒介——譬如花柳病、瘧疾、鈎蟲和其他一切衰弱症。

(二)起首醫治麻瘋時。應該問問有沒有他種疾病。同時並發。如果有的。那末在開始注射之前。先把這病治好牠。

(三)皮膚麻瘋差不多和其他皮膚病相類似的。所以應該辨別清楚。牠的特徵是。

(甲)麻木。

(乙)在皮膚或鼻管中發見微生蟲。

用懷疑的態度。檢視神經纖維。如不能十分確定。再找他種證據。

(四)患了麻瘋。皮膚上就要生出紅斑來。這種紅斑少有刺激性。但在斑塊的邊上。一定可以找到微生蟲。

(五)麻瘋神經纖維。其色不是白的。——白斑症和麻瘋是沒有關係的。這種纖維色素極淡。毫不隆起。輕輕按觸牠沒有知覺。也無微生蟲散佈其間。

（六）痲瘋有三個時期。

（一）初起痲木時期。——不傳染。

（二）皮膚腐蝕時期。——傳染力的强弱。與皮膚及黏液膜裏微生蟲的多少成正比例。（注意：如欲檢驗微生蟲須通過表皮從眞皮中割取方才有用）

（三）神經腐蝕永遠痲木時期。——在這點我們要知道痲瘋會不治而自愈的。等到把病人犧牲掉了。病菌也就消滅了。在第三期內。痲瘋開始潰爛。四肢因神經毀壞而脫落了。

（七）醫治痲瘋。須經過六個月至數年之久。大概須看他種雜症已否醫好。飲食是否充美。和能否有充分的運動而定。在第一第二兩時期中。當病菌初入身體時。對於藥力的反動頗感困苦。到了第三期。反動便覺安適了。切弗誤認永遠的痲木爲暫時的痲木。因在初時。痲木是暫時的局部的。以後便不然了。

（八）如果你知道了這幾個事實。懷疑時徵求人家可靠的意見。那末許多的痲瘋病人。一定不至於進入悲慘絕望的境地了。

治法

（一）先醫其他一切雜症。　（二）用下開藥方施治。——

Hydnocarpus Ester 大楓子油　50 c.cs

Olive Oil 橄欖油 50 c.cs

Creosote 蒸木油 2 c.cs

每次用藥 1—10 c.cs

用法如下——用 10 c.cs 的注射針分全身爲八部。次第施行注射。

(一)左臂的外面。(二)右臂的外面。(三)右肘的外面 (四)左肘。(五)左臀。

(六) 右臀。 (七)右股的外面。 (八)左股。

注意 切弗在四肢的內面或近骨處和血管旁邊施行注射。

選定了部位之後。卽將針用力刺入表面筋膜和內層筋膜的中間。針須可在皮下移動。而注射半個西西。然後以此點爲圓心。把針拔出一部分。使脫離筋膜。當針將近拔出皮膚的時候。卽覺得針頭非常自由。然後再向他方面注射半個西西。如此以原刺之點爲圓心。依圓弧繼續注射。及藥盡而止。如果病人咳嗽劇烈。則是刺入血管裏的緣故。應該把針拔出一半。重新刺入。

施行注射每星期二次。一個月內卽可周遍全身。

先試射一個西西。皮膚欠好者可用半個西西。每二星期增加半個西西。使有反應而止。如果熱度繼持二十四小時。卽停止注射。熱度退了。可用原方的一半。局部的反應需減少或停止用藥。倘視官發現了病徵或變化。應該完全停止注射。當病人照上開藥方用了十個西西。仍舊不見反應的時候。可改用下方。

Ethyl Esters of Hydnocarpus Oil 大楓子油醞化二烷	75 c.cs
Olive Oil 橄欖油	25 c.cs
Creosote 蒸木油	5 c.cs
每次用藥	5—10 c.cs

如果用了十個西西而仍無反應。即用——

Ethyl Esters of Hydnocarpus Oil	100 c.cs
Creosote	4 c.cs

再先用五個西西。如無局部或任何反應、則繼續增加分量。如不用 Ester。則可用全純的大楓子油。攙以百分之四之蒸木油。注射的方法完全相同。好的飲食和適當的運動。其重要與藥品相等。此層最當留意。

染色法

一切纖維應該把三氯醋酸(Trichloracetic acid)染色。在身體上攙以三分之一的水分。在面部攙以五分之一的水分。一次祇能染一種纖維、譬如這次治半個面孔。下一次治半隻臂膊等。每十天內祇能染一種纖維。我們應該曉得這是一種强烈的刺激品。用錯了。能蝕、皮膚腐爛。一個一個的小節。可以用酸類治牠。但一次不能染之過多。各種病徵消滅以後。應再有六個月的療養。此後每隔三個月檢驗一次。

如果注射時或注射後感受劇烈的痛苦。可用下開藥方止之。

Eihyl Esters Hydnocarpus Oil 50 c.cs

Pure Olive Oil 50 c.cs

每次一西西至二十西西照上開比例遞加。

兩個問題

(一)我們的住所離開痲瘋院很遠。你可以告訴我們內服安癩藥(大楓子油)有無效力。如果有效的。請告訴我們服用的方法怎樣。

(二)我們的痲瘋病人。不願意每週注射安癩液。有時他們甯願死。不高興再來打針。你有沒有內服這藥劑的方法。說個出來。

這兩個問題。可以併在一起解答如下。

我們知道在多年之前住居印度內地的痲瘋人。發見咀嚼大楓樹葉和果實可以療治痲瘋的方法。可是顯著的效驗。始終沒有得到。

數十年前。從大楓子裏提取的油汁。當作內治的藥品。專供病人飲服之用。不幸日子多了此法足以引起嘔吐和消化器的反應。結果此藥治瘋的信用完全失去。好久沒有人肯用牠。

後來大楓子油和鹽化二烷製鍊了。試用的結果。還是注射比內服要好得多。注射治療。如果小心從事。可以說是毫無危險。總之要想個萬應的藥方無論病人內服也好。注射也好。那是不可能的。因爲每個病症。各各不同。應該分別醫治。未能一概而論。

關於內服大楓子油鹽化二烷劑一事。我卻想起一件故事來了。中國有所痲瘋院。院內的病人。有一次大家賭喫這藥品。看每星期裏。誰喫得最多。有幾個所喫的份量。着實可驚。但是幾個星期之後。大半發生了嚴重的血虧症。從此不得不改變方法。有許多便永遠不再服用這藥劑了。

老實說一句。就是久服大楓子油。我們也不敢信牠有治愈痲瘋的效驗。大概最好的方法。病人每天服小份量的丸藥。——最好用包製的——每星期或每二星期施行注射一次。這種治法。概須經過適當的醫治手續。否則恐有危險。

這是非常顯明的。就是說要醫治痲瘋病人。最重要的一點。是教患者按時受診。不得間斷。或者教他們入痲瘋院。受特別的養護。

所以在中國痲瘋蔓延的區域裏。建設痲瘋療治所。這個需要。誰都知道是很大的了。

痲瘋療治新法　高麗痲瘋病院的報告

記者曾經研究過九百三十七個痲瘋症、患病的人。完全住宿在廣緒和福山的痲瘋院裏。經詳審的觀察。得到以下的結果。

高麗的痲瘋　高麗的痲瘋人。估計起來。大約有五千名到二萬名的數目。這種估計。相差太遠。足見正確的統計。非常難得。患痲瘋的人。如果不願意人家知道他。很容易隱匿他的毛病。所以要得一個精確可靠的統計惟一的好方法。只有教麻瘋專家。會同了許多助手。周游國內。找到了一個病人。便醫一個。這才有些把握。

據調查所得其中百分之四。父親是患麻瘋的。百分之三。母親是患麻瘋的。千分之二十九——姊妹。百分之十二——兄弟。而一般麻瘋醫士的觀察。以爲患這病的。男子較女子爲多。

候徵　麻瘋最明顯的徵象。第一就是麻木。有這病象的。占百分之九十六。這是最可靠的候徵。因爲麻瘋徵生蟲。大多數是驗查不出的。

神經炎是最可嫌惡的候徵。患者占百分之二十六。

百分之五十八的麻瘋人。有風濕病。通常在療治開始以後。神經炎和風濕病方才發生。因爲這種病症和療治相伴而生的。有的人便以爲療治必有某種感受痛苦的反應。

經過療治之後。百分之五十六。要發寒熱的。

一百個患麻瘋的。有三十七個潰爛生膿。二十個四肢脫落。

面部的麻痺。是普通的病徵。患者占百分之二十八。

面部麻痺後。眼球就要收縮而枯燥。眼簾發炎也是很普通的。而且眼簾常常和水晶體相黏貼着。不易用藥。眼角膜和眼睛的其他各部。或有麻瘋節塊。發見生出一種難以醫治的刺激。

治法　我們每星期注射療癩液 (Ol'ura Hydnocarpiae, 攙以百分之一的 Camphor) 一次。分量爲四 cc. 到八 cc.。

平時衛生的注意最爲重要。院中的病人。個個鼓勵他做一種活動的工作。熱水浴必不可少。不靈活的骨節。應該加以按摩。每個病人發給衛生須知。教他自己當心。重要的有(一)每星期浴後。施行注射一次。(二)飲食須擇富於滋養的。(三)每日洗刷牙齒。早晚兩次。以免被蝕脫落。(四)作園藝生活。每日勤於勞動。(五)保持愉快精神。勿作無謂的妄想。(六)謹防受寒。勿自暴露戶外。(七)弗使便結。

結果　在十二年內。一千一百零九個痲瘋人中。病死的有三百十一個。占全數百分之十九。因肺結核而死的。爲數最多。其次要算神經炎和肺炎。據墨耶(Muir)的報告。只有百分之二。是直接死於痲瘋的。其餘都是因他症併發以至不救的。

我們共有痲瘋人二百三十八名。其中有許多快要出院了。我們目睹百分之三十的病人。經我們治愈。雖然有許多進院時病已很利害了。

我們有百分之七十五以上的痲瘋人。病已過性。能夠從事於活動的工作。身體也因此而日見起色。就是用藥的時候。也可以少些痛苦。少些困難。我們院裏的痲瘋人。須自己到園裏去種植蔬菜。當作一種健身的調劑方法。他們也能夠建築房屋。製造磚瓦。充當木匠、錫匠、鐵匠和其他職務。我深信從前隔絕痲瘋人。當作一無所用的廢物。這種見解。是完全錯誤的。他們應該給以活動的職業。至少教以自養的方法。活動的生活。乃當今痲瘋人所需要的啊。

結論　從事於園藝或他種工作的痲瘋人。較之沒有事做的。對於醫藥的反應較爲容易。收效亦速。能夠多服藥劑。心理上也要安適得多。　(錄痲瘋季刊)

醫學碎金錄

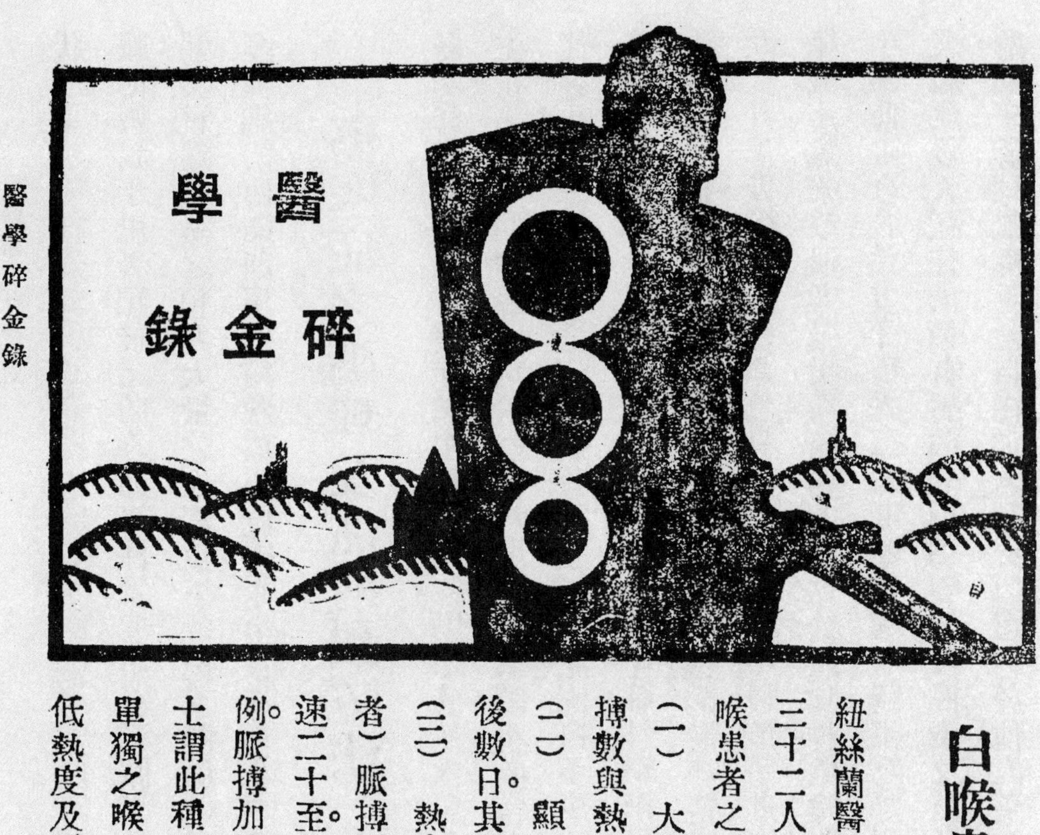

白喉患者脈搏之研究

丁錫康

紐絲蘭醫學雜誌登載愛倫醫生診視白喉患者一百三十二人之報告。對于脈搏之性質。曾加以研究。謂白喉患者之脈搏可分下列三種。

(一) 大都顯于輕微及無合併症之白喉患者。其脈搏數與熱度同日降低或後一日降低。

(二) 顯于患者之受血清療法已延遲者。熱度低降後數日。其脈搏數仍不減少。

(三) 熱度低降後。脈搏數之減少較正常(卽健全者)脈搏更見遲緩。直至十天或十六天後。脈搏乃加速二十至。此等第二次脈搏加速之現象。共顯于五十例。脈搏加速有繼續延長至數日或六星期者。愛倫醫士謂此種現象之發生。因心臟筋肉受毒所致。彼又謂單獨之喉間局部症狀。對于白喉診斷不能視爲完全。低熱度及平均比例加速之脈搏。實爲白喉最要之症

一

狀。

脈搏數對于患者預後之凶善。亦可注意。其第三種脈搏內之第二次脈搏加速現象。如延長數日不見遲緩。實爲危險之預兆。大量之血清皮下筋肉或靜脈注射。施于早期之患者。實爲最佳療法。患者如有多種細菌傳染。則用連鎖狀球菌血清亦佳。Antistreptococcie Serum

傷寒症之調理及注射預防法

衛生教育會

傷寒爲症甚險。且併發症甚多。危險尤甚。傷寒發熱。常症大約三星期。併發症在三星期內。隨時可以發生。在第三星期中最爲危險。然在熱度退後。猶須小心謹愼。蓋其反復甚易。且易牽動他部也。第一須服從醫生。苟一不愼。悔之何及。調養得宜。而復原固自不少耳。

在調養痊復期內。有二種危險。(一)起床太早。往往身熱已退之後。便自謂平安無事。急於起床。或復工作。以致受損而復發。危殆萬分。(二)飮食不愼。病時不能進食。以致身體消瘦。身熱一退。食慾大增。便思飮食。且思及各種强烈之物。且非立卽進納不可。惜乎此時病人不能自見其腸內狀況。當知此時發炎雖減。疼痛未改。肌柔膜嫩。苟隨病人之欲。給以食物。危險萬分。故飮食一事。切須小心。僅僅限於流質及半液體之食物。迨其平穩過二星期。然後緩緩逐漸增加。以期恢復原狀。不可性急。

又病愈後。人往往仍攜有病菌。一不小心。便可傳染及於家人。故第一善後辦法。病人大便須請醫士檢驗。如未證明無礙。不能自由加入社交。以遺害於他人。蓋嘗聞愈病數月後之病人。猶能帶傷寒病菌也。

然而傷寒最要預防法。乃在未得傷寒之前。先行注射傷寒血清。科學家研究所得。查傷寒病菌之血清。注射入人體。人體血液中。便受刺激。發生一種防毒素。以後如有傷寒病菌來襲。足以抵抗之而有餘。有效期間約爲二年。歐戰時。此種注射。證明效果甚大。蓋亦一種衛生保險法也。爾我各人。爲生命爲經濟。都不可不有此種保險單也。

咯血與吐血之分辨

曾立羣

咯血卽咳血。俗稱唾血。每與吐血不易分辨。患者咳嗆喉癢。胸部煩悶。血色鮮紅。含有泡沫。常與痰混而不和食物。呈鹼性反應。糞色如常。重者心悸眩暈。顏色蒼白。有性命之憂。患肺病如肺癆肺癌等有之。至於吐血。每與噦嘔同作。血色深赭。凝成碎塊。似咖啡渣滓。而混有食物。呈酸性反應。蓋血出自胃。情形自大不相同也。

雖然。亦有咳多量之血者。能有一部分咽下入胃。而再嘔出。則其病狀。眞與吐血相像。尚有鼻腔牙肉舌部。咽喉等處出血。其色鮮紅。常與痰混。而疑似咳血。是非常人所易於辨明者。

咳血之危險。人盡知之。救急之法。速令患者靜臥。頭胸部略高。解上衣務使胸部露出。用冷手巾或冰袋覆置胸部肩乳間。飲以涼牛乳冷鹽湯阿膠腋等。忌熱湯溫茶胡椒辣茄咖啡酒類。禁說話。屏吸烟。延醫更求根本之治療。

小兒疾病之一般預防法

煥長

小兒疾病頗多。防之良非易易。然苟能得適當之保護法。則疾病亦可從此而減少。玆舉其一般爲吾人所不可不知者而述之於後。

吾人須知欲免小兒之疾病。當於其母未分娩前行之。最要者爲母體妊娠時之攝生是已。既分娩。須注意臍帶之清潔。臍帶之割斷。宜用消毒之刀剪。否則小兒產後易發破傷風症。Tatanus 罹此症之原因。卽用未消毒者或碎瓦片等項。因細菌侵入臍帶之創口故也。此爲小兒產後之首宜注意者。至若產後以至於三四歲。則當注意衣食住之清潔。與體格之强健。

慈母對於愛兒。往往以其乳止小兒之啼哭。殊不知啼哭未必眞爲飢餓而然者。但爲母者大多缺乏養兒之知識。每以授乳過多。引起小兒之嘔吐或瀉泄。不可不愼也。

小兒之居室與所玩之器具。均當力求清潔。而去其不潔者。蓋小兒稍長大時。每因匍匐玩耍等情。易致不潔之物納入口中。因感染而發生亞布答性口內炎。Stomatitis aphthosa 安魏那。Angina 及結核諸症者。亦復不少。

此外所可畏者。爲鼻加答兒。氣管枝加答兒。感冒。百日咳等傳染症。蓋小兒對於是等傳染症。愈後多屬不良。故爲父母者。宜時時考察小兒之體溫。且不使接近是等患者之身。蓋是等傳染症之原因。不外乎氣候之驟然變更。與其人之感受素質而已。

預防固爲減少諸種疾病之要素。然身體强壯者。亦能抵抗各種疾患。强健身體之法。如小兒初生時。衣服不可多用。且時常抱往郊外或新鮮空氣中散步。年稍大者。如四五歲時可行冷水摩擦法。惟初時宜用微溫湯。漸而至於冷水。並須在空氣不流通處行之。所以防感冒也。

談砒

丁惠康

讀某報。見有范君之啖砒記。謂「毒物可以攻毒。惜乎化學家醫學家。雖詳察細考。猶未得此深奧之訣耳。夫砒毒也。而余食之。則强健身體。呼吸暢快。容色鮮妍。一日服量過多。頭昏腦漲。至不可名狀」。范君知其然。而不知其所以然。特誌數語。以爲啖砒者告。考一九零一年。海氏 Heffter 已證砒酸極易溶解而卽被吸收於身體之各部。一九十一年。亞氏 Onaka 發明微量之砒素。能促進身體之長育。與新陳代謝之機能。而琪氏 Gies 則證明攝取砒素化合物二月之後。體重增長。而至十瓩之多。時爲一八七七年也。琪氏復給一兎以每日半兡之亞砒酸。四禮拜之後。此兎之重量竟增加至百分之三十以上。骨質亦較平常爲緻密而堅硬。其功用殆與燐質相仿焉。在一八八零年。台氏 Delpeusch 證明砒素能增加紅血球之數量。與紅色素海莫格洛平 Haemoglobin 之造成。觀此可知砒素之發明由來已舊矣。今且略述砒之性質與功用。

砒霜與燐鐵在化學上爲互相親貪之一類原素。能於組織細胞之內部。起非常强烈之燃燒。其對於生體之作用。並非由於直接的化合。而由於變性的刺激的作用。Reiztheorie 內服砒素之少量。自〇・〇

○○三克蘭姆至○・○○五爲止。則於血液之造成。全身之營養。皆有良好之影響。以砒素入於人體內。卽被吸收與血液中。而至於肝脾腎腦。以及筋肉骨髓中。無孔不入也。於軟骨病。腺病。皮膚病。神經疾患。虛疾。結核。氣管支炎。聲音嘶啞。喘息。胸痛。貧血。營養不良。萎黃病。白血病。梅毒。糖尿病等。皆有特效。惟砒素之用量。最宜注意。其始宜予以極微量。然後漸漸增加。其中毒之現象。爲顏面蒼白。脈搏微弱。呼吸困難。知覺亡失。譫語。痙攣。劇痛。嘔吐。霍亂狀下痢。血壓減低。心悸亢進。不眠。發熱等症狀。如有以上現狀發生。宜立卽停止攝取砒素。以免危險。近今科學昌明。醫藥學尤有特殊之進步。最妥之砒劑化合物。如卡可提拉 Cacodylic。精製補血丸(中德製藥公司)等。藥性和平。功效準確。殆爲世人所最樂用者矣。

膿胸用 Rivanol 療法

外科醫師如遇膿胸時。概行二次肋骨切除術。因經一次肋骨切除後。尙相伴起若干之障礙。今勞仁斯坦因氏用 Rivanol 洗滌以代行二次肋骨切除。竟得治癒膿胸云。此卽穿刺膿胸。排除滲出物。其後注入二% Rivanol。於必要時加○・二五 Novocain 溶液使胸壁正規滲潤。如此幷成局部痲醉。同時亦爲局處之消毒。確能防續發性之胸壁 Pnlegmone。如斯治療經二十一例之患者。皆得全治。其後用X光線照射。不見硬結之形。而完全復原者。謂本法頗有使用之價値云。

對於梅毒內服療法

Salvarsan 除有極少數行注腸療法外。概應用於注射療法。用 Stovarsol 醫治梅毒。有種種困難。雖然近時自出內服藥後。其效果不亞於注射。且極便利。市上出售者有法國製之 Spirocid。德國製之 Spirocid

等用量均爲一日〇・五至一・〇。二三日服用後。隔二三日再服。五歲之小兒服〇・三至〇・五。絕對無副作用。用w氏反應以決定其治療時間。一般不論用何種醫治梅毒法。於六個月至二個年內。呈w氏之陽性反應者爲多。故不可不於半年至一年內施以反覆療法。w氏反應普通於感染梅毒後三十五日成爲陽性。如先期治療。服本劑〇・三。觀其有無起透發的陽性。以定其感染與否。故極爲便利云。

簡單確實花柳病豫防法

花柳病豫防法。多不勝舉。然均有使用不便之憾。希魯休氏最近發表簡單之豫防法。經衞生處試驗。謂其理論上確較他法爲優。本法於交接後。外陰部加之以壓。以甘汞粉末撒布深至尿道口內。於此時不必先洗滌後再行加藥。此卽較從來所行之法爲便利之處也。且頗易保存。撒布後不易落去。迅速乾燥。細菌卽能死滅。故殺菌力及預防之効果爲確實云。

出產時外陰部消毒

郎克福特氏謂出產時外陰部消毒。用三・五%之碘酒精溶液。或四%之銘酸化銀。較諸今日常用之消毒液安全便利。其中以碘酒精溶液於五分間中卽能製成。尤爲簡便。銘酸銀必須於一時間前調製方可云。

胃癌用 Bromonta

Bromonta古來治神經疾患之藥劑也。勞門斯打因氏謂患胃癌者於食物攝取困難時。應用本藥。每有奇效。蓋因種種滋養劑中 Bromonta 含有極大量之有機成分。有補癌之 Lipoid Phosphatid 破壞之力最強。此外有亢興患者意氣之銷沈。增進其食慾等效。其中以食道癌成績最良云。

皷腸用 Piramidon 療法

患脊髓癆而苦於便秘並有高度之疼痛性皷腸者。霞奴休克氏用 Piramidon 作成坐藥插入。效果非常顯著。經十五分鐘後。苦惱已去。然用此藥以前。曾以 Atropin 樟腦等治之。無成效。霞氏云。蓋 Piramidon 近已發見其能擴張腸筋。因 Piramidon 有顯著之鎭靜作用。於是交感神經及對於腸之制止神經。均受麻痺。腸蠕動乃復歸於正。而呈以上之效果云。不可不謂有味之觀察也

姙娠浮腫之療法

因姙娠所起之浮腫。用硼砂一・五格。置於膠囊內服之。利尿後。亦宜連服至去腫爲止。服時漸次增量。至一日十格。普通可增至五十格至百格。當時患者固宜靜臥。一日宜給以五十格之蛋白質及千五百 Kalorie 之其他食物。鹽分不宜給以過多。水分約一日八〇〇cc。浮腫去後。水分方可漸加也。

高血壓之肝臟越幾斯療法

對於高血壓症。梅奇阿氏謂用肝臟越幾斯治之。非常有效。肝臟磨碎後。以酒精處理之。所得越幾斯中不含 Cholin, Histamin, Pepton。健康者用之。不起影響。並完全無害。以此應用於四十二例之患者。一日一至二回或一星期三回注射於靜脉內。卽顯可驚之效力。並無不快之副作用。血壓徐徐向下。一時後降去二〇—七〇 m. m。僅於二三時間有效者二三例。血壓低下。大抵可繼續至數日間或可延至

一星期有年餘引續血壓頗高者。亦頗能奏效。其中效力最著者。爲腎臟病及非動脈硬變比較的年少患者云。

高血壓用蒸餾水靜脉注射

用水注射於靜脉內血液中起如何之變化。爲兒赫姆氏及白耶德氏曾行一度之觀察。用蒸溜水一〇cc行靜脉注射於十二時間內血液漸呈稀薄。赤血球 Haemoglobin 蛋白質等含量均起減少。血清中鹽分增加。同時循環血液量減少二〇至四〇%。對於無病者血壓並不起變化。有血壓病的亢進者。可使血壓降下水銀 20—40 mm。故氏等曾用此治療應用於病的高血壓者。此卽三十二例之患者。每週二至四回。每回以一〇cc之殺菌蒸溜水行靜脉內注射。並不行其他注療。續行三至六星期。所得結果如次。其中十一例血壓漸次降下。自覺與他覺症狀。均呈輕快。並有持續性。六例則血壓雖降下。而非持續性。然自覺與他覺均有持續性輕快。九例則注射後暫時血壓降下。自覺於他覺症狀不現何種輕快。六例則血壓並不降下。自覺與他覺症狀亦不減輕。此卽三十二例中十七例可得全愈。不可不謂有味之觀察也。

Digetalis 與 Strophanthin

倍克爾氏對於 Digetalis 與 Strophanthin 之用法。曾行精密之實驗。其結果如次。心臟機能不全。脉搏頻數而細小。及有浮腫者。宜用 Digetalis。如爲肝鬱血等。適應脉搏之遲緩時。可用 Strophanthin 也。Digetalis 之禁忌。爲急性心臟不全而起之擴張。及危險之肺水腫。此因搏動之數減少。而心臟尚起强固。充實故疾速不整之脉及高度之肝鬱血。均在禁忌之列。如經口的給與Digetalis。非常徐徐移行於血中。如此之少量可使其爲刺戟傳導爲佳。Strophanthin 有强收縮性極端迅速之脉搏時。心臟肥大而脉搏正規之時。刺戟傳導障碍適應之。對於恆久性不整脉搏先給以 Strophanthin。然後再用 Digetalis 爲最妙云。

自家血清療法

傳染病者之血清。對於卽速成爲疾病原因之微生體。可使其爲免疫體。雖爲一般周知之事。然並不盡然。死者甚多。若於其時候有自被動性免疫法之免疫體輸入少量之異種血清。屢可治愈據路排爾休氏之說試驗管內置以一種健康家兎血清。可使三〇〇〇〇之脾脫疽菌無力。而用同菌六〇〇注射於靜脉內。家兎可於一兩日內死斃云。欲說明此等現象。對於生體之自然血淸中雖已存抗體血管內所流之血液中存爲不活力型。出血管外因血液凝固而後變爲活力型。據此之說。著者對於或種患傳染病者之血液中所得血淸。再注射於患者身內。以不活型抗體而變爲活力型。此自家血清療法。於其特殊作用以外。尚有蛋白療法之意。其法出患者之靜脉內。採取五〇—六〇瓩之血液。置於冷所數時間後所生之血淸。移置於試驗管中。加以五—一〇%之石炭酸水處理後以供注射。注射時可分爲數次施行。每日一回。二・五—四瓩。行皮下或筋肉內注射。採血時宜在抗體充分發生之時。此法最初試用者爲患 Typhcs 者。注射兩三次。得可驚之效果。其次 Paratyphus 麻疹猩紅熱流行性腦膜炎。多發性僂痲質斯性關節炎。古引氏水腫。氣管枝喘息等症。應用之得非常良好結果云。

硼酸鈉之治療的價值

用硼酸鈉二—三格內服或〇・四五至一・三格靜脉注射。血中氫伊洪及 Alkali 之貯藏並無變化。血液之凝固約起七分鐘之妨害。注射後出血繼續至一時間云。因此本劑對於有血液粘稠度或有凝固力之增加者爲最佳。然對於出血性疾病。似屬有害。一般用硼酸鈉可使血管緊張柔軟。血壓降下至水銀柱一—四糎。如有因脉搏遲緩而所起之心悸亢進者最爲適宜。對於神經系統如脊髓癆食道痙攣等。有鎮靜作用。本劑有變化腎臟之作用。影響及於尿量。今體重一—三基羅者每日用〇・〇五格。連用三四星期。可治糖尿病。痛風。慢性僂痲質斯。眼球突出性甲狀腺炎及削瘦等。均能奏效。然對於結核及癌腫完全無效云。　三昌月刊

花柳病學叢書

Lehrbuch der Geschlechts Krankheiten

花柳病救護法

此書不啻專爲普通人說法凡花柳病之原因症候及損害各內臟之危險與治法攝生法皆以淺顯之筆詳細說明使無病者讀之可以知所警懼有病者讀之既不至因循自誤又不至爲醫生所欺雖在家中亦能知正當治療之法誠爲人人必備之書

每部五角

花柳病療法

丁福保譯述先述花柳病學之歷史次述淋病次述軟性下疳次述梅毒次述花柳病之新藥方書中所論病源病狀及療法皆理明詞達閱之即能瞭解其藥方皆從確實之經驗得來苟能照方施治必得奇效

每部七角

花柳病叢刊

吾國花柳病之蔓延殆與人口之比例而俱進偶一不愼遭此慘毒終天飲恨是書搜羅最新最驗之花柳療法及衛生警語彙爲一編顏曰叢刊不獨預防者讀之可收安全之效病家醫家亦可奉爲枕中秘寶也

每部四角

伍氏泌尿器病學 諾氏花柳病學 合編

德國伍洛曼及諾伊曼兩博士著精要簡備治療確效而泌尿器病學尤爲吾國向未曾有花柳病學亦現時最爲緊要凡泌尿器類病隨人口之繁滋而日增洵今病醫兩家不可不研究之書

每部四角

人類的性病

凡下疳淋病梅毒之原因症候攝生治療皆詳述無遺內並論梅毒之新六〇六療法尤爲特色各章皆詞理明達閱之即能實地應用誠人人必備之常識要書也

每部二角

醫學書局發行

外科學大綱（續）

丁惠康

第五編　食道胃腸肝脾膵腹膜及腹壁外科

第一章　食道外科 Erkrankungen der Speiseroehre

一　損傷

原因　由於內方者。爲異物、滷汁腐蝕及種種器械。由於外方者。較少。因其部位深居體內。不易損傷也。

患本症者。必同時損傷其近旁。

症候　粘膜潰瘍、狹窄、粘膜下蜂窩織炎。食道周圍化膿。縱隔竇炎。氣道穿孔等。損傷由於外方者。食物漏於體外、兼爲蜂窩織炎之原因。尤以損傷腹部食道者爲甚。

療法　（一）取流動之食物。并浣腸。腫脹甚者。用人工胃瘻。（二）化膿者切開。（三）損傷由於外部者。將創傷部縫合之。其結果概良。

二　異物

凡異物多停留於環狀軟骨後方、氣管分岐部、橫隔膜食道孔及噴門部。

症候　由異物之種類不同。症候不一致。轉歸亦各異。尖銳者起蜂窩織炎。損傷血管。又或穿通食道。成氣腫、吐血、虛脫、縱隔膜炎、巨大者壓迫氣管、呼吸困難。有時症候輕微。僅有弱痛。毫無自覺症狀。有時在外部能觸知異物之所在。

診斷　從既往症與食道消息子、食道鏡及X光線可知異物部位在何處。

療法　異物停滯食道入口部者用咽喉鉗子鉗出。其時頭必傾於後方。異物留於食道深部者。用可來甫哀氏貨鉤子、鯨骨消息子等取出之。若此等方法無成效。可以鯨骨消息子將異物(不尖銳者)送入胃中。然後食馬鈴薯一二日。由肛門排出之。

前述療法無效。恐附近組織穿傷惹起危險。宜切開咽頭及食道與胃以除去之。若距門齒二十八公厘以上之深部。有異物存在。則非胃切開不可。

三　狹窄

原因　癌腫之原因最多。次則瘢痕、異物及附近之壓迫。均能惹起本症。

症候　患此者嚥下困難爲特徵。其他爲食物停滯、吐逆、狹窄部上方食道擴張、營養障礙等。今由原因之不同。分爲次之數種。

(一)閉塞性實際狹窄　多因食道內有異物與新生物而生。可以消息子探知狹窄部位。

(二)瘢痕性狹窄　主由於腐蝕藥變成廣大之瘢痕。而爲食道狹窄症。亦有因病的潰腸生成者。

(三)壓迫性狹窄　由於附近之疾病。受壓而成。例如頸部之甲狀腺腫、淋巴腺腫、喉頭癌腫、流注膿瘍。胸部之動脈瘤、縱隔竇腫瘍。皆是犯此者。嚥下障礙雖大。然消息子仍得通過之。

(四)痙攣性狹窄　患歇斯的里、神經衰弱、消化器疾患者。常有反射的狹窄症狀。發作時嚥下困難。暫時卽消失。有時嚥下流動食物非常困難。然嚥下硬固食物反極容易。

診斷　注意既往症與嚥下困難、羸瘦。幷用消息子檢查。X光線照射。或令患者飲水而聽診之。

療法　(一)非觀血的　以費氏食道消息子插入狹窄部。數分鐘或十數分鐘。徐徐擴張之。但在發熱及側胸部刺痛者。不可用。患者與醫生。尤宜忍耐行之。

(二)觀血的　前法無效時行之。食道切開術、胃切開術、胃瘻造設術等是也。

四　擴張(變廣及憩室)

(一)變廣 Ektasie 爲食道平等加闊之謂。食物停滯其處。腐敗生臭。發氣體及吐逆。食後胸內苦悶。又或氣管受壓。呼吸障礙。用消息子、食道鏡、及X光線。能診斷光線。

(二)憩室 Divertikel 爲食道壁之一小部分擴大之謂。有脫出性及牽引性二種。前者多在食道起始部。後者多在氣管分岐部。其症狀與變廣相似。插入消息子時。不可傷之。

療法　變廣無治法。憩室須摘出。

五　腫瘍

癌腫最多。茸腫次之。茸腫發於食道前壁。環狀軟骨之後。方嚥下困難。嘔吐、嘔氣。如有異物感覺。嘔吐時腫瘍大部分吐出於口中。宜從口腔或由食道切開術摘去之。

第二章　胃外科 Operationen am Magen

一　胃之皮下損傷

原因　鈍器衝突腹部。飽食後人體由高處下墜。其他全身震盪等。

症候　挫傷輕者。症候不甚重要。若胃粘膜有皸裂。則起潰瘍及蜂窩織炎。如有胃壁穿孔。其危險最甚。

診斷　不得確診之時爲多。因全身發震盪症。胃損傷症狀。反不多見也。

療法　胃內穿孔者。若胃中無食物。穿孔不大。則或能自然治愈。但不多見。宜用開腹術探求胃壁穿孔部。（此事極難）速縫合之。孔之四周。若有挫碎。宜全切去。以微溫生理的食鹽水洗淸腹腔。再閉鎖之。如已發腹膜炎。或不能確知穿孔之部位。則僅以棉花球插入腹腔內。即得。

手術成績之如何。全視外傷後手術施行之遲速而定。愈速愈佳。

二　穿通性胃損傷

症候　與前者相類。

療法　由戰時與平時而異。平時用開腹術。縫合胃創。戰時因防腐困難。不宜用開腹術。單以保存的療法治之。

三　內部所生之胃損傷附胃異物

胃內所生之損傷。皆由於胃內異物、腐蝕、消息子等。若其腐蝕作用未久。胃壁穿孔。須開腹而縫合之。若腐蝕部位廣汎。不能縫合。可造胃瘻。或空腸瘻。遮斷全胃。腐蝕之結果。胃壁狹窄者。宜用胃吻合術、幽門成形術、胃腸吻合術等。

胃內異物（須用X光線診斷）不能取出及胃壁穿孔者。皆宜行胃切開術。

四　胃潰瘍

本症在近時。恆用手術治之。然其重要者。爲穿孔之處置。當胃部穿孔之時。患者突然胃部生痛。脉搏細數。成震盪症。腹部凹陷。數時間之後。呈腹膜炎症狀。豫後　概致命。穿孔在前壁者。便於縫合。在後壁者。因與近旁臟器癒着。故在橫隔膜下生膿瘍。穿孔時之處置。無他。不過縫合穿孔部而已。縫合愈速。死亡率愈少。縫合之後。宜清淨腹腔。方可閉腹壁。腹腔不能洗淨時。插棉紗栓塞於胃部。豫防之。

五　胃癌

本症惟早期診斷。速用外科手術。方有治愈之望。然早期確診最難。惟有在疑似之際。姑行試驗的開腹術而已。此言似酷。然不如此。不能望本症之就治也。忌用開腹術之人。有（一）惡液質（二）全身有疾患如糖尿病結核等（三）轉移性（四）腹水等。

第三章　腸外科 Darm

一　腸之損傷

症候　與胃損傷相似。頗難區別。故診斷時宜十分注意。療法同胃損傷。腸間膜損傷、出血過多。腸管營養障礙者。該腸管必須切除之。有孔者宜縫合。

二　腸內異物

其原因由於嚥下者若已過幽門。大抵能排出於肛門之外。每有尖利之針。自由通過消化管。排出於體外者。然停滯於十二指腸彎曲部、迴盲部、肛門上部者。亦有之。又或爲糞石膽石。起腸狹窄症。甚者異物停滯腸壁。腸壁潰瘍穿孔。極爲危險。

異物從嚥下排出肛門之時間不一定。大者在旬日以外。方始外出。

療法　有危險之虞者。行腸切開術。異物在腸內起潰瘍穿孔者。行腸切除術。

三　腸結核

最多者爲結核性迴盲部腫瘍。在小兒或有爲特發性。然由肺結核續發者爲多。

症候　(一)消化障礙、下痢、下腹痛。(有時劇痛、誤爲慢性再發性盲腸炎、)(二)迴盲部腫瘤。不正堅硬。爲結節狀。無疼痛。初能移動。繼與皮膚癒合。附近生寒性膿瘍。自潰。淋巴腺亦腫大。(三)腸狹窄症狀。

豫後　腸狹窄者。飢餓而死。卽無狹窄症狀。亦因他部結核之故。全身衰弱。以致不救。

鑑別　容易誤爲盲腸炎。須由全身症狀、病歷、及局所變化考查之。本症之腫瘍。初期能移動。疼痛雖微。然不休止。日晡與朝起有熱。候久則腸管閉塞。爲其特徵。

療法　最良之法。切除迴盲部腸管。若不能。可行腸遮斷術。

四　腸放線狀菌症

發生於盲腸部。波及於腹膜或腹壁。有板狀硬結。生於廣汎部位。無痛。不能移動。雖不發熱。然比同症之在身體他部者。豫後險惡。

療法　可用切開、搔爬等法治之。若已及於腹膜。勿可傷其健康部。腹膜腔內之膿瘍。勿宜亂用手術。

五　腸腫瘍（癌腫）

腸腫瘍之良性者較少。惡性者多爲癌腫。間有成肉腫者。癌腫易發於大腸。又常發於結腸廻盲部。

症候　（一）腸狹窄。（二）腸潰瘍。（便中含血液、膿汁、粘液、癌組織等。有惡臭。）（三）腫瘤。在小腸、橫行結腸、S狀部上半部者。易移動。在盲腸、結腸及S狀下半部者。難移動。

鑑別　本症比腸結核有壓痛。便中帶血。發惡臭。他如惡液質、年齡、經過等。亦當注意比較。若爲腸肉腫。其經過極速。（比癌腫尤速）侵犯部位大。而狹窄症狀少。

療法　宜用腸切除。不能切除者。（癒着者、轉移者、侵犯部位廣大者）僅得以姑息的手術（人工肛門、腸吻合術、腸遮斷術）代之。

六　腸閉塞

原因　由原因不同。分次之二類、四種。

A　動力性腸管閉塞症 Dynamischer Ileus

（一）痲痺性腸管閉塞症　其原因凡七。（甲）腸之外傷、手術。使腸筋運動制止。神經過於興奮者。附近臟器（例如女子生殖器、腎臟等）刺戟者及急性腹膜炎。（乙）腸筋有漿液性浸潤、腸筋過勞。（如腸狹窄時）（丙）腸管擴張過度。（如氣體蓄積多量之時）（丁）血液循環障礙。（如腸間膜手術、腸間膜動脈栓塞）（戊）因中樞神經疾患。不能排便。腸管擴張過度。（己）毒素使腸管痲痺。（庚）歇斯的里。

(二)痙攣性腸管閉塞　其原因爲外部之機械刺戟。(例如腹部打撲、手術時腸損傷)手術後腸間膜損傷。腸內異物潰瘍。腸內容物分解異常。蛔蟲。神經性原因。(歇斯的里、神經衰弱等)

B　器械的腸管閉塞症 Mechanischer Ileus

原因在腸外(壓迫腸軸轉捩腸管結節形成)腸內(異物、重積)或腸壁。(瘢痕收縮、先天性閉鎖等)有二種。

(三)絞窄腸管閉塞症　其原因有七。(甲)腸管捻轉症(最多)(乙)腹腔炎性癒着。(丙)腸間膜或網膜間隙內有嵌頓症。(丁)內歇爾尼亞嵌頓。(戊)腸管結節形成。(己)逆行性腸嵌頓

(四)閉塞性腸管閉塞症　其原因凡八。(甲)腸腫瘍。(主爲腸癌)(乙)潰瘍後生出瘢痕。(主爲結核)(丙)腸管屈曲。(丁)腸管外壓。(戊)腸管內膽石、糞石、異物、寄生蟲、大便積蓄。(己)腸管重積症(最多)(庚)十二指腸、空腸受外力壓迫時。(辛)先天性腸異常。

從上述。可知腸閉塞原因甚多。診治此等病者。必詳知其原因爲何。蓋於豫後及治療。有至大之關係也。

症候　突然腹痛、嘔吐、(并吐糞)虛脫、(冷汗溢流顏貌憔悴四肢厥冷脉搏細數體溫下降等)便祕、(又不放屁)鼓腸腸蠕動亢進。時或在腹部有不動之堅硬物。病初有疼痛。僅限於大腸一部。繼則及於全腹部。又在臍部作痛。然虛脫與腸穿孔者。疼痛反減退。

嘔出之物。初爲胃內容物。後則混糞便。閉鎖在小腸者。虛脫尤著。便閉亦然。然小腸之下部閉塞者。蠕動一時亢進。反有溏泄之症。故本症診斷。不在便祕而在放屁缺如。鼓腸之限於一方者。可據以確定閉塞

之部位在何處腸絞窄者病初卽有鼓腸之症。其他亦在發病後二十四時間乃至三十六時間以內發生鼓腸。後則鼓腸逐漸及於全腹部。

診斷　（一）診斷必在病初若有上記之症候。當再考查病者是否有外歇爾尼亞。

（二）既斷定本症。必進考本症爲何原因所生。然後可定療病之方針。例如

（甲）動力性症　腹部膨滿、壓痛、嘔吐、便秘、蠕動停止。（雖以腹部打之）脈搏細數、呼吸迫促、胸式呼吸、發熱、歇撲克拉斯氏顏貌等。爲其特有症候。患此者必爲急性腹膜炎。又當考此腹膜炎發於何部。從其既往症（盲腸炎、胃腸潰瘍、胃腸外傷等）考查之。

（乙）痙攣性症　本症不如前者暴烈發作。或盛或衰。時時變化。宜用內科的藥物療法治之。

（丙）絞窄性症　苟非腹膜炎與痙攣性。大半爲絞窄性。若不及早診治。必至腸管壞死，及腹膜炎本症突然發作。容易虛脫。腹部有一方膨滿。雖叩打之不生蠕動。絞窄部以外之腸管亦然。

（丁）閉塞性症　本症異於前者之處。爲能於膨滿之腸管。認識蜿蜒狀之蠕動。概無虛脫症。容易由既往症考查其原因（慢性腸狹窄症、膽石症等）爲何。

（三）部位的診斷　欲知閉塞部位在何處。並無確切方法。惟依次之方法。能推知大略。

（甲）十二指腸部閉塞者。有膽汁吐出及胃擴張。小腸上部閉塞者。易犯虛脫症狀。多嘔吐。吐物無臭氣。鼓腸僅在上腹部。既嘔則鼓腸停止。尿量減少。尿中印奇乾反應强。

（乙）閉塞在小腸下部者。嘔吐不及前症。多吐出之物有糞臭。亦犯虛脫症狀。但其發作極遲。鼓腸起於

中腹部。

(丙)閉塞在結腸者。嘔吐較遲。虛脫症狀較輕。結腸部分之皮膚膨滿。臍部反陷凹。印奇乾反應輕微。

(丁)直腸閉塞者。可以手指觸知。或用鏡檢查之。閉鎖症狀發生極慢。末期始有嘔吐。鼓腸在S狀部。又有裏急後重。

注腸法可用以診斷部位。(由腸內灌水所發之雜音、得知其部位爲何、)X光線亦爲確實診斷之一助。若用上記方法。尚不能推知閉塞部位在於何處。則先決定其爲動力性或機械的。在腹部小切開。多在正中線)由視診而知之。

豫後　多因腹膜炎及虛脫之症。一二日斃命。然亦有自然治愈者。例如腸重疊部自然解放。或嵌頓部變爲壞疽。排泄體外。經一二月而全愈。其例亦不少。但就一般言之。本病豫後極不良。其能免於不死者。實意外稀有之例也。

療法　(一)內科的療法　絕食物。僅以冰片含口中。解渴。或飲少許赤酒。亦不可用下劑。食鹽水灌腸與注射。皮下可試用亞篤羅必涅、Atropin(動力性者用之似有效)嗎啡、鴉片。皆可爲暫時緩解症狀之用。在痙攣性無危險症者。可先以此等藥品與之。

洗胃　(治腹部緊張、裏急後重、幷一般症狀)與罨法、冰罨法。(對症的)皆有一時之效。每二時洗胃一次。命患者臥而行之。若有肺炎及窒息。行洗胃宜注意。高壓灌腸法。對於新鮮重疊症有良效。對於捻轉、嵌頓等無効。其方法命患者右側背臥。高舉骨盤。以低壓力輕輕送入液體。先用少量。逐漸加多。(量過

少無效）

醫者治閉塞症全在不失時機。苟上記內科處置無成效。速（病初一二日）行手術療法。

（二）外科的療法　本症之原因由於機械者。必以手術治之。閉塞性者先試內科療法。二十四時間若無效。速改外科療法。（絞窄性者病起卽宜用外科療法）當手術之前。先洗滌胃腸。令胃腸空虛。虛脫者不宜全身痲醉。全身狀態不良者手術分二次行之。

（甲）動力性症　該症最多之原因為腹膜炎。故其療法與腹膜炎療法同。宜於盲腸部作腸管瘻。痙攣性者不必用手術。宜用內科療法。

（乙）絞窄性症　已知閉塞部位者。在該部切開。不知閉塞在何部者。先在腹之正中線。略偏左側自臍下切開。至恥骨縫際。膨出之腸管。以溫布輕包。輕移於一側。在膨滿部與萎縮部之交界。卽為絞窄部。速整復之。如見已壞死。宜切去。膨出之腸管。仍還納於腹腔。若不能還納。宜先縫合腹壁創之一部。將未縫合部以腹壁鉤吊起。然後還納膨出之腸管於腹腔中。然此時漿液膜破壞最易。不如先在鼓腸著明之處。行極小切開。（或用穿刺術）洩去漿液。再行二層縫合。為便縫合之四周。須用食鹽水或稀石炭酸水拭淨。蓋可以防腹膜炎之傳染。且促腸管之速治也。但若有糞屑污染腹膜。其危險實大。凡行本手術必輕徐安穩。切忌粗暴魯莽。因腸管抵抗力薄。一有不愼。卽遭破壞也。

S狀部軸捩轉者。容易再發。宜將捩轉之部縫著於腹壁。壞死腸管切去之法。宜以健康腸部整復完畢。然後將腹壁創一部縫合。切去壞疽部。以上下兩端縫合之。若全身狀態不良不能行腸縫合術。可以上下兩腸斷端。迅速縫着於腹壁。作成人工肛門。方爲安全。腹腔有滲出物者。以棉紗拭去之。

(丙)閉塞性症　本症最要之療法。在排除閉鎖部上方腸管之內容物。其手術簡單者。可行局所麻醉。雖在西沃庫或限局性腹膜炎。亦得行之。

閉塞性腸狹窄。診斷既確。可在廻盲部切破。就膨滿之盲腸或其附近之廻腸部。作成糞瘻。診斷不確者。切開腹腔。入手於腹內。觸診障礙部。先造糞瘻。俟腸管快復。再行腸管切除。

急性重積症療法。先用高壓灌腸。(或吹入空氣)無效。則行全身麻醉後。再試之。(按摩亦可用)然其成蹟決不及外科手術之佳。蓋壞死腸管之切除。人工肛門之造設。腸管吻合術之應用。皆得救患者於危急之秋也。但幼兒行此等手術。常起西沃庫。致死。故高壓灌腸之療法。亦不能盡廢之。腸重積症之慢性者。癒着最易。必以腸管切除之。

七　歇爾尼亞 Die Hernien

1　鼠蹊歇爾尼亞

分類　由發生之部位。分爲二種。

A 外鼠蹊歇爾尼亞　在外鼠窩。即下上腹動脈之外側。從內鼠蹊輪入鼠蹊管。沿精系走出外鼠蹊輪。

B 內鼠蹊歇爾尼亞　從中內兩鼠蹊窩。即下上腹動脈之內側。壓出橫腹筋膜。直達前鼠蹊輪。

或分爲下之二種。(甲)還納性歇爾尼亞。易由位置變化與手指壓迫還納於腹腔內。還納後以指頭向腹腔輕壓之。可觸知歇爾尼亞門。其時患者用力怒責。即覺腸管垂下。(乙)不還納性歇爾尼亞。因歇爾尼亞囊之絞窄。囊與內容物癒着。囊內之內容物肥厚。不能還納於腹腔內。其時有牽引疼痛消化障礙步行障礙等。

或又從其程度深淺分爲下五種。(一)歇爾尼亞素因插指於鼠蹊管用力提高腹壓。則覺內臟衝突於手指之謂。(二)初期歇爾尼亞。爲僅脫出於內鼠蹊輪者。患者以手指插入鼠蹊管用力怒責能觸知歇爾尼亞囊。然腹壓減低時。不能觸知之。(三)鼠蹊管歇爾尼亞。爲歇爾尼亞囊已下垂至鼠蹊管者。(四)完全歇爾亞尼。爲已垂過外鼠蹊輪在鼠蹊部有隆起者。(五)陰囊、陰唇歇爾尼亞。爲垂下達陰囊陰唇者。

或又從其發生時期分外鼠蹊歇爾尼亞爲二種。(甲)先天性外鼠蹊歇爾尼亞。爲內臟下垂於閉鎖不全之鞘狀突起中。與睪丸同被漿液膜性被膜所包圍者。易成陰囊歇爾尼亞與嵌頓歇爾尼亞。(乙)後天性外鼠蹊歇爾尼亞。爲腹膜沿精系下降。其內容物與睪丸不在同一被膜中。有二枚腹膜葉隔別之。

診斷　宜由次之必要事項決定之。(一)腫瘤惟限於鼠蹊部有鼓音。(二)可還納還納時有一種音響(限於還納性者)(三)手指可沿鼠蹊管插入用力怒責時。腹腔內臟能衝突其指尖。(四)精系偏在腫瘤之內後方(外鼠蹊歇爾尼亞)

若爲內鼠蹊歇爾尼亞有下列諸特徵。(一)腫瘤在鼠蹊管外口。其形圓不與鼠蹊管經過相一致。(二)不下垂於陰囊內。(三)精系偏在腫瘤之外後方。(四)多見於女子尤以年老之女爲多。(五)決無先天性者。(六)能在囊外方觸知下上腹脈。(七)整復後手指難插入鼠蹊管。

鑑別　（一）股歇爾尼亞　腫瘤在帕派路篤氏靱帶下部。腫瘤上有恥骨結節。其外有股靜脈。

（二）精系靜脈瘤　平臥時腫瘤消失。乘其消失之時。以手指强壓外鼠蹊輪而起立。仍有腫瘤。

（三）精系水腫　還納時不發一種音響。有緊張性波動。能透過光線。

（四）陰囊水腫　雖用力加高腹壓。不能增大其形。亦有波動濁音與透光性。

（五）潛伏睾丸　睾丸不在陰囊之內。在腫瘤部分。

（六）睾丸腫瘍　不連續於鼠蹊管。爲無莖性。

療法　宜行手術。

2　股歇爾尼亞

內臟從鼠蹊靱帶下部。由股輪脫出。沿股動脈、股靜脈、血管鞘（靜脈內側）達於深鼠蹊下淋巴腺部位。

本症比前症較少。惟年老之婦人始有之。

症候　鼠蹊靱帶之下內方。有橢圓形小腫瘤。有時爲大腫瘤。下垂於腿際。多嵌頓。

鑑別　宜與下列各症區別之。

（甲）鼠蹊歇爾尼亞　（一）鼠蹊歇爾尼亞。可觸知鼠蹊靱帶。本症無之。（二）若不能觸知鼠蹊靱帶。則以恥骨結節分別之。在恥骨結節之上方者。爲鼠蹊歇爾尼亞。下方者。爲股歇爾尼亞。（三）又若以腫瘤還納於腹腔。觀其腫瘤從何方脫出。（從鼠蹊管或股管）若非還納性。可一時提高腹壓。觀鼠蹊管是否膨起。

（乙）卵圓孔歇爾尼亞。較股歇爾尼亞位於內方由恥骨水平枝劃分爲二。

（丙）流注膿瘍。無波動與濁音亦無還納性。

療法　手術。

3　臍歇爾尼亞

A　臍帶歇爾項亞（先天性臍歇爾尼亞）

症候　本症爲發育障礙兼有他種畸形腹膜凸出於臍帶中其大小無定有時肝臟亦脫出其中囊壁菲薄易透見內臟囊壁由二層所成其中以腹膜被之若腹膜破壞則起腹膜炎又或腹膜爲肉芽所蔽化爲瘢痕。

豫後　不良。

療法　（一）小兒有漏斗狀臍帶基底者易起本症結紮臍帶之際不可結紮其中之腸管（二）歇爾尼亞之小者以歇爾尼亞部清淨之後整復於原處用制腐的棉紗數層置該部以絆創膏繃帶固定俟其自然治療（三）歇爾尼亞之將破壞者與歇爾尼亞之大者必行手術將皮膚切爲圓形以內容物還納於腹腔切去囊頸部縫合腹創傷如腹膜、筋、皮膚共計三層若內容與腹膜癒着則以癒着腹膜之內容還納之。

B　嬰兒臍歇爾尼亞

原因　體質薄弱、下痢、便秘、氣管支炎、百日咳、排尿障礙、腹內壓亢進等。

症候　歇爾尼亞形小而易治故其豫後良成嵌頓症者亦極少。

療法　(一)原因的療法。(1)最簡單而有效者爲絆創膏繃帶先置小平板於臍上。以棉紗數層鋪其上。(如銅元大)周圍距歇爾尼亞門大約一公厘。絆創膏取清潔者。用之闊約一英寸。緊貼腹部。幾條相重。如屋瓦狀。絆創膏之上再加平常綳帶一層。若汚染則更換之。絆創膏綳帶可用四週間。如此治療。大抵自癒。(2)用上法尚不奏效。(例如十歲左右尚不見治)須用手術。例以臍切除。以歇爾尼亞囊摘出。再切開直腹筋鞘翻出直腹筋之內緣。然後以腹壁縫合之。(腹膜後方直腹筋鞘、直腸筋前方直腹筋鞘、皮膚)

C　大人臍歇兒尼亞

原因　腹水、腹腔內大腫瘍、妊娠肥胖病等。(三十歲以後之婦人爲多)

症候　被膜共三層。皮膚、横腹筋膜、及腹膜是也。其特徵如左。

(一)容易膨大(二)內容物與囊癒着。易成嵌頓、疼痛、及腸管通路障礙等。(三)歇爾尼亞部之皮膚菲薄。皮下脂肪組織缺乏。故巨大之歇爾尼亞。並不凸出外方。

療法　宜用歇爾尼亞切開術。嵌頓症之兼癒着者。不宜行整復術。壓抵帶亦不可用。

根治手術。先以臍之半側。切爲弓形。開放囊壁。整復內容物。再以他半側切開。結紮切除。然後取三層腹壁縫合之。

4　嵌頓歇爾尼亞

症候　(一)局處之皮膚潮紅、水腫腫脹、壓痛不能還納。(二)腹部劇痛、蠕動有鼓腸、不放屁、便秘。(三)全身症狀爲脈速呼吸淺表、體溫下降、嘔吐、虛脫。

鑑別　(一)歇爾尼亞炎　此症雖亦皮膚發赤、腫脹、疼痛、鼓腸、嘔吐等、然與嵌頓症異。壓痛在腫瘤之全部。不若嵌頓症起初壓痛僅在歇爾尼亞門、且發熱甚、便痛不止。

(二)歇爾尼亞內蓄便症　本症不如嵌頓症劇烈、其發生極徐、無劇痛、皮膚不發赤、腫脹、雖有嘔吐、然不甚。數日後排便一次、即自然治愈。(恐將來再發、宜用手術根治之)

豫後　若不用手術、大抵爲內容壞疽、穿孔性腹膜炎、虛脫等致命、故宜行手術療法。

5　歇爾尼亞假還納

診斷　(一)嵌頓症不消失。(二)用力還納時、易成本症。(三)腫瘤消失時、無一種音響。(四)腫瘤雖消失、尚覺停滯於腹腔中。(五)鼠蹊歇爾尼亞在歇爾尼亞門爲陷凹形、睪丸稍上昇、本症無之。

八　盲腸炎　Adpendicitis

症候　舉其重要者如次。(一)前驅症爲不快、食欲不振、輕度腹痛、便秘、(間有下痢者)(二)腹痛在臍部與胃部、繼則限於迴盲部一方、(三)將患者下腹部左方順次觸診之、必在盲腸部附近感劇痛、是爲麥克部奈 Mac Burne5sche 氏點壓痛、然子宮附屬器發炎症之際亦有此象、不可不注意、在發作初期打診盲腸部分有紙匣音。病症既經過一日、即於盲腸部呈濁音。(是因腸壁浮腫、及發漿液性腹膜炎之故也)、右側之腹筋頗緊張。(四)惡心嘔吐。(五)發熱、雖有不發熱者、通常比常人高一度、高熱與戰慄。爲化膿之徵。若起腹膜炎。卽有體溫下降。脈搏頻數。及陷於虛脫之症。(六)滲出物輕者二三日症候消退。重者盲腸周圍有滲出物。然初有滲出物時因筋肉强度攣縮不能觸知之。過數日腹筋鬆緩始見浸潤。固定於腸骨窩及腹壁。若能在後方腸骨櫛上觸知者。是爲盲腸背炎。不能於迴盲部認知濁音。浸潤多一二週以上縮小。若浸潤漸大。白血球過多。能在外部觸知波動。則膿瘍形成已確實矣。(七)白血球增多。此爲豫後決定所必要者。凡病症進行。病勢稽留。及有化膿機轉者。必白血球增多。(八)慢性症。本症之爲急性發作者殊少。小兒患此者。身體衰弱。食慾不振。有輕度腹痛及壓痛。大人患此者有輕度胃腸障礙。腹部不快。疼痛。腹筋收縮。麥克部奈氏點壓痛。盲腸部鼓腸等。

診斷　雖不困難。然每易誤爲膽石症、腎石症、迴盲部結核、腫瘍、(此二者發病極緩慢)子宮附屬器炎(須以內診所見及生殖器障礙等區別之)等。

豫後　因腹膜炎之有無而異。臨床的症候。不常與病理解剖的變化之輕重爲比例。故本症豫後難以推測。苟在早期施適當之療治。皆有治癒之望也。

療法　以外科療法爲重。內科療法以食物之注意。便秘之通利。咽頭腸胃障礙之豫防爲目的。發作時絕對安靜。貼冰囊。用濕繃帶及流動食物。又服鴉片注射嗎啡。

第四章　直腸及肛門外科　Mastbarm

一　肛門及直腸閉鎖

一肛門閉鎖　肛門部僅有肛門之痕跡。或在其處稍稍隆起。皮膚菲薄。能透見內容胎便。若小兒啼哭。

則閉鎖部更膨起。

二直腸閉鎖　雖有肛門。然括約筋上方閉鎖。直腸不與外方交通。閉鎖或厚或薄無定。

三此外兼有膀胱肛門、尿道肛門、膣肛門等畸形

豫後　不良。療法行外科手術。

二　直腸損傷

此症因腹膜損傷或創口有糞便沾染。最爲危險。故宜開大創口。切去括約筋。然不可使多量血液瀦溜於直腸膨大部。止血之法。與身體他部同。結紮困難者。以冷液洗滌肛門內。并插入粗橡皮管捲沃度仿謨棉紗。

三　直腸之異物

滯留於括約筋之上方。或穿通膀胱及膣孔之中。

療法　先麻醉後。以括約筋伸長。取出其間之異物。

四　肛門裂創

症候　在肛門皺襞部。有放線狀之表在性小潰瘍。或成罅隙。患痔瘡與直腸加答兒者皆有之。或只發於肛門後緣。或發於四周各處。雖爲極小之潰瘍。然便通時感劇痛。便通後疼猶不息。有時括約筋痙攣成尿閉之症。患者畏上圊。不肯大便。故便愈硬而痛愈烈。

療法　姑息的療法。以軟便排泄爲主。其他塗古加乙涅軟膏。用古加乙涅坐藥。用硝酸銀棒腐蝕。撤次

沒食子酸蒼鉛。(頗有效) 洒濃厚過錳酸鉀。又或以

莨菪越幾斯　一・〇　鹽酸古加乙涅　一・〇　依比知阿兒　八・〇

混和振盪。用棉花小球浸過。緊小絲塞於肛門內。每日一回調換之。用此法常奏良效。癒後塗擦軟膏。防再發。若上記各法應用無效。須用手術治之。

五　肛門周圍炎

原因　肛門之附近。常發化膿性炎症。因其部常不潔淨。創傷表面有糞便污染故也。患痔核者。亦易傳染之。又或因堅硬之糞粒。損傷直腸柱部粘膜。遂惹起本症。

症候　有次二種。

(一)限局性肛圍炎　得從部位之不同分爲數類。(甲)表在性膿瘍。在肛門部皮下或粘膜下。(乙)坐骨直腸腔膿瘍。在肛門舉筋之下方。(丙)骨盤直腸膿瘍。在肛門舉筋與直腸之間。概自攝護腺炎傳染而成本症。若傳染及腹膜。則其危險殊大。

(二)蔓延性腐敗性蜂窩織炎　組織變壞疽。并有氣體發生者。其豫後必險惡。宜早期診斷。施切開。防膿瘍之擴散於尿道。

診斷　肛門部疼痛、腫脹。(肛門內以指觸之) 發熱。卽本病之特點也。若爲結核性。其經過多慢性。

療法　從皮膚面切開。兼切破括約筋。不可令瘻管遺於肛門內。

六　痔瘻

診斷　本症診斷最易。因外方雖不可睹。然以指觸於肛圍之皮膚。必有堅硬索狀之物。若爲內不全痔瘻。診斷較難。然可以排便之劇痛。及肛門之流膿。斷定之。苟用肛門鏡與消息子。檢得直腸粘膜。有釀膿之瘻孔。則診斷更確。但用麻醉而診斷之爲宜。

痔瘻多爲結核性。然亦有由單純之化膿菌傳染而成者。此二種分別。當視瘻孔形狀、肉芽性質、分泌物厚薄、體質、及身體他部有無結核病竈等。以決定之。又有從攝護腺移來。沿直腸前壁。釀成極深之瘻管者。

豫後　雖在結核性者。治之無不全愈。然病症進行之人。頗難治。其非結核性者。苟治不得宜。亦難斷根。故本症爲難治之病症也。

療法　手術。

七　痔核

原因　常習便秘、直腸加答兒、濫用下劑、刺戟性飲食物、膀胱攝護腺女子生殖器腫瘍、妊娠、肝病、肺病、常起立、常坐業等。

症候　以結節、出血、及疼痛爲主徵。外痔核在皮膚粘膜移行部之下。有種種障礙。常起靜脈周圍炎。血栓靜脈炎。有弛緩肥厚之囊狀瓣。生於肛圍。又有他種合併症。成糜爛、潰瘍、皸裂、化膿等。內痔核生於直腸柱下緣部。外部不能望見之。然脫出之時。則易目睹。結節腫脹。有劇痛。若不治。則結節壞死。出血。並排出粘液。

此外有中間痔核與高位痔核二種、皆宜以直腸鏡檢查之。

診斷　若不用指觸與鏡檢。往往誤爲瘤腫。然檢查之際切忌粗暴之行爲。當患者發炎時。尤宜屏去鏡檢與指觸。但以視診爲判斷。若不得已。必麻醉之後行之。

鑑別　本症雖易於診斷。然不注意時。每將粘膜皺襞或皮膚皺襞誤爲痔核。

(一)肛門部皮膚及粘膜皺襞　皮膚皺襞之顏色。與皮膚相同。雖用力努責不膨隆。針刺之不見血。粘膜皺襞有靜脈怒張。現青色。頗與痔核相似。宜憑患者自覺症狀之有無與出血之有無以區別之。

(二)直腸茸腫　有細小之莖。針刺之出血甚少。多見於年幼之人。

(三)直腸癌　有硬固之浸潤結節、潰瘍。可以指觸知之。故不致誤爲痔核。

(四)扁平昆奇魯謨　昆奇魯謨者爲乳嘴腫之一種炎症性新生物也。因眞皮乳頭之茂生而發此病。多發於外陰部及肛門之附近。其原因爲分泌物(淋疾下疳)之慢性刺戟及包皮分泌物分解之刺戟。其大有如胡桃。又如林檎。色白而隆起。生圓形顆粒狀。外觀恰如鷄冠。兼於身體他部有黴毒症狀(療法撒甘汞末。塗灰白軟膏及甘汞刺納林、)

豫後　佳良。易以手術治之。若攝生得當。可防病症之加重。

療法　(一)原因的療法。除去痔核之原因。用精製硫黃爲下劑。俾大便稀薄。不致堅硬而難排泄。他種緩下劑亦可用。但不可及於下痢。灌腸宜用油與水。不可用刺戟性液。宜適當練習運動。注意飲食物。新鮮之菜蔬。能促進腸蠕動。除去便秘。最宜賞用。

(二)姑息的療法有種種。插入坐藥。可以減出血。去疼痛。防禦直腸加答兒。然非治本之道。此外尙有莨菪古加乙涅、嗎啡、蒼鉛、單寧、甘汞、苦利沙羅並、沃度仿謨、那布答林、亞度列那林等。皆可試用。舉其數例。

(甲)莨菪越幾斯 〇・〇三 柯柯阿脂 二・〇 (爲坐藥一個。)

(乙)鹽酸嗎啡 〇・〇二五 柯柯阿脂 二・〇 (同上。)

(丙)單寧酸 〇・一 柯柯阿脂 二・〇 (同上。)

(丁)鴉片末 ・〇一五 牛脂 二・五 莨菪越幾斯 〇・〇三 (同上。)

(戊)苦利沙羅並 〇・八 沃度仿謨 〇・三 莨菪越幾斯 〇・六 凡士林 一五・〇

(爲坐藥拾個用以止血。)

(己)知㖿囉仿謨 〇・四 柯柯阿脂 二・〇 (爲坐藥一個。用以鎭痛療潰瘍。若加亞度列那林千倍溶液〇・五於其中。則更有止血之效。)

有名皮斯莫冷坐藥者。係格魯兒酸、蒼鉛、酸化亞鉛、亞度列那林等混合劑。亦能止血與減痛。

(三)注射療法　注射所用之藥品。爲石炭酸、偑利攝林、抱水格魯拉爾、酒精等。

(附)　痔核患者須牢記左之五條衞生法。可以豫防病症進行。不致變爲重症。

(1)刺戟性食物、酒精飲料。當嚴禁。(2)每朝必大便一次。大便不可堅硬。(用下劑、灌腸及早起飲冷水一杯等)(3)步行起立跪坐之時間。務減少。宜橫臥靜養。(橫臥時骨盤須高舉)(4)上圊時不可過度努責。排便時間不宜過長。拭便用棉紗、脫脂棉、軟紙之類。若浸硼酸水而用之。尤爲有益。拭便宜輕。

結節部不可拭但宜輕壓之。(5)宜行全身浴浴時以冷水罨肛門部。(勿及於肛門附近)

(四)根治用手術。

八　直腸脫出及脫肛

原因　概由於腹壓亢進之故小兒患慢性下痢、便秘百日咳、氣管枝加答兒等者。每誘發本病。老人組織弛緩。筋肉鬆浮。亦犯之又續發於痔核之後。

直腸脫出。爲括約筋上方之一部分直腸。或直腸全壁。露出於肛門外方之謂。脫肛爲肛門粘膜露出於外方之謂。病之重者常兼前症。爲肛門直腸脫。尤甚者成直腸歇爾尼亞。(腸管、膀胱、卵巢等墜於其中)

症候　脫肛者不能在脫出粘膜與肛門邊緣之間。插入消息子。直腸脫出者則能之。脫肛初起。僅在排便之時。重者身體直立或咳嗽。卽脫出。有時因括約筋强靱。變爲嵌頓症。直腸脫出者。脫出部分長至一寸以上。時或腹部內臟同時脫墜。爲巨大之球形腫瘤。脫出部粘膜色赤無痛。成輪狀。其中央有腸管孔。直腸脫出每與結腸重積症之肛門外脫出相混。然結腸重積症之脫出者。爲急性。腸管孔不居中心而偏於一方。又消息子雖可插入肛門邊緣與粘膜之間。然難達翻轉部。

療法　若爲兩歲未滿之小兒。宜將脫出部分還納原位。以棉紗支住。選擇食物。調整便通。兼治其原因。概自然治愈。又或用弱收斂劑。爲灌腸。按摩括約筋。皆有良效。若用是等療法。及半載。猶無效。則非行手術不可。萬一不能用手術。可用脫肛帶。

九　直腸之潰瘍及狹窄

原因　直腸狹窄有先天後天之別。最多者爲種種直腸潰瘍已治。結爲瘢痕而變狹窄。女子易由陰戶流入分泌物於直腸。起諸種傳染之症。(例如淋疾)故此男子尤易犯本症。

症候　直腸之橡皮腫性潰瘍。在內括約筋上部。初爲暗赤色小結節。後破爛成潰瘍。瘍形如圓輪。境界明劃。瘍緣稍浸潤。瘍底直達粘膜下筋層。同時又在肛門附近。生橡皮腫。軟化破潰。形成痔瘻及膣瘻、直腸瘻。女子比男子尤多。當其治癒時。結爲瘢痕。變狹窄。

直腸發下疳症狀與黴毒第二期症狀者。亦有此現象。

赤痢患者之直腸上部。多成潰瘍。癒後變成狹窄。其位置頗高。名曰高在直腸狹窄。

結核性潰瘍之瘍緣。爲不正形。附近有粟粒結節。散於各處。疼痛極甚。

淋疾爲直腸狹窄最大之原因。粘膜潮紅腫起。上皮剝脫。易誤爲黴毒。癒後多成狹窄。

濾胞傳染之潰瘍。初爲散居各處之小潰瘍。後則合併爲大潰瘍。每成狹窄症。

直腸潰瘍者。一般裏急後重。大便時疼痛。便中混粘液、血液、膿汁等。直腸狹窄者。便秘。大便爲索狀、條狀。又或斷裂爲細小之塊。如羊屎然。

診斷　凡診直腸患者。必詳審其性質爲何。用肛門鏡、直腸鏡。檢查局處。由全身檢查有無結核、黴毒與既往症(例如黴毒淋疾赤痢之類)及分泌物之顯微鏡檢查、(有無赤痢菌淋菌等)血淸反應(黴毒)檢查等。以定潰瘍之原因爲何。若各種潰瘍之證據不實。則其原因大都屬於濾胞性。

直腸狹窄之部位高者。肛門鏡與手指。不能探知之。宜插消息子以爲觸診。且注意上記狹窄症狀。

療法　潰瘍之療法頗難。下舉其綱要數項

（一）潰瘍面之清潔　用弱單寧酸、格魯兒亞鉛、硝酸銀、昇汞水等洗滌。用硝酸銀、沃度丁幾腐蝕。例如

單寧酸　四・〇　硼酸　一・〇　硝酸銀　〇・五—一・〇　水　一〇〇・〇

可爲腸洗滌用。又以

單寧酸　〇・一　沃度仿謨　〇・一　莨菪越幾斯　〇・〇二　柯柯阿脂　二・〇

可爲坐藥一個。插於肛門。次方亦爲坐藥一個之量。宜擇用之。

沃剝　〇・二　炭酸加里　〇・〇一　莨菪越幾斯　〇・〇三　柯柯阿脂　二・〇

（二）常注意大便稀薄。宜服沃剝。治裏急後重。用鴉片、莨菪等爲坐藥。淋疾性者取蛋白化銀（一至五%）灌腸。徽毒性者取沃剝（一%）灌腸。

（三）癒後恐成狹窄。當於將癒時插入粗橡皮管豫防之。既狹窄。可用逐漸擴張法。然爲一時奏效之法。不及根治手術有用。

十　肛門及直腸腫瘍

（一）肛門之良性腫瘍。爲尖圭昆奇魯謨。外觀如乳嘴狀或鷄冠狀。療法可以硝酸銀腐蝕。或撒列曹爾珍。卽能消失。消失後撒鹽基性沒食子酸、沃度蒼鉛或硼酸末。若爲大腫瘍。宜剪去而後腐蝕。

（二）肛門緣附近又常有纖維腫。易生於痔核之內。化爲結締織。徽毒性潰瘍癒後。同樣有此現象。常發

炎症。須切除之。

（三）肛門扁平表皮細胞癌。較他種腫瘍爲少。初爲小結節。後則速擴大成潰瘍。且轉移至附近淋巴腺。療法宜切去之括約筋當除去者。亦須除去。

（四）直腸茸腫多見於年幼之人發於直腸下部（直腸肛門部之上）有莖常垂出於肛門之外。患者感不快易出血。裏急後重。療法使患者痲醉。擴大括約筋結紮腫部而去之。

（五）絨毛狀茸腫最稀有。雖似（四）症。然表面有絲狀乳嘴。爲多發性。患本症者每惹起腸加答兒出血。變爲癌。宜用手術摘出之。有時可用人工肛門。

（六）直腸癌多見於男子。有時年壯者亦犯之。舉其症候、療法等如次。

症候　初爲潛行性。患者不以爲意。僅有骨盤內鈍痛。裏急後重。偶然下血。排出粘液。及下痢（或下痢與便秘交換發作）等。宛似直腸加答兒症候。及潰瘍深蝕。則排便時劇痛、出血多量、糞便中混膿汁及腫瘍頹潰破片。有時腸管通路障礙。有疝痛樣腹痛與腸閉塞症狀。當此之時。患者已非常衰弱矣。

診斷　以指觸之。可知直腸有硬固結節狀之腫瘍。形不規則。而如翻花狀。宛若婦人之膣部。（直腸狹窄、腫瘍擴爲圓形。恰似子宮外口）或有圓柱狀之浸潤。若腫瘍位於直腸高部。手指不能觸知。須以鏡檢查之。否則乘患者痲醉。以手深入而觸診之。同時又宜觸診腹部。因腫瘍之上界大便蓄積之狀態。腫瘍轉移之有無。必藉腹診以窺知也。

本症診斷以早爲要。若老人排便障礙。便中含血液、粘液、膿汁。則必速行肛門內觸診。不可見其排泄粘液遂斷爲直腸加答兒。見其出血。遂斷爲痔核。見其狹窄症狀。遂斷爲常習便秘。縱使患者之肛門。確有一二痔核結節。猶不可不檢查其直腸。蓋直腸癌患者往往兼發痔核故也。

豫後 不良。初發以來一年或四年斃命。年老之人。豫後尤惡。病之末期。爲敗血症狀態。每多量出血、破潰附近之器官。（腹膜、膀胱等）至於不救。

療法 惟有及早施以手術。不能手術者。用鏍（銚）線。

手術施行之可否。須視腫瘍之部位、轉移之有無、年齡之大小、體力之强弱。及癌之性質如何爲定。（膠樣癌用手術愈後、每常再發）凡腫瘍爲移動性。不轉移於淋巴腺。且全身狀態優良者。大抵可用根治手術。若其腫瘍不能移動。固着於後方薦骨或前方膀胱或鼠蹊部、腸骨窩等淋巴腺已腫大。則惟有姑息療法以應之。例如用鋭匙搔爬腫瘍。再行燒灼法。或用人工肛門。及注射嗎啡、插入坐藥以緩解疼痛。

直腸癌根治手術之方法。極爲複雜。非妙手不能行之。

第五章 肝臟脾臟及膵臟外科 Erkrankng der Leber. Milz und des Pankreas

一 肝臟損傷

肝臟體積較大。部位較近體表。故受外傷較易。

症候 （一）皮下損傷 因强烈衝突、高處墜落、及車輪橫過腹部而起。其症候並無特有者。大抵內出血過多。陷於急性貧血或虛脫。又常有血液瀦溜於右側腸骨窩。可用打診證明之。患者在肝臟部及右側肩胛。覺放散狀疼痛。此外爲嘔吐、呼吸困難、吃逆、黃疸（一二三日後始有之）等。

(二)穿通性潰瘍　由切創刺創槍創等而起。其危險在出血過多。不在膽汁流出。

診斷　(一)之診斷較難。若外傷後有虛脫症。且症狀逐漸加重。必爲腹腔內臟損傷。至於是否傷及肝臟。但憑外傷部位以定之。例在右側上腹部者。大抵爲本症。如可疑。則行試驗的開腹術。(二)之診斷極易。若不確實。可擴大創口仔細檢查之。

豫後　大抵出血而死。然亦有可治者。

療法　外傷後二十四時以內。速用開腹術。止出血。肝臟之止血最難。宜將被膜與結締織。行結節縫合。以棉紗密蔽創傷部。再用腸線縫合二三處。靜脉出血者行括約縫合。膽囊有小裂創者。縫合之。膽囊大損傷者宜摘出。輸膽管損傷者。插綿紗栓塞或縫之於肝管。

二　肝臟膿瘍

原因　由阿每巴赤痢、瘧疾、窒扶斯、膽道化膿、蟲樣突起炎、胃腸潰瘍、腹部種種化膿性疾患、膿毒症、敗血症等而成。

症候　肝臟部疼痛。右肩胛放散狀疼痛。肝臟腫大。肝表面有波動性軟隆起。發熱。膿瘍與腹壁癒着。使該部皮膚浮腫。或又破潰於附近器官。

鑑別　(一)膽囊水腫　腫瘤在膽囊部。不發熱。

(二)肝臟包蟲囊腫　不發熱。穿刺液中有蟲鉤。

(三)橫隔膜下膿瘍　濁音部之上界。隨體位變換而不同。

療法　先由試驗的穿刺確定膿瘍之位置在何處。若其膿瘍與腹壁癒着。則切開插入排膿管。若非癒着。則以肝表周圍縫着於腹壁腹膜。成環狀。乃就此範圍內切開之。全身狀態佳良者。可行二次（二三日後）切開膿瘍在肝之凸側者。切除肋骨。再從横隔膜切破膿瘍爲宜。

三　肝臟包蟲囊腫

症候　其始無甚痛苦。及肝臟腫大。則作痛。肝臟化膿。則如肝臟膿瘍症狀。腫瘍之表面平滑。有波動性。雖可由穿刺爲確實診斷。然病原體漏洩於腹腔內。極爲危險。故不宜用之。

療法　簡單之方法。可以昇汞水注入囊腫內。最安全者用二次切開術。

四　膽石症

療法　雖可用內科療法。然一切藥品。無有能溶化膽石或驅出膽石於體外者。故內科療法。不過變本症之急性發作者爲潛伏狀態。決無根治之望。欲補此缺陷。惟有用外科療法而已。外科療法之適宜者。爲膽囊蓄膿、或膽囊水腫、急性化膿性膽囊炎、膽道炎（有高熱戰慄等）慢性輸膽管閉鎖（有黃疸症）及强度之膽石疝痛發作。內科治療無效時。但凡有此等症狀者。未必皆適宜手術。因各人之體力境遇不同。不可一概論也。至於高年者、心腎肺有重病者、糖尿病者、動脈硬變者。皆不宜用手術。膽疾患所用之重要手術。爲膽囊瘻造設術、膽囊摘出術、輸膽管切開術、膽囊切開術等。

五　脾臟外傷

診斷　皮下損傷者。左腹側創痛、內出血症狀、（失神、嘔吐、脈速，四肢冰冷等）腹筋異常緊張、脾濁音界線增大、腹膜刺戟症狀。(一二日後始有之)有慢性脾腫大之人、每爲輕微外力至於破裂。豫後大抵不良。

療法　哆開創之一部脾臟脫出外方者。還納之。全部脫出者摘出之。槍創、刺創與皮下損傷者。皆須開腹而摘去之。全身症狀險悪之時。出血部宜用棉球。否則不必用。凡脾臟手術之縫合最難。不可不注意。

六　脾臟膿瘍

原因　概自心內膜炎、肺病竈、膿毒症腸窒扶斯等轉移而成。胃潰瘍穿通至脾臟。亦成本症。

診斷　脾表面有巨大之膿瘍。脾腫作痛。有炎症症狀。膿瘍漸大則向附近破壞

豫後　自然治療者殊少。若用手術的療法。多得良效。

療法　切開脾臟。排去膿瘍。或摘出之。

七　脺臟外傷

本症極稀有。如犯之。必附近臟器亦同時受外傷。

八　脺臟出血

診斷　酒客與糖尿病者。上腹突然劇痛。該部以手觸之。有抵抗。兼發嘔吐、虛脫。大抵爲本症。犯此者其豫後多不良。蓋死症也。

療法　用鎭痛劑、(鴉片)與奮劑等。患者虛脫過度。不能用手術。故無術治之。

第六章　腹膜外科

一 急性進行性腹膜炎

原因 外傷、胃腸潰瘍穿孔、蟲樣突起炎、膽囊穿孔、婦人生殖器疾患開腹術等。

診斷 嘔吐、高熱、戰慄、脉搏細數、呼吸淺表、胸式、腹痛、鼓腸、歇撲克拉斯氏顏貌、虛脫等。皆診斷之資料也。當診斷之際。必詳考其原因爲何。又宜及早確診之。

豫後 重篤。有敗血症狀及全身中毒症者。尤然。若變慢性症者。其豫後未必不良。

療法 （一）內科療法以腸管安靜。不傳染他部爲要。故鴉片最適用於此目的。且有鎮痛之效。可試用之。下劑不可用。食量不宜多。口渴者食鹽水注射皮下。或腸腹部貼冰囊。身體保安靜。虛脫者注射樟腦。

（二）外科療法 內科療法雖可減一時之痛苦。然難得良好之轉歸。外科的手術行之宜早。須在敗血症全身傳染之前。而其目的不外排洩滲出物。避腐敗物質之吸收。兼爲低下腹腔內壓之用。切開腹腔後。若認出發病之部分。須以該部分完全切去。（例如切除蟲樣突起、切除膽囊等）不能切除者。插棉紗栓塞於病竈。俾病竈無擴散之慮。凡手術宜早。穿孔性者尤要從速實行。苟發病後已經一二日。則雖行手術。亦難保生命之完全。

手術之位置。若已知病原竈部位。宜擇最近病原點之處切開之。若不知病原竈。可就腹部正中線切開。腹腔既開。先排去滲出物。再以攝氏四十五度許之生理食鹽水洗滌腹內。務使腹腔十分清淨。然後用棉紗輕拭之。或不洗滌而單拭清之亦可。有鼓腸症者。穿刺或切開排去內容物。手術後速將腹壁縫合。或以腹壁創之一部開放。施排膿法。（橡皮管、玻璃管、棉紗、米庫林子氏棉球等）

急性化膿性腹膜炎之除淨腹腔內膿液與不潔物。如上述有二法。其一爲洗滌。其二爲不洗滌。僅用殺菌棉紗拭之。此兩法何者較善。諸醫不能一致。要之病症未擴散容易拭除者。不必洗滌。若化膿機轉已延至腹腔全體。或胃腸內容漏出腹腔之內。汚穢過甚。則必用洗滌法治之。但洗滌時非十分注意不可。最忌動作粗暴。減殺腹膜之自然的防禦力。又洗滌時間不宜過久。

排膿法可以排膿管插入於獨克拉司氏窩或膿竈。然易刺戟漿液膜。使腸管癒着屈曲壞疽。故苟非手術時出血高度。腹膜缺損。腹膜壞疽。腹膜有肉芽面。不必用此法。但在早期用此法。並無流弊。不可不知也。

近時用樟腦阿列布油之人甚多。例如以膿汁拭去之後。用十%樟腦油百公分。注於腹膜全般。（量之多少、因人而異）可防手術後腹膜炎再發。確有靈驗。然用之過量。卽成中毒症。

後療法中手術後必注入食鹽水。每日二三囘。（每囘千百分）、嘔氣盛者。不可從口腔攝取食物。必以直腸營養法供身體滋養。又宜抬高患者之上體而安臥。若有盲腸炎。宜取右側臥位。是皆使膿竈限於一部之計劃也。疼痛者注射嗎啡。嘔吐噯氣鼓腸者。以胃洗滌則覺非常爽快。（手術之成蹟雖良、但行之必早、倘已過期、決無效驗。）

二　急性限局性腹膜炎

腹膜之炎症。癒着形成。限於原發病竈之附近者。名曰急性限局性腹膜炎。亦能轉爲瀰蔓性。

原因　同前者。尤以蟲樣突起炎及婦人生殖器患爲多。

症候　初疼痛及於全腹部。(腹膜刺戟之故)有輕度之鼓腸嘔吐。繼則疼痛限於病竈之附近。在其處有壓痛。成一種腫瘍。全身症狀大都輕微。發熱亦微。然有膿瘍者。發熱必甚。滲出物或自然吸收。或潰於腹壁、腸管之內。自然治癒。然膿瘍不用手術切開。破潰於腹腔中。則變爲汎發性腹膜炎。其危險殊大。

診斷　第一須檢查其有無膿瘍。發熱者、腹部硬結增加者、縱無波動。可證明亦必有膿瘍無疑。若不可決定。宜試驗穿刺以確診之。

療法　膿瘍已現於腹壁者。容易切開之。膿瘍在骨盤內者。從直腸或膣切開之。若開腹之後。膿瘍隱於健全腸管之後。則以腸管排開。用棉紗閉塞膿瘍之四周。然後切開。或用二次切開爲便。切開後必插排膿管。膿瘍在橫隔膜下與獨克拉司氏窩者。其症候較重要。次另述之。

A　橫隔膜下膿腸

是爲膿瘍居於橫隔膜與肝臟之間也。橫隔膜下腔之提肝靭帶。適居膿瘍之正中。

原因　胃潰瘍穿孔。左腎、左肝葉、膵臟等膿瘍之後。成左側膿瘍。肝、膽囊、右腎、十二指腸、蟲樣垂等炎症之後。成右側瘍膿。

診斷　頗難。惟有參照局所之壓痛、理學的檢查、已往症與試驗穿刺等而已。

療法　從劍狀突起(或沿肋骨弓)向下切開。所以排除前方之膿瘍。從肋膜腔過橫隔膜。向下切開。所以排除橫隔膜頂端下方之膿瘍。

B　獨克拉司氏窩膿瘍

原因　最多數之原因爲蟲樣突起炎。亦有因於輪卵管、卵巢及子宮後血腫化膿而成者。

症候　右側腸骨窩之腹壁緊張、排尿困難、排尿疼痛、便通障碍、裏急後重等。

診斷　蟲樣突起炎者。必以指從直腸與膣行觸診。若有瘍膿存在於獨克拉司氏窩。則直腸前壁浮腫。有半月狀之膨起膿瘍。甚者恥骨縫際上方。得認知腫瘤之形。

療法　先從直腸或後膣穹窿部行試驗穿刺。（擴張括約筋以肛門鏡照直腸壁、用長針穿刺）若有膿瘍證實。速以細長之刀插進。切破膿瘍。再用麥粒鉗子擴張切開之孔。插入排膿管。

三　慢性腹膜炎（主爲腹膜結核）

雖有滲出性、癒着性、結核性之別。然其區別甚難。結核性之頑固者。易由手術奏效。蓋因腹水排出。腹腔內壓減低。血行迅速。腹膜充血。結核容易萎縮化爲瘢痕故也。其手術極爲簡單。卽在腹中線作二寸許之切開。（恐腸管癒着腹壁、切開時宜十分小心）排去滲出物。速以切開部縫合之。忌用消毒藥洗滌腹腔之內。或有以沃度丁幾塗於腹膜者。

行以上手術之後。若滲出物再有瀦溜。大抵自然吸收。如不吸收。再行開腹術。（第二次行手術之時、常續有腹膜結核治癒之痕跡）

四　腹膜腫瘍

原發性瘍腫較少。良性者（脂肪腫、纖維腫）多生於腹膜下組織。包蟲囊腫、腸間膜囊腫、皮樣囊腫。亦然。畸形腫生於腸間膜、網膜或腹膜後組織。續發性惡性腫瘍。較原發性爲多。原發於胃、膵、卵巢等。續發於腹膜成大小無數結節。終則形成漿液性血樣之滲出物。

診斷　極難。每有剖腹以後始得確診者。最易混淆之疾病。如癌與結核。

療法　腹膜後部之良性腫瘍。尚易摘出。腸間膜囊腫者。每於手術後變爲腸壞疽。若不能摘出。可以囊腫縫着於腹壁而切開之。（亦可用二次的切開）惡性腫瘍之轉移者。無術可施。

五　腹水

鑑別　今舉本症與結核性腹膜炎之區別如左。療法用穿刺術。

腹　水	心肝腎有疾患	打診音變換	腹膜無肥厚壓痛	發熱	無血性滲出物
結核性腹膜炎	身體他部有結核症狀	打診音不變換	腹膜有肥厚壓痛	無熱	有血性滲出物

六　腹膜損傷

腹膜皮下損傷者。不用手術。若有癒着及瘢痕。則非用手術不可。腹膜穿通性損傷者。傳染之危險極大。且常損傷腹腔內臟器。故必速行手術。卽切開腹腔以圖療治。

第七章　腹壁外科

一　損傷

腹壁損傷所最要者。腹膜之損傷與腹腔內臟器之損傷是也。腹壁受皮下損傷時。直腹筋往往成裂傷。在腸窒扶斯快復期及酒客。最易犯之。大抵不用手術。卽治腹壁受哆開性創傷者。用通常創傷療法。腹壁受刺創者。上腹動脈損傷出血多量。必結紮之。

本症往往脫出腸管與腸間膜。露出腸管用殺菌食鹽水洗淨。還納原位。露出腸間膜。當結紮切除之。

腹膜之損傷如何。不可以消息子探之。恐防傳染也。宜以鈎哆開創口。仔細檢查之。

二　炎症

腹壁之炎症。或發生於腹壁自身。或發生於腹腔內炎症患。此者腹筋(恥骨縫際之上方)與腹膜間之結締織。屢化膿。汁膀胱、腸管、女子生殖器有炎症者。最易轉爲本病。

腹壁之放線狀菌症。常自腸之放線狀菌症轉成。

三　腫瘍

腹壁之肉腫癌腫極少。血管腫、脂肪腫、纖維腫較多。脂肪腫生於皮下、筋間或腹膜。尤以腹膜下脂肪爲多。在臍之上方白線。生簟狀之腫瘤。牽引腹膜。若脫腸囊。

台而莫愛特性腫者 Dermoid 主發生於三十歲左右之婦人。在分娩後犯之。其癌硬固平滑。逐漸增大。有時生於直腹筋。變爲肉腫樣惡性腫瘍。

療法　腹壁腫瘍頗易摘出之。但腫瘍過大。腹壁與腹膜缺損過多。不能閉鎖。只可以網膜補充腹膜。若又不能。則將腹膜縫合之。筋肉缺損時。分離直腸筋之一部。以補於缺損部分。

四　臍之疾患

A　先天性疾患

(一)梅紫開爾氏憩室　卵黃管不閉鎖而與腸管相通。或連於腹腔及臍。

(二)臍卵黃管憩室　臍部有細小之管腔。與外界皮膚相通。常從其中漏洩粘液。

(三)卵黃管瘻　腸管與臍相通。故有腸管自臍之外口脫出。或常分泌粘液漏出腸內容。以上三症之療法。不外摘去管腔多餘部。閉塞腸管與臍部之孔。

(四)尿管瘻　尿管多餘部常有尿漏出。宜以管粘膜上皮腐蝕之。如不治。則摘去之。

B　炎症

初生兒臍部創傷傳染。易起血栓動脈炎、膿毒症、腹膜炎等。致死。大人患臍炎及臍結石者無害。療法之目的。清潔爲要。故以弱消毒藥浸濕布片貼於患部。頗有效驗。

臍部爲腹壁中抵抗最弱之處。故腹腔內化膿。或臟器穿孔。分泌物皆從臍部外出。變爲臍部瘻管。療法在治其原因。

C　腫瘍

(一)肉芽腫　初生兒臍部創傷不潔。多起此症。須以硝酸銀棒腐蝕之。

(二)癌腫　有原發性、續發性之別。原發性者用手術可治。續發性者無效。

(三)肉腫　切開腹腔。摘出之。

小論壇

不消化之原因

丁錫康

滿足心及愉快之感覺能助長消化。而煩勞憂慮妒嫉心。均爲減低消化力之原。由故吾人受神經紛擾腦部刺激之後。胃口大減。消化不良。滋養不足。身體抵抗力消失。疾病因以侵入。起原雖微。而其影響于人體之衞生實大。可不慎哉。吾人讀書。用目過久。及不適當之光線。均能減弱消化力。凡目力不佳者。宜配一眼鏡以附助之。讀書室中光線宜充足。書籍板字太細者。極勞目力。以不觀爲佳。經劇烈運動或洗浴之後。不宜即進飲食。因其亦有阻礙消化力之危害也。凡患神經性胃病者。宜作長期間之旅行。身心愉快。消化自佳。實爲最有效力之治法也。

顏面之保護法

丁錫康

顏面爲身體暴露於外面之一部份。對于美觀方面。最爲緊要。每日早晨。用冷水洗面一次。能刺激血管。流通血液。皮膚彈力纖維強健。即不易生皺痕。如初用冷水。有不適之感覺。可用溫水代之。惟熱水不宜應用。因顏面受熱後。忽遇冷氣。皮膚易於破裂而粗糙也。顏面部份。不可日用肥皂猛洗。偶一用之。以去汚穢。亦無甚大礙。皮膚發黃。可時用手指取面皮捻之。使血行加速。如皮膚乾糙。以乳脂塗之甚佳。香粉之類。僅爲裝飾作用。並無衞生之價値。而粉內含鉛質者。則有毒。須慎用之。

牙齒之衞生

丁錫康

牙齒對于消化有重要關係。如牙齒蛀壞。食物不加細嚼。遽即吞下。入胃後乃不易消化。吾人牙齒。當未壞時。宜留意保護。牙齒人牙齦。不可無故受損害。及各種化學物質之刺激。勤刷牙齒。爲最佳之衛生方法。牙刷之毛太硬者。易破牙齦。太柔者又不易擦入牙縫。故宜選其適宜者。每日三餐之後。及睡眠之前。宜刷牙一次。刷時宜具殺菌性質之牙粉少許。以殺牙上之細菌。並以柔軟絲條引入各牙縫內。來往曳之。除去牙縫內之汚穢。惟不可損壞牙齦肉。每晚如用溫和之殺菌溶液。盥洗口腔數次。尤爲有益。又牙齒之蛀洞。宜使牙醫補之。

頭髮之衛生

丁錫康

吾人頭髮如保護適宜。卽可得非常之美觀。每日早晚宜篦數分鐘。直至頭皮覺溫暖。皮屑去盡爲止。木梳之齒宜互相分離。不可緊密。緊密有扯去頭髮之弊。如能常用木梳。則頭皮之血行充足。頭髮乃不易脫落。洗髮亦甚緊要。旣可去汚又可助髮之滋長。每月宜洗髮一次。洗時用肥皂並無危害。如洗後頭髮乾燥。可塗少許凡士林。凡患重病後頭髮脫去者。尤宜勤洗。以每星期洗數次爲佳。如是髮乃易于生長。戴帽有阻止頭髮長成之弊。因頭部受帽之壓迫。血行滯緩。頭皮所出之汗不易發散。太陽空氣。不能與頭之皮膚接觸。頭髮乃受損害。故野蠻人種。不常戴帽而患禿頂者甚鮮也。患頭髮稀少者。又可用手指盡力摩擦頭皮。使覺溫熱。髮部易發育。至於生髮水等類。其效甚微也。

孩童時代之衛生規則

丁錫康

（一）食物宜細嚼然後咽下。俾易于消化。飲食有定時。一日三餐外不可多食雜碎物品。因胃臟須有休息時間也。

（一）乳汁蛋。肉麥類等。能助胃肉神經及血液之構造。而魚肝油。米。山芋。各種果類。及蔬菜等。亦能強健身體。

（一）多量之肉類。未熟之果類。咖啡，茶，酒，均減弱胃之消化力。宜禁食。

（一）多食糖類甜物者。牙齒受損，消化破壞。乃一生疾病之根源。

（一）吾人一生。眼睛尤須極意保護。不宜向劇烈之光線或太暗之處觀書。臥在床上。亦不可看書。禁用公共手巾。因有傳染眼病之危險。眼出如淚或覺糊塗。疼痛。速請眼科專家診察之。

（一）小兒之牙齒。爲人生之緊要部份。自三歲以後每年須往牙醫處檢視二次。可免牙痛蛀牙。不消化。及他種疾病。

（一）呼吸正當須用鼻腔。胸部及橫膈膜協同合作。喉間有淋巴質贅肉者。呼吸常感困難。聽覺受損。身體不易長成。肥大之扁桃腺。常有細菌。爲諸病之根源。

（一）小孩不宜穿緊小之鞋襪。以阻天然足部之長成。

（一）各處學校內須有校醫檢查身體。教授衛生學。學生宜有正當滋養之食品。並得充分之睡眠。

（一）傳染病患者速宜隔離。不使疾病蔓延。患傳染病後之小兒。以後易患肺癆症。腎病耳病及眼病等。

醫學注重實驗

天鳥

醫學之靈效與否。在於實地試驗。不宜徒託空言。蓋空言無補於治療。則於治病之術。焉能精益求精乎。醫藥無論新舊。方法無論今古。學識無論東西。有效驗者。皆當寶貴。不發生效驗者。宜以人命爲重。去之如敝屣也，

人既不幸而生疾病。豈能以不發生效驗之醫藥，令其嘗試。即效驗微渺者。尚在屏除之列。何況敷衍了事之藥物。模糊影響之法術乎。

遜清庚子以前。北方已有拳民之社會。設立團體。招搖於天津塘沾一帶。其時袁慰亭召拳民。詢其若用符咒與拳法。果能不畏槍彈乎。拳民曰能。不懼敵人乎。曰不懼。於是在衙中實地試驗。知拳民不能敵彈。其所傳妖法。全屬無效。乃治以妖言惑衆之罪。解散其團體。驅逐其黨羽。當時袁氏之所以服人心者。在於實地試驗一舉也。

至庚子年。端士剛毅等。以義和團之妖術。言於慈禧太后。后欲廢德宗，立大阿哥。而各公使不來朝賀。頗怨洋人。聞妖術之足以滅洋。而不畏槍彈。遂大加信任。氣焰盛於一時。豈知赤拳肉體與槍礮相搏。不啻螳臂當車。節節見敗。其結果也。京師塗炭。兩宮西巡。八國聯軍。勒訂苛約。和議雖成。而中國元氣傷盡矣。嗚呼。慈禧欲以妖法敵科學的戰術。以逞其私心。而不先加以實地試驗。遂致釀成巨禍。可勝歎哉。

今新醫所用諸法。均可實地試驗。如猩紅熱。有美國血清。發生特效。阿米巴赤痢。有厄米汀等藥。立刻轉危爲安。白喉一症。注射喉風血清。其效如神。九一四之於梅毒。金雞納之於瘧疾。尤屬靈驗無比。霍亂症中脫水顯著時。則鹽水注射。往往起死回生。新醫所用之法。日新月異。精益求精。內外各科。特效之法。更僕難數。預防治療各方。皆可實地試驗。而成效立見也。試問霍亂症中。四逆湯可代鹽水注射乎。白喉症中。養陰清肺湯可代喉風血清乎。闌尾

小論壇

炎卽盲腸炎一症。湯藥可代手術乎。三指切脈之術。可代聽筒血壓器顯微鏡。愛克司光線等等乎。不能辨別脫骱折骨之傷科。可代整形專家乎。是可見理想虛論之不足恃。舊醫學說於實地試驗中。當然相形見絀矣。

以相形見絀之法。不能實地試驗之學術。徒憑虛擣之理想。而欲與成效卓著之科學方法相頡頏。猶螳臂之當車。拳匪之抵抗八國聯軍。亦多見其不自量。

寄語社會。欲振起聾聵。須傳播科學智識。欲救治病黎。須推廣科學醫道。一切科學方法。皆以實地試驗爲根據。吾儕生在中華。既非木石。誰不愛其宗邦。焉敢蔑視其國粹。但就平日所見所聞而論舊醫學中。糟粕多而精粹少。其所用方法。特效少而敷衍多。四海之內。皆兄弟也。凡屬含靈。莫不自愛其生命。吾何忍視其軀幹。日就糟粕。患病者。日受敷衍了事之術。嗚呼。診斷不精。治療乏術。以致靑囊饋藥。丹旗招魂。日接於耳目。豈皆膏肓之疾。絕症之例。要亦技術未精有以致之。同胞同胞。奚可將至寶至貴之生命。委託於不學無術之流。卒至莫可挽留之地步。今因愛羣思潮。時時衝動於吾腦蒂心瓣之間。而不得不勸勉一切社會。於歷經實驗之新醫學。加以思考而歡迎之。是亦保身衛國之一要端也。

四

性慾衛生格言

沈仲圭

新壯者十日而一遊於房。中年者倍新壯。（按卽二十日而一遊於房）始衰者倍中年。中衰者倍始衰。大衰者之月。當新壯之日。（春秋繁露）

蝶交則粉退。蜂交則黃退。可悟保身之法。（成語）

諸苦所困。貪慾爲本。（法華經）

冬不藏精。春必病溫。（內經）

服丹石以快慾。腎水枯燥。心火如焚。五臟乾烈。大禍立至。（遵生八箋）

靑州錄事參軍麻希憲。年九十餘致仕。唐太宗問攝生術。對曰。臣無他術。惟是少情寡慾。節聲色。薄滋味而已。

養生之士。先寶其精。精滿則氣壯。氣壯則神旺。神旺則身健。身健而少病。內則五臟敷華。外則肌膚潤澤。容顏光彩。耳目聰明。老當益壯矣。（陸象川）

服藥十朝。不如獨宿一宵。（尊生格言）

盜爲男戎色爲女戎。人皆知盜之劫殺爲可畏而忘女戎之刼殺。悲夫。（呂新吾）

人年六十。當祕精勿泄。（素女）

小論壇

上士異牀。中士異被。服藥百顆。不如獨臥。（彭鏗）

木有根則榮。根壞則枯。魚有水則活。水涸則死。燈有膏則明。膏盡則滅。人有真精。保之則壽。戕之則夭。（格言聯璧）

上哲之士。於夏令三個月。冬令三個月。斷嗜慾。固精髓。是以五臟平和。百病不生。身體康強。得臻上壽。行房忍精不泄。阻於中途。每致成疾。（陸定圃）

毋以床第耗元陽。毋以飲食傷脾胃。

行房百里者病。百里行房者死。（成語）

男子三十而娶。女子二十而嫁。（論語）

伊川曰。吾受氣甚薄。三十而浸盛。四十五十而後完。今生七十二年矣。較其筋骨。與盛年無異。皆平日寡慾有以致之也。

少慾之人恆多子。且易育。氣固而精凝也。多慾之人恆少子。且易夭。氣泄而精薄也。（顯德錄）

古有賢者。當淫物發時。以手置火。不堪痛楚。淫念遂息。如不息。則澄心冥坐。視身如死。又神往故人之墓。自思曰。此人在世如我。我來日在墓如彼。淫樂何為哉。

淫字篆書云。近而相狎之意。使狂童淫女。一處南海。一處北海。豈能成淫。（王石隱

不見可欲。使心不亂。（老子）

未見不可思。當見不可亂。既見不可憶。（老子）

觸情而動。耽於嗜欲。則性命危。（列子）

欲戒淫行。必自戒淫念始。淫念起。則淫行隨之矣。然則何以制之。曰。邪友不宜近也。邪地不宜入也。邪話不宜聽也。（不可錄）

知填精而不知寡慾。則藥焉有功效。（徐大椿）

寡慾以養腎氣。節慾以驅二豎。（格言聯璧）

慾念正熾時。一念着病。興便冰寒。（身世金丹）

色慾。烈火也。人身。乾草也。身被乾草。火來須避。（涅槃經）

愛慾之人。猶執炬逆風而行。必有燒手之患。（同前）

少年如已損傷。急宜斷慾一年或二年。以補其陷。中年體已覺衰。急宜斷慾三年。以充其體。

包宏齋年八十八歲。拜登樞密。精神強健。首相某意必有攝養之術。問之。宏齋曰。余有一服丸子藥。乃不傳祕方。首相欣然叩叩之曰。幸吃了五十年獨睡丸。

獨睡能治一切虛弱勞傷吐血痰喘等症。所謂等者。舉一可以類推焉。（醒世良方）

內勞神明。外勞形體。俱足夭折。惟房勞較甚。為其形與神交用。精

小論壇　　六

與氣均傷也。（長生祕典）

人有所怒。血氣未定。因以交合。令人發癰疽。（孫思邈）

酒似穿腸毒藥。色如刮骨鋼刀。（古訓）

獨宿之妙。不但老年。少壯時亦當如此。日間紛擾。心神散亂。全藉夜間安睡以復元氣。若日裏心猿意馬。控制不定。及至醉飽又復慾情縱欲。不自愛惜。如泥水一盌。何時得清。（史搢臣）

勞心而不節慾則火動。火動則腎水日耗。火熾則肺金受傷。旋變為勞瘵。必至夭亡而後已。（新內經）

勿大醉入房。勿遠行疲乏入房。勿忍小便入房。勿帶積毒疾病未痊入房。（遵生八箋）

治生莫若節用。養生莫若寡慾。（格言）

觸情縱欲。謂之禽獸。（說苑）

養心莫善於寡欲。（孟子）

美味腐腸。好色溺心。（蠡藏論）

君子以懲忿窒欲。（易）

聲色不去。養生三難。（嵇康）

慾寡精神爽。思多血氣衰。（百字銘）

保生者寡慾。（林通）

多欲則傷生。（呂邦獻）

少年之時。血氣未定。戒之在色。（孔子）

傷生之事非一。而好色者必死。（蘇子瞻）

閨房之樂。欲非邪淫。夫婦之歡。宮無傷礙。然而樂不可極。慾不可縱。縱慾成患。樂極生悲。況人之精力有限。淫慾無窮。以有限之精。供無窮之色慾。無怪乎年方少而遽夭。人未老而先衰也。（趙彝存）

色為荒業之根。慾為疾病之源。（周思敏）

多慾傷生。斷非藥餌所能補。好色者恃藥餌以恣慾。此實亡身之本也。（盧眞人）

人身非金鐵鑄成之身。乃氣血團結之身。人于色慾不能自節。初謂無礙。偶爾任情。既而日損月傷。精髓虧。氣血敗。而人死也。（孫眞人）

◉減少肺癆傳染之方法

星寶

肺癆病為一種散佈病菌之傳染。在各種病中。為最劇烈之症。據西人調查。吾國每年死於是症者。殆二百萬人。是不曾經一次之大戰爭。喪失無數之生命也。減少傳染之法。第一在未有肺癆之人。自己注意防衛。第二當希望已有肺癆之人。注重公德。

未患肺癆者之防衞法、

一、夜間就寢。不宜過遲。睡眠務須酣足。以免消耗精神。微生菌乘虛而入。

二、常飲酒之人。生理機能。恆致衰損。亦係感染病菌。故以戒酒爲要。

三、臥室中須洞開窗牖。使空氣流通。若潮濕之地。萬不宜居。因肺癆菌在陰暗室中。最易滯留滋生也。

四、遇有患肺癆症者。當時時注意。勿與接近。若同席而食。同室而寢。尤易傳染。以力謀遠避爲宜。

五、如咳嗽經月不止。萬勿以爲感受風寒而忽視之。須防其爲肺癆之初發。宜速延醫診視。

六、如咳嗽雖尚未久。而身體重量驟然減少。亦恐爲肺癆之初發。須速療治。

已患肺癆者之注重公德法。

一、癆菌概由病者之鼻中或喉間。散布而出。故患肺癆者咳或噴嚏。不可向他人之面。

二、咳嗽或噴嚏時。宜以布或紙掩口鼻間。咳嗽噴嚏既畢。及取布或紙投之火中或沸水中。

三、痰唾須吐於水盂中。萬勿亂隨地吐。恐乾時雜入灰塵。飄揚空中。傳入他人鼻管口腔。致亦罹肺病。

四、患肺癆者所居室內。宜先用水遍灑。然後掃除。勿使塵埃飛揚爲要。

五、患肺癆者所用之碗箸盆盞手巾等物。須別置一處。勿與他人同用。

●人身抵抗力之研

據西醫云。人身自己之抵抗力。能挽救一切疾病。吾人之所以能生存地上者。幸有強固之抵抗力。外界之事物。無一非吾之敵人。例如強烈光線。空中炭氣。不潔食物。乃至喜怒哀樂。日常舉動。皆足以害及人類。苟吾人對於此等外物。無抵抗力以抵抗之。則人類早已滅絕矣。世人往往以飽暖得宜。爲衞生唯一條件。實大誤也。人苟逸居暖食。過於保護身體。則人類本有之抵抗力。漸漸失去。而身體益變爲衰弱。故最良之健康法。在加增人體之抵抗力。如何而可以加增人體之抵抗力。歛令述於左。

抵抗力者。卽免疫素也。對於一切病菌之侵襲。咸能抵抗。而不令其發生生殖機能。且有撲滅之要素。但如何而能具此抵抗力。則須實行攝生要旨。如勤運動。早起。節慾。愼食。常在清新之空氣中營謀呼吸等是也。若能遵行不怠。則體中之抵抗力自然加強畢。
凡一切之病菌。即侵使入體中。非但不而發生。且可從而撲滅之。故講求攝生條件。即製造自身之免疫素也。如血清痘苗。亦係抵抗病菌之元素。一則出諸臨時之防止。一則儲諸自身。永久不絕。其比較優勝。爲何如哉。願同胞深明此理。則強種強國。庶乎近矣。

梅毒傳染與預防法

葉公良

近世患梅毒者。日見其多。考其原因。實由於傳染而起。倘能潔身自好。不入花柳叢中。或衛生清潔。亦不易傳染。頃將梅毒傳染與預防法。分別說明。以供研究。
梅毒爲慢性接觸性傳染病。大都由交接傳染。有時醫生產婆等。與患者接觸。手指亦亦感染者。
梅毒傳染。概分兩種。一爲直接傳染。一爲間接傳染。
直接傳染。　爲梅毒之分泌物。附於健康人之創傷而傳染。一爲梅毒發於口腔部。接吻時。因健康人之口唇皸裂。或剝離而傳染。
間接傳染。　因梅毒者之分泌物。附着於衣服器械用具。健康人用之。即得傳染。
梅毒傳染預防法。
一花柳場中。爲發生梅毒之區。不可去。
二凡患淋病及梅毒者。不可與之接觸。
三公共手巾。最易傳染梅菌。切不可用。
四公共便桶。或爲曾患淋病橫痃。或梅毒者用過。毒液附着桶沿。亦不可用。
五澡堂之乾毛巾。或爲曾患梅毒者用過。附着分泌物。切不可擦。

組織精神病院之建議

朱睿鏡醫師。近致乞丐教養院董事會函云。敬啓者。近閱報章。欣悉公等慈善爲懷。有乞丐教養院之組織。本有教無類之宏旨。謀改進市政之要圖。不特造福細民。有益社會已也。但有一事。雖與乞丐教養。性質不同。而爲謀地方公安慈善救濟計。不妨與乞丐教養相提並論。即病精神院是也。精神病一名瘋癲病。因人的神經受強烈之壓迫刺戟。精神忽起變詭。遂成瘋疾。動靜不一。啼笑無常。一種慘悲可憐之狀。況實觸乞丐而上之。生死忘形。姦殺擄定。其犯罪與妨碍公衆安甯之慘酷。尤駕乞丐而上之。故東西各國。通都大邑。公家必有精神病院之設置。舉區內精神病患者。收容而治療之。如不能治療。自亦絕對收容。以免妨碍公安。故精神病院與乞丐教養同爲慈善救濟的市政應有之設施。大可以同時並舉也。滬上人口之繁。生計之拙。淫靡奢侈。想習成風。如酒精的刺戟。性慾的刺戟。投機事宜之興奮與壓迫。直接間接皆足以爲精神病衝動的原因。故目前精神病患者。日益增多。而自殺他殺精神的犯罪行爲。亦層見屢出。設不施救濟。爲害愈烈。以上海市區之大。居民之衆。而精神病院之設。華租各界。均尙缺如。普通醫院。更視精神病爲可畏。而拒却。坐使精神病者。哀哀無告。或幽禁於家庭。或癲狂於道路。不可謂上海全市之一大缺點。公等地方重望。爲造福桑梓。改善市政。計有乞丐教養院組織之機會。榮錦管窺所及。妄參末議。請求將精神病院同時並舉。或劃一弓之地。分門試辦。同爲慈善。無分此彼。同爲要舉。無分先後。若謂碍於成議。留待將來。恐機會一失。如再欲另起爐竈。更非容易云云。

◎飲食之研究

阿絜

飲食爲人之天性。所以發育其身體。維持其生命者也。蓋飲食物中。含有『榮養素』與『活力素。』皆爲人身必要之原質。榮養素者。蛋白質。脂肪。炭水化物。與水。鹽類是也。活力素者。副養素也。亦爲維持健康之要素。而皆取給於飲食物者也。然蔘茶補品也。多食之。或翻有害。砒素。毒物也。而醫家用以治病。飲食何獨不然。彭祖攝生養性論曰。『不欲甚飢。飢則敗氣。食誡過多。飲誡過深。』嵇中散養生論曰。『滋味煎其府藏。醴醪鬻其胃腸。香芳腐其骨髓。…身非木石。其能久乎。』繇斯以觀。飲食一道。所以養人亦所以殺人者也。豈匪人生最大之問題。可不加意研究之乎。

夫飲食物大概分動物性植物性兩種。動物性者。多含蛋白質。脂肪。如乳類。肉類。卵類等是也。植物性者。多含碳水化合物。（小粉。糖質。）木纖維質。如豆類。果類。穀類。菜類是也。乳類之營養素。配合最爲適宜。極有益於人體。卵類則卵白富於蛋白質。卵黃富於脂肪。共含水分。而卵黃尙含少量之硫素。在半熟之卵類（攝氏七十度）甚宜於養生。肉類中以魚類。牡蠣。最易消化。而肉汁含榮養素尤多也。植物性中之食品。穀類含碳水養物最富。小麥含蛋白質。米最易消化。豆類概含極多之蛋白質。故豆腐豆漿。皆爲良好之食品。菜類略含鐵質。有補血之功。果類含有機酸。糖質。水分。林擒消化最易。根莖類如芋。甘藷。藕。蘿蔔等。含水分及炭水化物。最宜於飲食。它若茶類。咖啡。酒類。烟類。以及胡椒。芥子。茴香。辣茄。生薑等香辛類。皆屬『嗜好品』有害無益。初非『營品養』也。詎可嗜之哉。

今人有提倡『節食』『素食』者矣。其理有可言者。請略加研究可乎。夫古人之論節食者多矣。德諺有之『博士節食氏。博士滑稽氏。博士黃金氏。三者爲最良之醫師。』漢枚乘之言曰。『甘

小論壇

脆肥濃。命曰腐腸之藥。」誠以肥肉厚酒。金齏玉膾。不特有傷物力。殊非衛生之道也。昔范堯夫及司馬温公。皆好客而家貧。相約食品不得過五。謂之『眞率會』（晉羊曼與孝固同時拜官。相餞供饌。而固待客尤精美。論者以固之豐腆。乃不如曼之率眞。司馬光之賸客。蓋本此也）洛中以爲勝事。此非節食之著例哉。至於今之提倡素食者。則以爲肉類含有毒質。不如蔬菜類之富滋養。且宰殺生物。亦非心之所安。言之殊有至理。吾聞俄人託爾斯泰。嘗指其腦外之菜圃以語其友曰。「此吾之藥籠也。百病皆能治之。」誠以蔬菜類含有鐵質。可以補血。果類含有果酸。可以助消化耳。誰謂素食之無益哉。

◉尋常外傷臨時救治法

昆寶

吾人偶以運動失愼。或因他項動作有意外之疏虞。致受外傷。除傷勢甚重。須延請醫生療治外。其輕微之傷損。亦不可不有臨時救治之常識。玆略述如左。

（一）治外傷第一要訣。卽在清潔。蓋防黴菌自傷口侵入內部也。故一經受傷。須立將清潔之水洗傷處。使傷口附近無他種汚垢之物。但如無清潔之水。則轉不如不洗爲宜。

（二）尋常家庭平時總宜備曾經藥水之棉消毒棉。遇受傷時。用清水洗後。卽將棉敷貼傷口。以防黴菌侵入。萬不可用不潔之布。向傷處揩抹。

（三）刀傷可用橡皮膏。非刀傷則不可用。橡皮以膏雖能粘合傷口。而內部仍然破裂。甚難凝結也。至尋常人往往「八一」。糖烟葉敷於傷口。實無益而有害。萬不可盲從輕試。

（四）傷口如血有凝結。勿輕將血疤除去。血如流不止。可緊紮血管之上端。阻其來路。自能有效。又血未止時。切不可飲酒及他種有刺激性之物。以其反增血流也。

（五）如被打擊致傷者。其傷處變腫。或呈白色。蓋爲血流不止之故。可用棉浸冷水。敷貼傷處。或更用火酒。加於棉上。使之蒸發。酒蒸則發增冷。冷則血管細胞緊縮。而流血可以減少。

（六）如被獸咬蛇咬。除瘋犬毒蛇咬傷。須請醫生用血清注射。或用他種藥治療外。尋常之傷。僅須用清水洗淨。更敷以消毒之棉。不久自能痊愈。愼勿輕舉妄動。將無用或且有害之藥物。敷於傷處。

內務部批准立案中西醫學研究會出版

中西醫學報

The International Medical Journal

Oktober 1927　Vol. IX No. 10.

九卷十號　十六年十月

The Medical Press Ltd.

121 Myburgh Road, Shanghai

中華郵政特准掛號認為新聞紙類

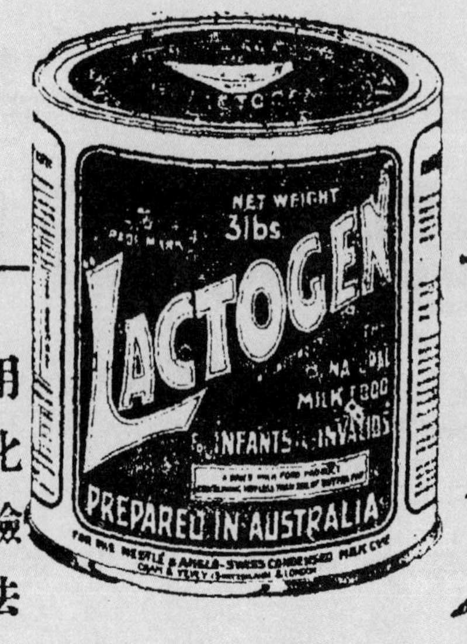

勒吐精代乳粉原料
完全乳質別無他物

勒吐精代乳粉乃純潔鮮牛奶用最新科學方法將水份取出而成粉形

將勒吐精代乳粉之原質及成分用化驗法分析之可以證明其原料內完全乳質別無他物

勒吐精代乳粉用六份半水冲調後與康健母乳相同而爲嬰孩代乳聖品

蟲嚙之新療法

丁錫康
Dr. S. K. Ting

昆蟲類嚙人後所發出之毒質。對于人體計有下列四種影響。(一)融血。(二)神經中毒。(三)刺激局部組織發生炎症。(四)全身受沉重或致命之休克 Shock.

(一)蚊蠅類之蟲嚙

昔時以爲蚊嚙後發生之毒質。乃其唾腺分泌之結果。經休亭氏研究。知其原因由一種酵素而起。此種酵素含于蚊食道囊中之酵細胞內。當蚊吸血時。此種細胞乘機而進創口。至蚊腹已飽而將飛去時。其大部分之細胞。又復自創口吸入食道內。在最近一二年間。美國有數起因蚊嚙中毒而死之報告。大約此類蚊蟲含酵細胞之外。又有劇烈之連鎖狀球菌。馬蠅之嚙。亦甚毒。至于對蚊蠅嚙之個人預防法。不外乎驅除出外。不使接近人類。如烟葉之烟霧。或以油類如 Citronella 徧塗皮膚。頗有效。凡外露之皮膚部份。可用下列之藥物塗之。

℞ Ol. Cedri 1 ½ dram
Ol. Cilronella 3 ½ dram
Spt. Camphorae ad. 1 ounce misce.

此外用魚肝油亦可應用。

蚊蠅嚙處。又可加以百分之一之1% Menthol 酒精溶液。或 1-20 Watery Carbolic lotion 或稀弱之阿母尼亞液。或 Hydrogen Peroxide 亦可。如有中毒之傾向。宜用熱硼砂水敷之。或以熱鹽水洗之。有時須用連鎖狀球菌血清。

(二)虱、蚤、臭蟲、之蟲嚙。

如欲預防蚤之蟲嚙。宜用 Oil of pennyroyal 或 Oil of brich tar 或 Oil of Lavender 塗皮膚上。或用 pyrethrum Menthol, 或 Camphor 之粉末。撒于韈內或衣服裏面。蚤蟲嚙處之刺激可用 1-20 carbolic acid lotion 或以下之油膏。

R. Acid Carbol. M X

Menthol gr V

Zinc oxide 1 dram

Adipem prep. ad. 1 ounce

R. Hyd. Auvno gr. X

Lig. picis carb. 1 dram

Ung. paraffin B.P. ad. 1 ounce

或加一滴以下之藥

Acid Carbol.
Spt. Vini Meth. } Partes aequales.

(三)蜂類之刺

蜂刺甚痛。有時頗危險。其危險之原因。或因被刺之位置。如舌喉間被刺發腫。阻止呼吸。以致氣窒身死。有時吾人食果類不愼。果中含一黃蜂。或致被刺。或因蜂刺發出之毒質偶然直接注入靜脈內。人乃中毒。

蜂刺之治法。首先除去其刺。惟不宜用鉗或手指拉出。因反壓擠毒囊而助許多毒質流入創口。其刺宜用刀鋒或長手指甲撥出。其局部創口用阿母尼亞溶液敷之。惟此液宜輕輕着濕皮膚。不可用之摩擦皮膚。因易擦去外皮也。用熱布敷患處。可以止痛。杜里乃氏謂用 1/6 gr. 之 Cocaine 溶于數滴之水內。再用手指擦入創口內。經一二小時後。再擦一次。大都即能完全治愈。潘格乃氏用 Aloes 之飽和酒精溶液敷之。對于黃蜂刺及蟲囓甚有效。如因蜂刺而發生急性虛脫症狀。(Collapse) 其治法與治平常之虛脫症相同。

按以上爲皮膚病專家洛克司醫士參考各種學說幷本其經驗而發表之作。

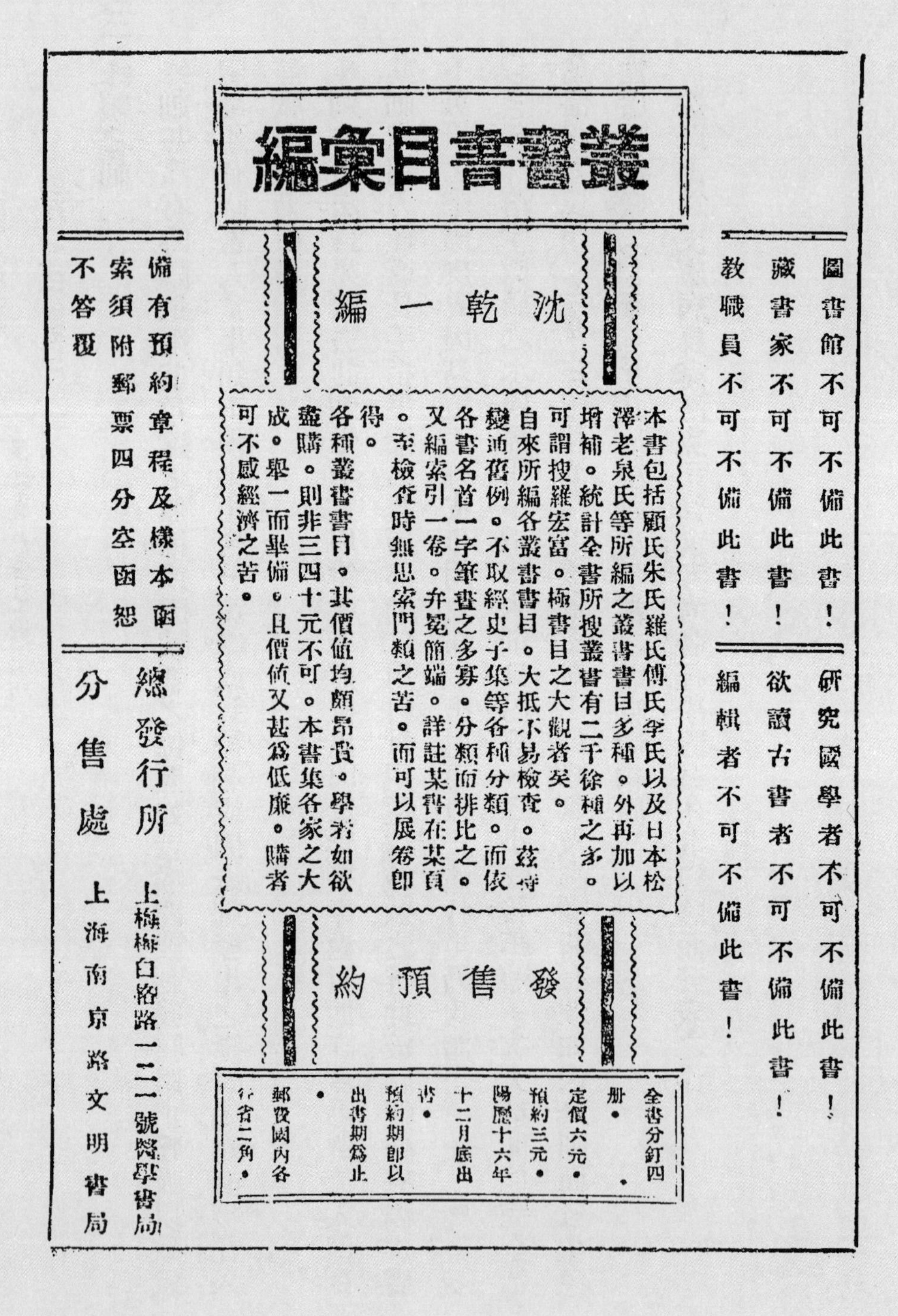
叢書書目彙編
沈乾一編
本書包括顧氏朱氏羅氏傅氏李氏以及日本松澤老泉氏等所編之叢書書目多種。外再加以增補。統計全書所搜叢書有二千餘種之多。可謂搜羅宏富。極書目之大觀者矣。自來所編各叢書書目。大抵不易檢查。茲特變通舊例。不取經史子集等各種分類。而依各書名首一字筆畫之多寡。分類而排比之。又編索引一卷。弁冕簡端。詳註某書在某頁。幸檢查時無思索門類之苦。而可以展卷即得。各種叢書書目。其價值均頗昂貴。學者如欲盡購。則非三四十元不可。本書集各家之大成。舉一而畢備。且價值又甚為低廉。購者可不感經濟之苦。
發售預約
全書分釘四冊。定價六元。預約三元。陽歷十六年十二月底出書。預約期即以出書期為止。郵費國內各省二角。
圖書館不可不備此書！
藏書家不可不備此書！
教職員不可不備此書！
研究國學者不可不備此書！
欲讀古書者不可不備此書！
編輯者不可不備此書！
備有預約章程及樣本函索須附郵票四分空函恕不答覆
總發行所　上海梅白格路一二一號醫學書局
分售處　上海南京路文明書局

气管枝喘息之季節的變動

王幾道 Dr. C. D. Huang

Uber Jahreszeitliche Schwankungen des Asthma bronchiale

Dr. Ernst Wilhman und Dr. Kernan Paal 原著

富有經驗之醫師。常有「疾病與季節的關係」之印象存於腦中。換言之。卽某病多發於一定季節之謂也。此種經驗。多散見於載籍。如腦卒中 (Kauffmann, Hanse), Tetanie (H'erard. Her, Barthez und Pilliet, Moro 等) 濕疹 (Moro). 如滲出性多型性紅斑。結節性紅斑。某種紫斑及帶狀匐行疹 (Bettmann) 與季節的變動有關是也。免疫過敏性 (Allergisen) 疾病。其症狀尤與季節有關。早已明瞭。據 Marai 觀察。用馬血清療治小兒結核。於夏季有過敏性現象。而秋冬二季則付缺如。Bayer 有藥品 (Pyramidon) 特異質之一例。經一年之觀察。確定其有週期的 (Periodisch) 變動。最後 Rusznyak 由實驗的過敏症 (Experimentalle Anaphlaxie). 證明某種與季節有關之週期性 (Periodizitat)。且謂在過敏性 Schock (Anaphylaktischer Schock) 時。血清之抗消化的有效價格 (Antitryptischer Titer)。僅於夏季增加。至气管枝喘息是否因季節而變動。尙無統計之報告。Moro 雖謂此病確與季節的變動有關。但同時聲明。此病在統計上是否春季爲最多。則難確定。因感冒及傳染病。如鼻閉塞及上气道加答兒等對於喘息發作。殊有關係也。此在小兒時代罹病者。容或有理。但在成人則鮮此等動機矣。

余等曾將臨床上之喘息患者病誌自 1911-1925 年。依其喘息發作之時令。按次排列。其「气管枝喘息」之診斷有疑義者。及對於發作期 (Anfallserie) 之開始。無可靠之陳述者。均未列入既往症雖足爲憑。但爲日已久。其事實難免有誤。故尤宜注意於最近之既往症也。

在上述限度之下。可得一百八十喘息患者。其中男性占一百二十八。女性占五十二。男性較女性幾多二倍有餘。故男性之喘息患者。似較女性爲多。但謂男性之數確較女性爲多。則又未必也。(Morawitz 已有證明)

茲按月序之統計。則二月至八月頻度不多。九月至十二月則著明增加。高點在十月十一月。而以一月爲最。此種情形。與病人之特發表示 (Spontane Auesserungen) 相符。在病床日誌中。常表示喘息發作於冬季。而性較惡。夏季爲危險之季節者。則至罕也。

上述之推察。祇適合於 Koln 區域。可不待言。故必有他處同樣之統計。範圍較廣。而後可得普遍的結果。但復有一問題。因時而起。卽與喘息眞相有關之現象。是否有同樣或類似之季節的變動也。于此首欲敘述者。爲濕疹及 Tetanie。

喘息發作與濕疹發疹。交互而來。爲已知之事實。兩者均屬於 Arthritismus。(按 Arthritismus 爲法國學者所假定之病名。凡遺傳性痛風素質及痛風患者。或其家屬發見之病。如糖尿病、肥胖病、喘息結石症、神經障礙、皮膚病等均屬之）Storm van Leeuwen 詢問一百五十喘息患者。其中七十五人。均於小兒期患特異之顏面濕疹。Moro 在私人診察。據病人之既往症。有 95% 喘息患者。在哺乳期曾患濕疹。同氏曾將二歲以下有定型濕疹之 202 小兒。依初次發疹之日期作一曲線。其結果在四月至九月間。曲線呈鞍樣下降。而在一月二月及三月達於最高點。若將濕疹曲線與喘息曲線相比較。則濕疹之四月至九月間之鞍樣下降。遠較喘息爲著。但就大體言之。則兩者均有同樣之趨勢。濕疹曲線之上升。首三月約在同高。而喘息曲線則祇在一月也。

他病之與喘息眞相有關者。爲 Tetanie. v.-Strumpell 氏已證明在喘息發作時之反射性聲門痙攣。Lederer 氏說明於急性 Tetanie 同時有顯著之 Spasmophilie 現象時。气管枝肌肉亦在痙攣狀態。而即稱之爲气管枝 Tetanie。H. Curschmann 及 Y. Bauer 曾記載气管枝喘息與定型 Tetanie 合併之一例。F. Bauer 對此種種觀察。作一總結。謂上皮小體 (Epithelkorperchen) 衰弱者。較上皮小體强壯者。早罹气管枝喘息云。

更藉 Moro 之力而有各季節 Tetanie 頻度之統計。此 Tetanie 曲線與濕疹曲線恰相符合。其最高點多在三月。

Moro 稱濕疹及 Tetanie 爲 Fruehlingsgipfel（春季峯意謂春季最多也。）然則气管枝喘息亦容有此類似之稱呼乎。吾人敢信在某種理想之下。亦可認爲同意。因 Moro 已聲明天然的生物學的 (Natur-ich, biologisch) 春季並非始自三月二十二日。實已自十二月二十二日開始觀察自然界之景況。此見實爲不謬。故吾人之喘息曲線。對于濕疹及 Tetanie 曲線向左移動者。或因前者在 Koln 後者在 Heidelberg 測度故也。

爲上述各病種種狀態之綱領者。爲植物性神經系統 (Vegetatives Nervensystem)。植物性神經系統之興奮性。在生物學的春季亢進。已屬明瞭。H. Freund 說明。兎在秋冬二季。直至四月。行食鹽水靜脉注射時。引起發熱。自五月至七月。則無反應。據 H. Freund, Moro 及 Kirsch 之檢查。食鹽水爲定型的交感神經同轉劑。(Typischsympathicotropes Mittel) 又小兒植物性神經系統之偶發性神經病。始于一月。而至四月。Feer 首作簡略之記載。更就他方言之。Krans 及 Zondek 二氏。經澈底的工作。而知植物性神經系統與酸鹽基度 (Saurebasenhaushalt) 有密切的關係。其興奮性 Behrendt 及 Hopmann 二氏。目爲物質代謝狀態之結果。迷走神經緊張者 (Vagotoniker) 之過度興奮性。乃表示組織中伊洪均勢。(Ionengleichgewicht) 之 Alkali 性的變動。因血液在晝間最短時之 Alkali 性反應較最長時爲甚。(H. Strant-meier-Schlagintwait) 故足爲迷走神經在生物學的春季有過度興奮性之理由也。

吾人所確定在一月達其極度之喘息發作之季節的變動。於此亦入光明之途。突在生物學的春季時。血液反應生理的向 Alkali 性方面移動。而爲發作之素因。在晝間最長之時。血液之酸性反應。比較的最强。則此素因卽消失。而發作亦比較的最少。至此見解。對於任何气管枝喘息。是否均可適合。則因此病有複雜的成因。無從報告也。

往昔之觀察有與此見解相合者。彼時以尿之酸度 (Urinaciditat) 與窒素係數 (NH_3-Koeffizienten) 爲物質代謝狀態之指針。常人之與喘息患者互相比較在五例中。見三例之物質代謝狀態向 Alkali 性方面移動。Behrendt 及 Hopmann 亦得類似之結果。以 Cholin 行靜脉注射。則喘息患者之物質代謝狀態向 Alkali 性方面移動。Cacls 靜脉注射後物質代謝狀態向酸性方面移動。且有一喘息患者。在 Cholin 注射後。當有一次發作。若於注射 Cholin 之前先行 Cacls 靜脉注射。則不復發作。故吾人嘗于此時。假定生體物質代謝狀態向 Alkali 性方面移動。對于喘息發作之出現甚有關係也。至發作之際。因酸素缺乏之故。血液之酸性反應較常時爲强 (Morawitz) 乃自然之理也。

吾人所述之推察。或于決定气管枝喘息之气侯療法有重要的意義。高山之區鮮見喘息。爲往昔所已知。Turban 謂自 1500-1800 米之高幾無喘息發現。60%之喘息患者。一涉其境。其病若失。25%在到後之短時間中頓見輕快。據 Straub, Meier, Schlagintweit 三氏之檢查。在1740米之高居留三日後。血液反應輕度向酸性方面移動。此機轉與喘息發作停止甚有意義也。

吾人推想之目的。非欲反對其他學者之學說。不過補充之而已。試舉 Stom von Seenwan 新近之見解爲代表。氏謂氣管枝喘息素因之最重要分子。爲皮膚及粘膜或其他體細胞之通過性 (Permeabilitat) 或損傷性 (Vulnerabilitat) 及感覺性 (Empfindlichkeit) 之增加。此與吾人之見解一致。細胞與組織之通過性與周圍事物有關。乃共知之要件。至關於皮膚者。Fecke 已特有證明。且似已實驗。謂 Alkali 性反應。使毒素易被吸收。而入細胞。酸性者則反是云。

家畜傳染病之預防法

王承烈
Dr. C. L. Wang

家畜傳染病者。乃疾病之傳自家畜之謂也。例如肝包蟲腫之傳自犬類。脾脫疽之傳自牛羊等是。夫飼養家畜非僅農家事。卽一般人家。亦多爲之。因其用甚大。或充肉食。或供乳飲。或給人皮毛。或替人工作。因此與吾人接觸既頻。而傳染自易。故此類病症。在人類固似稀少。然由家畜傳染而患之者。實屬不鮮。況其豫後。殆皆不良。一經罹病。醫治爲難。重者輒危及生命。竊怪一般接近家畜者。雖朝夕與伍。不知警惕。而間接與之接觸者。更無論矣。考其故。良由於不明此等傳染病之來源。與乎病菌之猛毒。有能致人於死地者。余意國人每年死於是等家畜傳染病者。爲數定屬可驚。特以不究病原。及無統計。以明人耳目耳。

先哲有言。君子不治已病而治未病。蓋言治病。莫善於預防也。今此種傳染病既爲難治之症。則預防之道。尤當格外注意。自不待言。茲將各病之預防法。條列於後。以爲一般間接或直接與家畜接觸者告。

(一)肝包蟲腫 Echinococcus hepatis。包蟲亦有見於別種臟器。但以肝臟爲最多。其病原爲有鈎條蟲 Taenia echinococcus。由犬傳染。故與犬接近者。如常與接吻。或被舌舔。或手觸口腔等。每多患之。此條蟲之卵。一旦自口入胃。卽變胎蟲。被胃壁吸收而入血液。乃由門脉以達肝臟。在肝臟中。結爲水胞。漸次發育可大於人頭。此胞亦能化膿及潰壞。穿孔於隣近器官。最危險者。爲穿入靜脉或腹腔。則卽起敗血膿毒症或腹膜炎而斃。

預防法

(一)有鈎條蟲。常生活於犬腸中。故宜時用驅蟲劑如 Kossobluethen, Extractum filicis 飼犬。以滅病原。

(二)與犬接吻惡習。務宜痛改。因患犬口內。每有蟲卵之存在。

(三)毋使小兒等接近犬類。

(四)倘偶爾接觸。立卽用水洗滌。(消毒更妙。)

(五)不潔菜類。或有患犬排泄物附着。宜禁食。

(六)課犬稅以減犬數。

(十)脾脫疽 Milzbrand 病原爲脾脫疽菌 Milzbrandbacillen。家畜中如牛綿羊及猪等患之甚多。傳及人類。約有三途。(一)患獸之皮毛。常附着本菌。如與皮膚接觸。卽被侵入而生癰疽。(二)當整理獸毛時。本菌能依附塵埃。飛揚空中。吾人吸之入肺。遂起猛烈之胸膜炎及肺炎。二三日間卽可致死。(三)食烹煑未熟之病獸肉而生極重之胃加答兒。數日內亦能斃命。

預防法

(一)消滅獸病。爲本症預防法第一要義。卽用獸醫依沙氏 Soberuheim 法。將脾脫疽菌血淸與脾脫疽菌人工漿苗同時接種。以為預防甚著靈效。

(二)罹病而死之家畜。如經獸醫確切診斷為脾脫疽後。宜立卽火毀。以杜蔓延。不宜珍惜。仍供皮料或食品之用。

(三)烹飪未熟之肉類。一概摒棄勿食。

(三)鼻疽 Rotz 病原為鼻疽桿菌 Rotzbacillen 患者大都傳自馬及驢騾等。此種患獸之鼻中生有鼻疽潰瘍。其分泌液當吾人與之接觸時。可直接潛入受創之皮膚內。(按此種小創。常為目力所不能視及者)或此分泌液乾燥後。本菌飛散空際。由呼吸而入鼻黏膜。卒被傳染。患者始而惡寒高熱。繼發化膿性潰瘍於鼻腔或皮膚等處。此潰瘍並不永留局部。但常蔓延全身。卽內臟亦多被侵及者。大概兩週至三週後。因重性之肺病而死。

本症之預防法。首在消極的根除病獸。以達避免人類被染為目的。按一般人與驢馬等獸之接觸機會。似較他畜為少。故鮮累及。而最有傳染危險者。祇少數馬夫驢夫騎兵御者而已。

(一)如病獸無法醫救。且易傳染隣近人畜時。宜將其從早處死。並嚴密消毒畜舍。

(二)如病獸經獸醫診斷後。認為有治癒之可能者。則立將該獸置另廄。以隔絕之。不使其與鄰近人畜接觸。

(三)看護人在病獸畜舍中工作時間。務宜盡量短促。

(四)每與病獸接觸一次。卽將手面嚴行消毒。

(五)畜舍一切器具每用一次。必須熱煮一次。

(四)瘋犬病 (Wutkrankheit)。此病由瘋犬咬嚙而起。其病原微生物至今未明。但知其爲一種毒素。瘋犬之中樞神經系、唾液、乳汁內含之最多。被咬者暫時並無症狀。迨經四週至二月間之潛伏期。始行發現。在潛伏期內如速施巴斯德氏 (Pasteur) 預防接種。尚可挽救。否則症狀既現。便無生望。症狀約分三期。(一)前驅期、患者體溫上升、被咬之處呈灼痛蟻養等感覺神經錯亂。(二)奮興期症狀增劇。現高熱、脈速、流涎、音啞諸症。(三)痲痺期此時患者以呼吸筋及嚥下筋痙攣之故。致飲食不進、呼吸痲痺而死。

預防法

(一)重徵犬稅以減犬數。

(二)設法抑制野犬之繁殖。

(三)凡豢養之犬。必須戴口套。

(四)犬有本症嫌疑者。應繫以特別標誌促人注意。

(五)如一地發現瘋犬。卽將該處附近周圍五六里以內之犬。悉行錮禁三月。

(六)確患本症之犬。及被咬獸類如牛馬等。應立卽處死。

(七)如有被咬之疑。立將咬處之肉割去。

(五)放線狀菌病 (Strahlenpilz krankheit)。病原於一八七七年始經斷定爲牛體放線狀菌 (Aktinomyces bovis)。是病牛類患之最多。人類及其他家畜如馬豬等。亦能沾染。本菌大概存在草類五穀之上。及病獸肉內。其傳染途徑。一、由於是項穀類芒刺纖毛接觸損傷之口腔或咽頭粘膜、蛀齒、而竄入體內。由此輾轉侵入頸部胸壁、後縱隔洞等處。二、本菌由口腔呼吸而達肺臟。三、生食含有本菌之獸肉。致腸管被染。其症候視侵入門徑、病灶部位之不同而各異。其狀至一般病狀。大都局部先起浸潤、充血。漸次化膿。以至膿腸。或形成瘻管。開口於皮膚。以漏膿液。其在舌頸部。每因運動艱難。殊感不便。在小腸部因腸節固定而起不快之感。此外多數熱度增高。或發頑固性弛張熱。如失於療治。則延綿數月之後。體力消耗。呈高度羸瘦、貧血、惡液性浮腫。終至內臟變壞而死。

預防法

(一)凡從事五穀以及刈草者。應竭力保持口齒之清潔與健康。庶本菌不易侵入。

(二)勿食病獸之肉。

(六)家畜口足病 (Maul-und Klauenseuche)。本病爲牛羊豬等家畜著名之傳染病。病原菌至今尚未確知。家畜患病後。其口腔鼻腔蹄爪縫際。以及乳房等處。發生多數囊胞。人類傳染。卽由飲用未經煮沸之病獸鮮乳。或乳之產物而來。其症狀爲發熱、全身違和。繼而口腔內粘膜發炎。同時齒齦、舌上顎等處。現發靈視形之小囊胞。此胞未幾破裂。變成潰瘍。本病經過約計數週。豫後在成人雖屬佳良。然在小兒因舌與齒齦腫脹。嚥下疼痛且困難。又起下痢。致營養不良。體力虛脫。遂易死亡。又指甲裂痕。常爲本病侵入皮膚一捷徑。其症狀與口腔情形相彷。茲不贅述。

豫防法

(一)嚴禁應用病獸之乳。

(二)獸疫流行時。如應用之乳。不能完全無疑不由疫地產出。務令小兒勿飲生乳。或未煮沸之乳。

(三)牧者每與病獸接觸後。務須用消毒藥水浣手一次。以免皮膚傳染。

按近日報載。北京母牛現在發現此病。使館界內行政委員。特發通告。並稱某某西人亦經染。及務希居民對於日用牛乳。有煮沸之絕對需要云云。此病京中既已發現。難免不蔓延至京外各處。特誌於此。甚望各地衞生當局。及飼養家畜者注意及之。

砒及燐中毒

王岡
Dr K. Wang

砒中毒

(一)砒之形狀。　砒爲結晶狀之細粉末。亦有製爲白色小塊者。其外不透明。內則透明如玻璃狀。

(二)症狀。　於中毒後立卽嘔吐泄瀉。糞如米汁。尿中含多量蛋白質與血液。腹部作劇痛。繼而兩腿痲痺。面色變青。頭部暈眩。終則心臟衰弱。卒倒。人事不省。是卽急性中毒也。急性中毒於數小時內卽斃命。間亦有毒性發作較輕而能延長生命三日以至兩星期之久者。

慢性中毒。轉自急性。或常服少量砒素藥劑有以致之。其症狀亦較爲複雜。肝臟脹大。唯少嘔吐與泄瀉。此外如牙肉現棕褐色之邊緣。與含欲嘔之惡味。繼發眼結膜炎。氣管支炎。身體瘦削。頭髮脫落。皮膚上之紅斑與濕疹。以及劇烈的關節疼痛。神經炎。神經痛等症。均爲慢性中毒之特徵

(三)療法。　對於急性者。作長時間胃部洗滌。或以手指搔患者咽部。促其嘔吐。並與以蓖麻子油 (Rizinusoel) 牛奶及蛋白液質服之。

對於慢性療法。首先應除去中毒原因。如窗帷被褥及衣服等含有砒素者。均宜除去。作工於砒石廠中者。宜易以他種職業。藥劑療法。可用碘化鉀 (Kalium Jodatum) 關節劇痛者。治以嗎啡。

燐中毒

（一）燐之形狀。燐爲蠟狀之小塊。有特有之氣味。分黃赤二種。赤燐無甚傷害。亦不易燃燒。黃燐易燃燒。而有劇毒。二者不易溶解於水中。而易溶解於酒精脂肪及油液之中。服黃燐 0,05 至 0,15 之量。或吞黃燐所製之火柴五十根至百根。卽能致吾人於死命。

（二）症狀。急性症狀。若於空腹時而服多量之燐。在數小時內。立卽畢命。其初胃部燒灼而發劇痛。繼發噎而嘔吐。噎時有葱蒜之氣味。如在暗中嘔吐時。並能見閃灼之光輝。較輕症狀。在二日至五日後。必發黃疸症。肝臟初時腫脹。繼而縮小。並有嘔吐泄瀉之徵。吐時帶血。尿中亦含有多量之血液。及後全身發熱。脈搏遲緩。心臟衰弱。人事不省。約五日至八日而死亡。

慢性症狀在火柴廠中製造火柴之工人。易中慢性症候。中毒後。顎骨齒槽突起處發骨膜炎。此外如下顎骨壞疽與胃加答兒。均繼續而發。

（三）療法。急性者。可用（0,1% Kaliam Permanganicum.）或極稀之硫酸銅液。洗滌胃部。若要求其簡便。卽用多量淸水。作長時間胃部洗滌。亦有効驗。藥劑療法。內服重炭酸鈉。（Natrinm bicarbonicum）外用樟腦注射。蓖麻子油。脂肪。牛奶等。須絕對禁止。不宜與病者服食。

慢性療法。如火柴廠中之工人。須易換其職業。再依其所發各症。就醫分別治之。

嬰兒飼養之研究

Prof. Knoepfelmacher 著　友栩譯

嬰兒之能生長也。必賴有充分滋養料之供給。以備新陳代謝之用。而達發育之目的。滋養料維何。卽蛋白質、脂肪質、澱粉質、水鹽類是也。鹽類中有所謂補充物名生活素 Vitamine 者。屬於絕對不可缺少之類。人乳中兼而有之。故爲小兒之天然飼養品。

成人之營養法。須合乎機力之原則。小兒亦何獨不然。是以所給食品中。能生出之機力。 Energie 必與其身體中所蓄積及使用之工作力。適相符合而後可。今就小兒必需食量。與其體重比較而觀。則依 Heubnec 之計算。每重一啓羅。在初生三個月中。每日須給與能生一百大熱力 Grosse Kalorien 之食物。六個月內。祇須九十大熱力。九月以至一歲。六十至八十卽足矣。然亦不可一概論。應隨各人變態及飼養方法以爲轉移。故用代乳法飼養者。至少須給一百至一百二十大熱力。以上早產小兒更當增爲百五十至二百大熱力。發育停滯者亦如之。

Pieguet 氏之飼養統系。亦本於機力原則。但祇限於健康之小兒。其法以一克 (Gramm) 乳爲一單位 = Nem。卽能生〇・六七大熱力。然食物量之出入。不隨體重。而以坐高 Sitzhoehe (卽由頭至坐位平面之直徑) 爲度。體重與高度。在標準原人。有一定之比例。卽 $\sqrt[3]{10}$體重 = 坐高。或坐高 $^{3}=10$ 體重。坐高之自乘方。大致與全腸之面積相等。而此面積又適與吸收食物之量平行。成人之腸面積。每平方糎(Cm)最大吸收量爲一單位。最小量爲三分之一。最良度爲〇・四至〇・七單位。小兒吸收量之最良度適爲半個單位。大致以〇・三供保持之用。〇・二備發育之需。年齡漸長。運動較多。吸收量之最良度。當然隨之而增。至其計算法。甚爲簡單。祇將所量得之坐高自乘之。於四月至五月之嬰兒。每平方糎給與半單位。漸長增爲〇七單位。健康小兒初生時之平均坐高爲三十二糎。自乘方爲千〇念四。故最良度吸收量爲五百十二個單位。至第四月。坐高爲三十八，故吸收量增至七百二十單位。以此類推。

人乳爲天然飼養品。前既言之矣。尤相宜者。則莫如由其本生母自行飼喂。但遇其母病肺癆、癌、心腎臟各病。以及神經系病。嚴重之貧血病。則當禁止，產褥期中。曾患急病如傳染病敗血病者。更不相宜。卽就乳房一部而言。如患乳房炎。乳腺發育不全。乳頭空軟者。亦勢有所不能。前者非經醫生治療不可。乳頭空軟者。可於姙娠之八九月中時。以酒精合百分五之 Tannin 液洗滌乳頭。並以吸乳機試吸之。庶無窒塞之虞。及其飼喂時。則當多進液體食料。如牛乳肉羹與乎易於消化者。要以不大反乎尋常嗜食之物爲是。若夫大便均勻。運動適宜。更屬不可忽略者也。

小兒生下之第一日。進加糖之清茶數匙。第二日起喂乳。每三鐘一次。稍長每日五次。進食時間須有一定。庶足以養成一種守秩序之天性。Schick 氏謂於第一星期內。以牛乳人乳加百分十七糖質合而喂之。則可免此週內體重減輕之現象。每次給與之量。以適合小兒之需要爲度。大致每日五百克。自第二星期起。必須有充分熱力之供給。乳量至少須在六百克左右。倘母乳不足。必以副品補充之。降及第二月第三月以至第五月。乳量亦由八百克九百克增至千克。(=1Liter) 第六月起。參以副品。如牛肉汁和米粉或燕麥粉之類。自此以後。每日乳量卽無一定。大致每次在百五十克至二百克之間。迨滿一歲。卽可以麥糊十五克至二十五克和牛肉汁二百克爲每餐之資料矣。在九月左右。尚可用麥麵一咖啡匙和二百克牛奶。加糖鹽少許。烹而飼之。以增加澱粉質之供給量。或且直用牛奶以代人乳。始而加水一半。以稀薄之。繼則減爲三分一之水。漸次以至全用牛奶。若遇强壯之母。而奶不足者。則小兒雖壯健無病。然每星期之體重增加量不足法定數。(卽在初生四月中。每星期之體重增加量不足百克)是時不必遽行隔奶。當施行二乳飼養法。其一計算此兒實際所吸之量。與其應須之量相差若干。卽以能生若干熱力之牛奶補充之。其二將進奶時間之距離延長。使其每次分泌之乳量加多。再用牛奶償此減少之喂奶次數。或於五次人奶中。給以一次牛奶。或於四次人奶中。參以二次牛奶。見機而行。無一定也。所宜注意者。卽此補充之牛奶。當於第三次或第五次進食時給之。蓋乳房得此相當之修養時間。斯分泌量有相當之增加也。此外欲使乳量增加。尚可覓其他善於吸吮之小兒。於喂奶後使之吸吮。或利用 Jaschke 氏喞筒亦可。若施以民間常用之乳汁增進劑。如葱汁葛縷汁啤酒等。未見其有大效也。較好者。當推 Lactagol, Somatose。

若本生母之奶。無法可以增加。而又不欲違反人奶爲天然養料之原則。則惟有請奶母之一法。選擇奶母。當注意於體格健壯。乳汁豐富。乳頭突起。諸問題。幷於飼喂之先須用 Wassarmann 法。試驗奶母究有梅毒否。最好覓分娩後不過二月左右者。以久經飼喂之奶母。其乳汁中所含之蛋白質。確較減少。故也。檢查奶母之小兒。亦爲有益之舉。蓋前所飼者。既强壯無病。則今之成績自必良好。而且與患梅毒之小兒相宜之乳母。亦惟有曾患梅毒者。或曾經生育梅毒小兒者而已。

◉乳母食品之宜忌

鈞大

乳兒之營養。全仰給於乳母。故乳母之營養。卽間接爲小兒之食物。不可不愼也。略言之。則有數端如下。

一、宜食菜蔬。 須取其清潔而含有滋養料者。

二、宜食豆汁。 豆汁易於生乳。而色白味潔。最合乳兒之營養。

三、宜食鷄蛋牛乳。 須取其鮮潔而曾經化驗者。

四、宜食魚肉。 須取其煮熟而甘鹹適宜者。

五、宜食果實。 須取其時新者而略嘗之。以合乎時令節氣也。上述不過大略。而又有必須禁忌者在。

一、禁忌辛辣酸苦之味。 以其有能變乳味之害也。

二、禁忌脂肪過多之物。 以脂肪所變之乳。易使小兒消化不良也。

三、禁忌分泌結塞。 每日能大便一次最好。否則宜食痺麻油以使其通暢。

四、禁忌心境鬱怒。 心境與乳有密切關係。苟乳母多憂鬱或躁怒者。影響小兒體質不少。

五、禁忌衛生惡劣。 西婦多五日沐浴一次。又一月中必連服蜜燐一星期。皆所以注重衛生也。

總之。乳母營養。有關乳兒。不可不加愼也。乃我國乳母。無論其爲自身。爲雇傭。但求乳多而止。苟少乳。或停乳。亦祇以加增營養爲事。不問其合宜與否。於是乎忌者不知禁。宜者不知食。此大誤也。故不嫌其爲尋常事而縷陳之。

醫學碎金錄

◉痢疾及治療法

曾立羣
Dr. L. C. Chen

痢疾亦稱下積。疑因腸有積滯故名。實誤。共有兩種。以其病原之不同而別焉。曰阿米巴痢。曰桿菌痢。症狀類似。患者腹痛下達。便意頻催。急忙如廁而苦不爽。所謂裏急後重是也。日數次。或數十次。初下者猶糞。繼復漸少。或僅痰涕式粘液少許。或附以血液。習俗遂視其混和與否。察其色而別之。曰赤痢。曰白痢。病久。舌乾口渴。聲音嘶啞。胃口呆滯。精神疲憊。甚者寒熱併作。危及生命。幸而稍痊。未盡全愈。則年年復發。成慢性痢焉。

試取患痢者之大便。置顯微鏡下觀察之。當見一種微生物。或靜止蟄伏成圓球狀。或展其軀體。蜿延前進。是單細胞之下等動物阿米巴也。苟指觸患痢者之大便。未洗手而卽以治食。或蠅蚋自廁間飛來翔集食品上。此微生物乃附食物而入腸胃。遂因致痢。其前進運動甚活潑。能穿越腸膜。循血管游行。踰門脈。入肝臟。聚積處遂成膿瘍甚患慢性痢者所易得而極可怕之併發症也。

桿菌痢同能傳染非東亞所常見不復贅。

痢疾新得。亟宜根本治療。毋成慢性。初起可用瀉劑。繼服對症之藥。病症較重者，須用灌腸及注射。灌腸者。用藥液自肛門內注。俾直達腸之病處。見效早而確實。液量既多。溢出肛門。乃使附着腸壁之粘液游離。挾以俱下。以是病痛輕減。早得痊愈。洵最佳之法也。

耳之衛生談

張伯玉
Dr. P. N. Dschang

耳之於人身。猶軍隊之有偵騎。偵騎神速。則軍隊調遣敏捷。偵騎遲滯。則軍隊分佈乖拙。此偵騎在軍隊中。能居為首部。而為軍事家所許為軍中之耳者。正在此也。然耳之於人身。猶貴乎偵騎之於軍隊。蓋偵騎之滯捷。祗可關於戰鬬。耳之良否。確關乎終身。是故講求衛生者。莫不首重聽覺。茲將關於聽覺器官所應注意者數端。摘要列之於後。以告閱者諸君子。

(一)薙髮時旋剃外耳道口。當極注意其旋刀曾否消毒。

(二)若聽道口閉塞。起重聽耳鳴疼痛諸病時。切不可以堅利之器挖取耳屑。因一不慎。最易傷及耳膜。輕則聽道發炎。重則致聾。如至必要時。可灌以甘油少許。或以微溫之水射入洗滌。為最良。

(三)鼻腔加答兒。與扁桃腺腫。足能使歐氏管閉塞。致起耳鳴重聽等症。當常以暖空氣或蒸氣射入之。

(四)寒氣侵入聽道。而使鼓膜等有起急性炎之慮。然亦有從慢性而漸轉入急性者。因其最易於倏忽之間陷耳於聾。故每當隆冬。或烈風飄蕩之際。旅行者。最宜以棉花充塞耳道。

（五）冷水侵入耳內。亦甚有害。是故每於游泳時。亦當塞耳。

（六）世有庸醫。往往於治牙疼症時。亦注藥劑耳內。此萬不可。

（七）昆蟲入內。可先注入油液少許。使其絕息。然後以射水器輕射溫水入內。以沖出之。但耳宜俯向下方。

（八）猛烈或驟高驟低之音響。宜避之。爲愈因驟强之音。最易鼓動聲浪。衝傷鼓膜。卽應聽强度音響之職業。例如砲兵礦工等。及時除以棉花塞耳外。最宜開口以平均鼓膜內外之氣壓。方不損及聽機。

妙婉洒爾佛散 Myo-Salvarsan

天德

向來洒爾佛散 Neosalvarsan 製劑。只可行靜脈注射。如其注射於肌肉之內。則必引起非常之腫痛。及周圍浸漬潰爛等患。但靜脈注射。究不及肌肉內注射之簡便。故雖靜脈注射之法。已通行有效。而有時仍覺有另得一種洒爾佛散製劑。以供肌肉或皮下注射之必需。最近六〇六發明者艾利氏之大弟子喬治施帕愛研究院院長考來教授 Prof. Kolle 竟告成功。能造成可供肌肉內注射之洒爾佛散製劑。其名爲『妙婉洒爾佛散 Myo-Salvarsan』注射肌肉中。絲毫不起腫痛現象。眞極有興味之新發明也。

據考來 Prof Dr. Kolle 敎授在德國醫學周報所報告云。此種能在肌肉內注射無痛之洒爾佛散。係蟻醛及硫劑作用之洒爾佛散。其化學名爲 Formaldehyb-Sulfit-Salvarsan。其殺螺旋菌之功力完全與新洒爾佛散相同。其見功之神速亦相等。注射於肌肉內後。既毫無痛楚。又攝收甚速。實洒爾佛散製劑中最簡便之品云。

『妙婉洒爾佛散』發明以後。曾經德國法郎府赫克海滿花柳病院。Herxheimer'sche Klinik in Frankfurt a. M. 試之於多數梅毒病人。皆收極良好之效果。從此治梅毒之醫家。又增一簡便之利器矣。

撲瘧母星 Plasmochin

天德

『撲瘧母星』者。人工之改良金鷄納霜也。取天然靈劑之化學構造式。而研究之離散之改製之。使成人工完全無憾之良劑。此乃化學上及藥理學上之無上進步。而近來新藥發明之基礎也。

此種精深之化學人工合成及人工改良。不獨洩盡造化之神奇。兼欲巧奪造化之秘藏。故其成功爲最難。譬如『撲瘧母星』之成功。乃本世紀之第一大發明。非偶然也。蓋皆從數十年之規寧的科學研究而終得其神秘者也。

向來化學家皆以規寧爲兩個希奴林 Chinolin 圈組成。殊不知規寧實由一個炭烷氫化希奴林核與 Chinuclidin 根基相結合而成。Chinuclidin 根基構造極複雜。除含氫氧基外。更含一强鹻性而與一脂肪族連接之氰素。

由此基礎進而研究。始能知規寧 Quinin 副作用。及其有害質體之所在。而人工合成之同質異形體。始有所標準。此即震驚全球人工治瘧劑『撲瘧母星』之所由發明也。

撲瘧母星治一切瘧疾之功效。皆過於規寧遠甚。凡屢服規寧而不愈。或屢次反復之瘧疾。無論其爲間日瘧。日日瘧。或三陰瘧。皆可包治斷根。可逐日用顯微鏡驗血以考察其功力。尤能治黑水熱及殺瘧癘半月形之幼蟲。誠妙藥也醫學家皆歎爲此種發明之偉大殊不在六〇六之下云。

產褥熱應用 Mercurocurom 療法　　三昌

產褥熱之治療。據歐司殺拔爾氏之說用 Mercurocurom 頗能著效。氏於產褥熱丹毒合併症之十四例行各種治療無效而終者改用本法治之。失敗者僅一例其中有數例隔數日僅行三回注射而得全治。連鎖球菌中有破壞血球及不破壞血球者兩種。壞血球者則不甚奏效。注射時用一%溶液體重一基羅者用藥爲 3.5 mg. 之比例。行靜脈內注射可也氏並謂曾用本藥應用於患淋疾者亦得良效云。

述 Cardiazol　　三昌

畢貝氏云心臟機能障害。急性慢性循環器障害。心筋肺炎中毒等。大多數使用 Cardiazol 後。經過長時日後觀察之確有卓效。其法概爲注射。或給以藥片。普通均行皮下注射。於急要時可靜脈注射。如爲久用。則一日行三次。每次一筒。（一•一cc含有〇•一格）急性時每兩小時。注射一筒。注射時完全無痛。僅有一過性之局部熱感而已。如屢行反覆注射時。亦不見浸潤膿胞之形成。行內服時。不起胃部之障礙。即重症鬱血性胃炎時。亦無須顧慮再於持續使用時並不起蓄積作用。心臟或中樞神經並無有害作用。卒中萎縮腎等症。可立見快愈。若於虛脫之時用之。脈搏立即緊張而徐緩。血壓亦歸正狀。呼吸深大。全身狀態轉佳。若於心臟機關起障礙時用之。因此脈搏之緊張增加充實。呼吸安靜而深長二三次注射後。可使患者之呼吸困難似已全治。患重症循環器障害時。對於血壓低下者。用此後卽可恢復。大多數用 Cardiazol 後可增長毛地黃劑之作用。因此比較的能早日調整其調節機能。其後單用 Cardiazol 對於肺炎症。則全身症狀轉佳。能調整循環器。呼吸深大。減少呼吸困難。使痰容易吐出。其他體內性或體外性之中毒。糖尿病性之昏睡時。用此後意識卽速明瞭。此卽 Cardiazol 爲安全確實之强心劑。並極有效。注射時無痛無副作用。吸收迅速。對於呼吸並心臟均得良好之結果。Cardiazol 之化學名稱爲 Pentamethylentrazol 云。

梅毒之夜間頭痛病源　三昌

蒲族阿奴云。於第二期之梅毒。覺有夜間頭痛。此因迷走交感神經系統之緊張減少所致。氏曾實驗十例。並能確證其說。此因鉀及鈉伊洪之減少。血液及腦脊髓液之鹼性被稀釋。交感神經緊張亦因是減弱。患有夜間頭痛之梅毒者。卽用鈣治之。其法用乳酸鈣四至六格。有時須用至八格。續用十日。頭痛可卽停止。三四日後植物性神經之緊張恢復正狀。其後可再繼續使用鈣之大量。鈣劑本必須與治梅毒法同時施行。故用鉀碘可使梅毒性頭痛得良效者。卽謂因鉀之作用而使植物性神經回復緊張亦可。

注射器之消毒　三昌

吾人使用注射器時。恆用酒精消毒。雖亦有用石炭酸者。然多數用酒精洗注射器後。卽吸引藥液而行注射。然用酒精消毒施之於手之消毒則可。行之於機械類之消毒。不能稱爲完全。機械類之消毒宜用石炭酸 Lysol 昇汞等溶液爲佳。蒲靈宜格教授等謂有因酒精消毒不完全而起瓦斯壞疽。因是而斃之實例。故注射器及其他機械消毒時。宜禁用酒精。如於不能行煮沸消毒時。宜用石炭酸或 Lysol。致授並云凡注射藥液於大腿部位易起傳染。甚者起瓦斯壞疽。故不論注射食鹽水或其他藥液。必須擇胸部或臂部腕部等處行之。

Influenza 自己血液療法　三昌

流行性感冒 (Influenza) 用自己血液注射。非常有效。路頭伊希氏曾述其法如次。先自患者之靜脈內取血液一〇cc即行筋肉內注射。其後再取一〇cc行同樣之注射。如此可即見效果。患者之意興轉佳。頭痛亦止而食慾遂起。經過極佳。路氏所治療之六十四例中。用藥物的療法之患者中三十五例三日。十八例十六日以內。八例十二日以內。八例十六日以內而下熱。用自己血液注射之十八例中。二例於十二時間以內下熱。六例於一日內下熱。二例注射後即時下熱。於此可知自己血液療法之優於藥物療法矣。故路氏頗賞用本法也。

簡單確實之凍瘡療法　三昌

凍瘡之療法。司打因美氏謂用 Chloraethyl 噴霧方法極佳。其法即與外科局部冷却麻醉所行者相同。Chloraethyl 噴於凍瘡部分。即不堪奇癢之凍瘡。行一回治療即愈。如反覆使用。可完全治癒。本法最爲簡單清潔。且便利而效果極著。故著者頗推獎之。本噴霧之有效。因冷却後而起反動。遂成深甚之充血。並可繼續極長云。

絞心症之病因及治療　孫粹仔

絞心症 (Angina Pectoris) 之起。非常痛苦。感覺銳敏。胸骨緊張。局部之痛感過敏。於診斷上非常重要。屬於症候者。有多少顯著的憂鬱感。甚爲死悶。固有的呼吸迫促。並非屬於眞性絞心症。蓋在病危之時猶能深呼吸也。在多數情形。小支氣管合併症。其痛從胸部展至左臂。或至尺骨側。有時亦至胃部。或兩肩之間。痛感如此劇烈。酷似胃潰瘍穿孔。或膽石疝也。

病之主因。乃冠動脈之硬化。冠狀動脈梅毒。及冠狀動脈血管。器質的疾病。急性心囊炎等。鮮有惹起眞性絞心症者。其大多數爲白喉後心肌炎之結果。至如他種傳染病後之心肌炎。則罕見本症。吾人時見有與本症相似之苦悶。迨診察心臟。則毫無變化。如肥胖者之心臟。高壓。臟躁症。及各種精神病人。此種精神病。便能時時惹起純粹之神經性絞心症也。但絞心症之原因。並非簡單。所謂冠狀動脈痙攣爲其原因者。決非僅由身體肥滿。心囊炎。心肌炎而起也。血管擴張。及因此而起血之輸入缺乏。亦爲其病原。血管痙攣。決非常爲初期現象。而硬化亦非其結果。多數學者。謂本症乃大動脈病之結果。則未敢贊同。

治療本症。宜用鎮靜劑。嗎啡僅在極危急情形內。以微量用之。且可以 (Dionin Narkophin) 代之。輕症可置熱布於胸。除鎮靜劑外。可用强心劑。就中當推樟腦 (Theominal) 及 Luminal 與 (Theobromin) 之合劑。以治此病。頗爲適宜。亞硝酸鹽於病劇時。毫無功用。在心臟閉鎖不全症時。可用實芰答利斯治之。血管擴張劑中。以 (Theominal) 及 (Theominal) 爲最。梅毒性絞心症。可用六〇六治療。硝酸甘油溶於酒精內。可治其初發者。 (Erythroltetranitrat) 稍有持續作用。

增進健康的玻璃

開朗

玻璃窗上陽光可以直接透入。這是人人所知道的。可是映入的光綫。其中有一部份。因受了玻璃的阻隔。實在不能完全透過呢。這種不能透過的光綫。科學家科做紫烈光綫 (Ultta-Violet Ray) 對於動植物之生長。實在極關重要。此種光綫光浪極端。目力難以視察。吾人在陽光下面。竚立既久。往往覺得非常焦灼。就是有了這種光綫的緣故。反過來說。夏季的時侯。陽光直照室內。吾人面窗而立。還不覺得十分炎熱。這也是因爲窗上的玻璃。已經將紫烈光綫拒絕在外面的緣故。他的作用。好像用磚砌的墻拒絕陽光一樣。所以這種玻璃。對於衛生方面。略微有些缺點。

因了這個緣故。所以近來有人發明了一種新式玻璃。把他裝在窗上。紫烈光綫可以盡量透過。倘有人面窗立着。就覺得非常焦灼。仿彿在海灘上立着一樣。這種玻璃。製造的成分。係以石瑛爲基本。不過純粹的石瑛。熔作玻璃。紫光果可完全透過。可是成本過重。普通應用價値太貴。所以近來玻璃製造家。想出一種方法。用石瑛充作基本原料。另外和以雜質。造成一種新式玻璃。他的價格也和普通的差不多。

這種玻璃。首先發明的。是英國某工程司。造成的貨品。稱做攝生玻璃。近日美國某工廠。已有相同的出品。聽說應用時。陽光中最短的光浪。百分之中。可以通過八十六分。

話雖這樣說。不過揆諸事實。還有一個疑問。就是普通應用的玻璃。旣然可以抵抗風寒。導入陽光。日常應用。着實便了。爲什麼還要另外造成一種新出品。把紫光導入室內。難道我們平日要故意立在窗前。嘗嘗烈日親炙的滋味嗎。關於這一個疑問。任何醫生都能解答清楚。因爲紫烈光綫對於動植物的生長和健康。實在很有關係。近幾年來醫學上用陽光治病的方法。進步很速。譬如傳染病發生時。我們可以應用陽光。增加抵抗的力量。皮膚病發生時。我們可以利賴陽光充作治療的藥劑。小兒患軟骨病者。陽光可以阻止之。骨節患結核症者。陽光可以調治之。不過從前用光治病。其手術大半行之於戶外。現在有了這種玻璃。不是可在室內醫治了嗎。

至於這種玻璃究竟治療上的實効如何。我們可用倫敦發生的事實。拿來證明一下。據最近的報告。稱說英國動物園內某主任。因爲所養的小猩猩。毛髮脫落。體力衰弱。心中很是不安。後來有人建議。將籠中裝着的玻璃。一概折除。換作石英玻璃。這麼一來。不到幾天。小猩猩果然毛髮重生。生機活潑了。此外還有一件事。也可以作爲例證。就是威斯康辛大學內新近造了一間花房。預備實驗房的四周。概裝石英玻璃。以便紫烈光綫直接透入。試驗結果。知道其中培養的花卉。生長很速。而且特別繁盛。非但如此。就是普通花室內常要枯萎的植物。移植到這邊。也就欣欣向榮。葱翠可愛了。按照這種結果。所以專門家都說。將來有了這種設備。熱帶上鮮美的菓品。可以移植到北方。寒季需用的蔬菜。可以隨時栽培。經冬不凋。並且奇花異草。可以永帶春色。非但如此。讀書室內製了這種玻璃。兒童的健康程度。可以增進不少。

外科學大綱（續）

丁惠康
Dr. W. K. Ting

第六編　泌尿生殖器外科
Harn-und Geschlechtsorgane

第一章　膀胱外科

一　損傷

（一）皮下裂傷

症候　多見於尿充滿之時。有在腹膜腔外及腹膜腔內之別。在外者豫後佳良。因膀胱前方尿蓄積尿浸潤及出血而成腫瘤。在內者膀胱濁音消失。二者重要之症候。如膀胱空虛、利尿困難、（或無尿）尿意頻數、血尿（損傷重者反少）尿浸潤腹膜炎（致死）等。

療法　損傷僅在粘膜者。以豫防膀胱加答兒爲主。穿孔者必用手術。否則致死。破裂在腹腔內者。切開腹腔。以食鹽水洗淨。取穿孔行二層縫合法。（縫針不可出於粘膜面。縫線用腸線）縫後用停留通尿管。若恐縫合有不完全。當以棉紗插入膀胱部豫防之。在腹膜外者。用高位切開術。施縫合法。

（二）哆開性損傷

診斷　雖可以消息子探刺創之深淺。然膀胱筋因創傷收縮。外面創口之方向與膀胱創口之方向不一致。故消息子不能直達創底。若有尿腋從外面創口漏出。則其症確矣。

療法　腹膜有損傷者。須行開腹術。若會陰部受鈍物之衝突損傷及於膀胱。小便將在該部洩漏。則可暫時插入綿紗以俟其經過。

二　膀胱炎

細菌侵入膀胱。則起本症。有慢性急性二別。其症狀互似。惟慢性症不發熱。不劇痛。一切全身症狀。亦亞於急性症。然易變爲急性發作。頗難治療。

鑑別　本症與過敏性膀胱之區別在（一）尿中無血液膿汁。（二）膀胱鏡檢查之。無異變。（三）安眠中尿意不頻發。

淋毒性急性後部尿道炎。亦與本症相似。然可用托氏法以二器試驗之。若尿道炎則第二器尿之溷濁。較遜於第一器。若膀胱炎則二器尿溷濁相等。又膀胱上皮有無。兩症各異。亦可就此點區別之。

療法　（一）急性症用嗎啡。歇魯茵莨菪等麻醉藥。禁用刺戟性食物酒類。宜飲牛乳。整理便通。用溫坐浴法。又或飲多量之牛乳。茶及鑛泉類。以利小便。烏華烏爾矢葉 Uvaeursi 煎湯。烏魯篤羅並 Urotropin、海爾米篤兒 Helmitol 等皆可用爲利尿藥與殺菌劑。局處療法不必用。靜臥安養。爲治本症之要法。

（二）慢性症宜先考究病原果在膀胱內與否（或者在腎）必行腎臟機能檢查與膀胱鏡檢查及行試

驗的洗滌。例如洗滌一二次。其液不溷濁者。非膀胱疾患。洗滌多次仍溷濁者。爲膀胱疾患。然用硝酸銀洗六週間小便仍溷濁者。亦未必盡爲膀胱炎慢性症宜行攝生法兼洗滌法。洗滌藥之有用者。爲千倍硝酸銀、五千倍青酸酸化汞等。每週洗滌二三回。內用藥用烏魯篤羅並等與急性症同。

三　膀胱結核

診斷　腎、副睪丸、攝護腺等有結核症。疼痛劇烈。經過緩慢。尿中含結核菌者。大抵爲本症。他如硝酸銀洗滌後。疼痛劇甚者、症狀變惡者、尿中不含有結核菌以外之細菌者尿液放置空氣中不易腐敗者。皆可疑爲膀胱結核。

療法　最良之法在去病腎。局處療法中以下法爲最善。例用殺菌水洗滌膀胱。再注入五％石炭酸（一用攝氏三十八度之溫水新製溶液）約五十立方公厘於膀胱。經二三分時除去之。如此注入數回。俟液體稍透明。乃止。同法續行二日間。尿液漸透明。則注入時期間隔可漸長。洗滌後若有劇痛。用嗎啡爲坐藥。洗滌前先以古加乙湼液等注入膀胱內。亦可。他如昇汞、青酸酸化汞、沃度仿謨、卡野古羅液、肝油等。亦可注入。賚佩爾苦林療法與依比知阿兒內服。均有用。若各療法行之無效。惟以嗎啡與之。

四　膀胱腫瘍

診斷　本症必要之症候。爲出血。排尿將終。尿中有血。是也。排尿之初雖常無血。然亦有當排尿將終時。排出極純之血液者。（用三器試驗法）他如排尿障礙及膀胱加答兒症狀。亦爲診斷腫瘍所必要者。膀胱腫瘍中之乳嘴腫。最多。易化爲癌腫。癌腫極硬固。乳嘴腫能在外部觸知之。膀胱腫瘍是否爲良性或惡性。診斷上無大價值。良性的有莖腫瘍。每變爲惡性。故良性惡性之診斷。於豫後無甚影響。但早期用膀胱鏡檢查。診斷確實。早行手術。斯爲要着。

療法　切除腫瘍。或摘出膀胱。(同時行輸尿管移植)爲本症根治手術。若不能。則行高位切開術。除去腫瘍凸隆部。燒灼之。若千倍硝酸銀洗滌膀胱。仍不能止血。須以二%硝酸銀滴膀胱內。此外用對症療法。或痲醉劑。

五　膀胱內異物

原因　異物由尿道侵入於膀胱。或膀胱手術處置不熟練時。將器械遺存其內。亦有之。

療法　通尿管等之斷片。可由碎石器摘出之。(從尿道摘出)或用膀胱鏡。爲治療要具。若其異物有突起。或嵌入膀胱壁。則必切開外尿道。取去之。

六　膀胱結石

症候　排尿將終。或運動時。有放散性疼痛。放尿中突然尿線中斷。運動後有血尿。

診斷　不能用膀胱鏡檢查者。用結石消息子。然難觸知結石之小者。宜從膣與直腸行雙合診。或借X光線照射。以爲確實之診斷。始無誤謬。

結石之不能移動者。身體位置雖變換。而結石位置不變動也。此種不移動性之結石。不因身體運動而出血。又罕有排尿障礙症狀。

鑑別　腫瘍與膀胱炎之出血。與運動無關。故與本症異。癌腫、結核患者。身體瘦弱。本症無之。

療法　必用手術。尿石粉碎器不能用於大結石、硬結石、膀胱炎、膀胱腫瘍、攝護腺肥大、及結石嵌於膀胱內陷凹部時。此等難症非用膀胱高位切開術、外尿道切開術不可。

七　膀胱神經症　夜尿症

本症多因於身體有病變。例如膀胱患結核性潰瘍、膀胱頸部裂傷、膀胱結石、膀胱炎等。同時兼發本病。若上述病症全無發現。而有夜尿症。即爲本病之眞相。其治療屬諸內科。

夜尿症療法。宜擴張膀胱括約筋。行脊髓硬膜外注射。用生理的食鹽水(殺菌)二三公分。注入脊髓硬膜。逐漸增加其分量。(隔日一回)約二三回即可奏效。或又以莨菪越幾斯、番木鼈丁幾、安知必林等服之。

第二章　尿道外科

一　尿道下裂及上裂

尿道下裂者。尿失禁較少。重者宜用手術。(斯曾雷氏尿道整形術)輕者以套管針穿孔於龜頭。將尿道端粘膜。縫着於龜頭皮膚。尿道上裂者。常有尿失禁。必用手術治之。然膀胱外翻者。手術成蹟不良。若破裂僅限於陰莖一端。則可以成形術整復之。

二　尿道損傷

A　挫傷

多見於球狀部及膜樣部。主症候如疼痛、出血、排尿困難、會陰部腫脹等。可由外傷之深淺。分爲三度。

第一度　海棉體中出血。尿道口不出血。療法用冰囊。服臭曹。

第二度　粘膜斷裂。尿道口排血液。排尿疼痛。尿道發熱。療法服撒魯兒。多用飲料。用停留通尿管。（或有尿傳染之虞）

第三度　尿道壁全部破裂。皆由會陰部外傷所成。有時合併骨盤骨折等重症。

症候　當外傷時會陰部劇痛。一時呈眩暈症狀。繼則尿道內出血。尿蓄積。（血凝於尿道之故）如此者。宜注意尿道口出血、膀胱充滿、會陰部腫脹。（出血之故）以爲本症之特徵。本症又有尿浸潤。起腐敗性蜂窩織炎。惡寒、戰慄。發高熱。

診斷　從上記症狀與通尿管插入試驗。可診斷本症。蓋通尿管不達於膀胱而達於血腫。故尿液不漏出。而反洩出血液也。然通尿管易有傳染之虞。不宜輕用。又尿道外口雖不見血。然以手指用力由會陰部向尿道外口擦過。必有血尿同時排尿不全。會陰疼痛腫脹者。更爲本症無疑。若放尿時會陰部腫脹增加。卽尿浸潤之證。

豫後　關於外科療法能否早行而異。若有腐敗性尿蜂窩織炎。其豫後不良。

療法　尿道初破裂時。宜防尿浸潤。故用膀胱穿刺爲宜。會陰部之血腫。宜排去。外尿道口插入通尿管。導之於尿道中樞端。不能認出中樞端時。用力壓恥骨縫際上方。漏出小便。若又不能。則用膀胱高位切開。發見中樞端。於是在外尿道。插入通尿管之四周。行尿道縫合。通尿管停於尿道內。約二三週間。

B　切創

療法　出血頗重。然海棉組織之止血極難。（結紮不能、壓迫無效）僅可以二千倍之亞度列那林浸於棉花壓抵之。爲補助止血法。用停留通尿管防尿浸潤。與前症同。

三　尿道狹窄

原因　從狹窄症之不同。別爲三種。（一）攣縮性尿道狹窄。（二）炎症性尿道狹窄。（主爲淋疾粘膜腫脹）（三）瘢痕性尿道狹窄。又可因原因分爲二類。

A炎症性　多爲慢性淋疾之結果。爲多發性。常發於球膜樣部。繼及於尿道口附近、海棉體等。然及於攝護腺部者甚少。

B外傷性　不爲多發性。瘢痕堅硬。與周圍有明瞭之界線。

症候　尿線變化。（細小、扭轉、分裂等）排尿時間加長。排尿困難。排尿疼痛。尿失禁。射精困難。續發症爲膀胱加答兒、尿浸潤、尿瘻等。

診斷　狹窄之部位、大小、區域。必用器械診查之。先以普通通尿管或消息子 Bougieren 插入尿道。若見不能插入。則逐漸換小者插入之。法國製有彈力性之消息子（絹製）最適用。當消息子通過狹窄部之際。可由抵抗之度。推狹窄之長短。極細之絲狀消息子不能通者。爲不通性。

豫後　概良。淋毒性者尤然。若狹窄在尿道外口者。癒後易再發。

療法　（一）漸次擴張法　以消息子插入尿道。先用細者。漸及於大者。每用一消息子在尿道內停數分間。二三回後。換較大者。如此持續數週間。換至第二十五號爲止。在十八號消息子以前。宜用法國製彈性球頭消息子。若求迅速擴張。（膿性膀胱加答兒與尿道後部炎等合併時）宜插稽留通尿管二十四時間。（稽留通尿管之大小、須比狹窄之度小一號）自小及大。連用數日。尿道擴張甚易。插消息子之前。必消毒。患者醫家俱以忍耐力行之。不可魯莽。患者若爲神經質。須先注入古加乙涅而後插入消息子。插入後發熱者。暫停數日。每有用稽留通尿管發熱。致於斃命者。不可不慎也。尿道屈曲之人。宜以絲狀消息子之一端裝金屬頭。由寬闊部徐徐伸入狹窄部。凡用本法治癒之患者。每隔二週或三月。仍須插消息子一回。

（二）用知阿奇那明Thiosinamin、非布洛利聖Fiblolysin注射於狹窄部。可使狹窄部變軟。逐漸擴張。

（三）外尿道切開術　前記療法無效時。用本法。例如（一）狹窄過甚（二）外傷性狹窄（三）狹窄部分有數處。（四）有尿瘻、假尿道時。

四　尿道瘻

原因　外傷、尿道炎症、尿道附近炎症、尿道周圍膿瘍等。

療法　（一）原因療法（治療狹窄之類）（二）瘻孔成脣狀者。用手術切除。然後閉鎖之。

五　尿道內異物

診斷　用觸診、消息子、尿道鏡等。　療法（一）排尿時將手按尿道口。不令尿外出。暫時放手。使尿放出。能令異物一同排出。（二）鉗子摘出法。（三）外尿道切開術等。

六　尿道炎

尿道炎最多之原因。爲淋毒。亦有因不潔之交媾而罹輕症尿道炎者。例如與患白帶之婦人交接。或交接後豫防傳染自行注射藥品而起此症。其例甚多。此種輕症尿道炎。可以烏魯篤羅、並海兒米篤爾等內服。及多飲開水。增加尿量以治之。

男子淋疾治法。讓諸專門書籍。茲從略。以下僅就女子論之。

女子尿道炎（淋疾）

雖多發於女子尿道部。然比男子輕微。女子之尿道。不若男子分爲前後二部。有括約筋與膀胱隔斷。故尿道分泌物不能逆流於膀胱。

症候　急性者尿道口腫脹發赤。從膣內觸於尿道部而壓之。卽感疼痛。同時壓出膿汁少許。用二器試驗法驗之。僅有第一器溷濁。急性之期間極短。三週以外。各種症候俱消失。慢性者無自覺症狀。他覺的爲尿液溷濁、淋絲等。以指壓尿道部。有粘性膿漏出。

女子尿道口濾胞最易爲淋毒侵犯。誤作尿道炎。然放尿後尿道側方有膿排出。以指壓尿道。不能壓出膿液者。爲濾胞性。其症僅於尿道口發赤腫脹。疼痛亦微。

療法　急性者雖與男子療法相同。然亦不無相異之處。例如（一）局處注射療法。行之宜早。每日注射數次。每次注射。將注射液保留尿道內一二分間。注射器僅及於尿道口爲止。（二）藥品比男子用較强者爲宜。普通用〇·五至二%蛋白化銀 Protargol。慢性者用佛利慈氏探尿管藥物。則〇·五至二%硝酸銀。最適用。

尿道口濾胞炎用硝酸銀棒或燒灼器破壞濾胞。

七　尿道腫瘍

有良性（纖維腫乳嘴性等）惡性（癌腫）之別皆不常見女子尿道口屢有赤色小腫瘍排尿時疼痛灼熱不能堪療法宜切除而縫合之。

第三章　腎臟及輸尿管外科

一　腎臟外傷

症候　血尿腎痛、（牽引至於陰莖、睪丸）尿意頻數（或無尿）腎血腫腎壞疽、腹膜炎遊離肋肋骨、幷脊椎骨折等。然刺創切創等哆開性損傷不常有之。

豫後　不良兼有脊椎骨折、腎血管損傷、哆開性創傷、腹膜炎者尤不良。

療法　（一）絕對安靜。以首低下。疼痛者用嗎啡。出血者用冰囊（二）若外傷僅及於皮下。而患者全身狀態不恢復出血不停止則必改用手術。卽以病側腎摘出之是也若爲哆開創。宜由防腐的處置。縫合外腎損傷部插綿紗栓塞。損傷過大者必摘去。

二　遊走腎

原因　多見於婦人之右腎。爲內臟下垂症之一徵候。

症候　（一）自覺症極微。間有腰痛。（背臥則止）胃腸障礙、神經症狀、嵌頓症狀（劇痛、發熱嘔吐、虛脫、減尿等）等。（二）能在外部觸知腎臟。又可以垂下之腎臟。復於原位。

鑑別　(一)卵巢囊腫宜從內診所見區別之。(二)幽門腫瘍能左右動。不能上下動。表面不平正。(三)遊走脾因脾臟部有鼓音。脾之形狀與腎不同。故可與本症分別。

豫後　雖難治癒。然無生命之危險。

療法　無自覺症者。有內臟下垂症者。不須治療。普通之療法。可分下之三種。

(一)全身療法。通便秘。禁長久起立。練習體操。强壯筋肉。神經質之羸瘦者。靜臥數週間。并行肥胖療法。

(二)保守療法。用腹帶防腎垂下。腹壁弛緩之婦人用之。尤宜令患者平臥。腎臟復位。然後用托愛夫羅氏腹帶。但夜間必去之。嵌頓者安臥。用濕布或麻醉而後整復之。(三)手術療法。如不時劇痛者。用腹帶之後。仍覺自覺症狀不消失者。有腎炎者。適用之。其術爲腎固定術。(腎臟固着於第十二肋骨)腎縫着術等。癒後易再發。

三　腎臟結核

症候　(一)尿意頻數。(二)疝痛。(牽引至輸尿管)此二者在病初並無一定。(三)小便變化。尿中混血液、膿汁、乾酪樣物等。(四)腎腫大。

診斷　宜及早診斷。然診斷之法極難。若非淋疾之婦人。發膀胱加答兒症狀。則多可疑爲結核。最要之診斷法。必賴膀胱鏡檢查。

豫後　不能行手術者。豫後不良。

療法　他側腎臟健全。無機能障礙者。宜早行摘出術。然患腎結核之大多數。必兩側俱病。腎之手術苟施行得宜。則膀胱雖被侵犯者亦能消退之。兼患副睾丸結核者。必同時除去副睾丸。本症雖爲結核性。然賫佩爾苦林 Tuberculin 療法不能療之。

(一)兩側腎結核 (一側之腎患蛋白尿者不在此例) 者。(二)重症肺結核者。結核病竈有數處存在者。皆不適用手術。

四　腎臟腫瘍

良性者極少。多爲惡性。其必要之症候如次之三種。

症候　(一)巨大腫瘤。(二)疼痛。(放散於膀胱) (三)間歇性血尿。

癌腫爲瀰蔓性。或結節狀。硬固而不移動。表面不平正。有劇痛。易轉移至他器。多見於年老者。當癌腫未增大之前。每已致死。肉腫軟而有波動。多見於中年人。難與前者區別。副腎腫生長極徐。亦多見於中年人。混合腫瘍多生於初生兒。生長迅速。境界明劃。不轉移。不排洩血尿

診斷　用試驗的開腹術與膀胱鏡檢查。方可確診本病。

療法　惡性腫瘍宜及早摘去腎腫瘍。多在一側。轉移緩慢。故手術之成蹟多佳良。然斃於手術之下者。亦不少。不可不愼也。

(附)　多胞性腎變性。亦有上記三症候。其診斷極難。僅可用對症療法治之。然極稀有之病也。此外尚有腎臟結石、腎臟水腫、腎臟化膿等。宜切開腎臟或摘去腎臟而治之。茲不贅。

五　輸尿管損傷

原因　間有因於外傷者。大都爲婦人科手術受損傷而起。

症候　以尿浸潤、腎水腫及小便不通等爲主徵。療法在縫合輸尿管之損傷部。不能縫合者。摘去之。

第四章　陰莖外科

一　包莖

包皮狹小。龜頭不能露出於外方之謂也。患此者。排尿障礙。易罹包皮龜頭炎。故必治療之。療法必用手術。（緊帶過短之人、可將緊帶橫斷、依縱軸方向縫合之）

二　陰莖損傷

陰莖勃起之時受衝突。則爲陰莖骨折。有皮下出血、腫脹、疼痛等症候。療法宜安靜。用冰囊、壓抵繃帶。同時損及尿道者。須兼療尿道。

有時陰莖爲繩紐與戒指等束縛。宜速解去之。若不解去。則陰莖益浮腫而不能解。下陰莖創傷者。止血、縫合。末端斷離者。取尿道粘膜縫於陰莖外皮。陰莖脫臼者。整復之。

三　龜頭包皮炎

鑑別　（一）尿道炎　龜頭與包皮之間。無膿汁。拭清尿道口而放尿。尿不溷濁。亦不含膿汁。是爲異於尿道炎之點。又尿道炎無排尿疼痛與尿意頻數等症狀。亦可區別也。

（二）軟性下疳　龜頭包皮炎之潰瘍。不及軟性下疳著明。亦不如軟性下疳難治癒。

療法　清潔龜頭包皮。塗亞鉛華澱粉。以患部高舉之。

（附）陰部胞瘮之療法。用撒布劑或軟膏。

四　下疳

軟性下疳硬性下疳之區別。雖備載於各書。然實際之鑑別。頗難。宜由已往症、（潛伏期之長短等）現在症、（其要點爲浸潤之有無、然軟性下疳用硝酸硫酸等腐蝕之後、亦變爲硬結）及病原體等決定之。下疳之診斷。須與癌、橡皮腫等相分辨。

療法　軟性下疳之治法。貴安靜。取純石炭酸（結晶或溶解者）蘸於消息子。腐蝕潰瘍部。再以沃度仿謨、鹽基性沒食子酸沃度蒼鉛、次沒食子酸蒼鉛 Vioform 等撒布之。或用十%軟膏。瘍面如不潔淨。宜時時行腐蝕之法。軟性下疳有侵蝕性者。須以患部搔爬燒灼。有嵌頓包莖。則整復之。有炎性包莖。宜用濕布。

硬性下疳瘍面不潔。亦用前法腐蝕。否則用十%甘汞剌納林 Lanolin。貼水銀軟膏。

五　陰莖腫瘍（癌腫爲多）

尖圭昆奇僂謨、療法見肛門腫瘍條下。茲專就癌腫論之。

原因　以包莖、慢性炎症等爲誘因。其症候爲乳嘴狀絨毛癌、潰瘍性癌、浸潤性硬癌等。

診斷　初期診斷頗難。乳嘴性者易誤爲昆奇僂謨。潰瘍性者易誤爲單純之潰瘍或硬性下疳。又或誤爲尿道狹窄。故非用華X氏反應、驅黴療法。以決定之不可。最良之法。莫如用顯微鏡的組織檢查。

療法　在陰莖根部切斷。同時摘切鼠蹊腺。其法先用驅血帶接於陰囊。緊縛陰莖根部。將陰莖皮膚切至白膜。切斷海棉體一半。繫線於其上。防其隱沒。更取他半海棉體截斷之。於是結紮陰莖背動脈。行止血法。從尿道下壁前方。切至後方。約一公厘。縫合尿道粘膜於陰莖外皮。插入通尿管。

第五章　睪丸副睪丸及其被膜之外科

一　睪丸下降不全

症候　多在一側。睪丸不在陰囊內。而停留於鼠蹊部或腹腔中。該睪丸容易萎縮。幷爲外傷、炎症及腫瘍之誘因。

療法　本症治療宜早。（一）當五六歲時。能自然下降。爲母親者。常以手撫下。則多下降陰囊。或按腹壁用力壓下之。其效殊寡。且易使睪丸萎縮。（二）手術法。略似白慈西納氏歇兒尼亞手術。切斷鞘狀突起之中央。剝離其中樞部至內鼠蹊輪。延長精系。使睪丸降於陰囊。但本手術之成效。未必可恃。不如在成熟期以後。設法摘出之。

二　睪丸及陰囊之外傷

A　陰囊挫創

症候　陰囊皮下粗鬆結締織巾。有廣大之血腫。皮膚現青色。然不劇痛。

療法　高舉陰囊。例如以小枕置陰囊之後。或用手巾一塊。兩端插於臀下。將手巾之中央。緊張於兩腿而載陰囊於其上。或用丁字帶吊起。皆可。（此種陰囊高舉之法。當陰囊手術、陰囊外傷及陰囊炎症之際。常屢用之）又可用濕布繃帶。但不宜用冰囊。恐成壞疽也。

B　睾丸挫創

症候　正副睾丸疼痛腫脹。當外傷時若因劇痛陷於人事不省。則常致死。療法同前。

C　睾丸轉位

睾丸轉位於鼠蹊部或會陰部之謂也。多可整復者。若變壞疽或萎縮。則非除去不可。

D　陰囊哆開創

陰囊哆開。睾丸脫出外方。療法先淸淨。後縫合。若創面極不淸潔。縫合後插入排膿管爲宜。

三　陰囊炎症

症候　多發於濕疹、外傷之後。往往是蜂窩織炎性或丹毒樣症候。皮膚浸潤發赤。無波動。蜂窩織炎性者。常自尿道周圍膿瘍或肛圍膿瘍所傳染而成。易波及於附近皮膚及腹膜。(由精系傳於腹膜)陰囊患部之皮膚。終變爲壞疽。

療法　宜從早切開。因陰囊皮膚之再生頗易也。

(附)　陰囊丹毒之着色。不及身體他部爲著。患部皮膚。易變壞疽。

四　急性副睾丸炎

原因　有外傷性、尿道性、(淋疾)及轉移性之別。

診斷　初陰囊劇痛。放散於腰部。壓痛、腫脹、發熱。同時陰囊亦發炎症。若兼有陰囊水腫。則其診斷甚難。宜穿刺而試驗之。今舉本症之最重要者。如淋毒性。論於下。

淋毒性副睪丸炎

原因　淋菌侵入後部尿道。則起本症。傳染後約二週至四週發病。亦有由處置不當與過勞等而生此症者。慢性尿道炎再發時。屢成本症。凡使尿道炎加重之病因。如劇動、交接、通尿管插入不適當。每惹起此症。

症候　先有達和、惡寒等前驅症。次則外鼠蹊輪部疼痛。牽引至於薦骨、腰部、下腹、大腿等。又次則陰囊作劇痛。有時不發此等症狀者亦甚多。有時又發生腹膜刺戟症狀。(腹痛、發熱、嘔吐、虛脫等) 此等症狀發生。則尿道分泌物減退。體溫上昇至四十度左右。

副睪丸腫脹。初在頭部。繼在全部。睪丸居副睪丸之前方。軟於副睪丸。(急性症者、正副睪丸界限不分明。惟由硬度之差、與解剖的位置、得略爲分辨而已、) 有時正副睪丸位置異常。不可觸知。患者疼痛劇烈。背臥而屈曲左右下肢。壓痛更甚。陰囊皮膚漲緊。發赤腫脹。不見皺襞。輸精管腫大如索狀。攝護腺亦腫大。或又發急性陰囊水腫。此等症狀。約二週消失。

鑑別　(一)急性睪丸炎　無硬結部分。陰囊無炎性皮膚、疼痛不因立臥而有異。

(二)副睪丸結核　腫脹慢性。爲不正結節狀。硬固。易化膿。

(三)副睪丸黴毒　不頻發。不劇痛。身體他部有黴毒症狀。

(四)副睪丸惡性腫瘍　雖與本病相似。然患之者殊少。

(五)鼠蹊管副睪丸炎　易誤作橫痃。然該側陰囊不能觸知睪丸。爲其特點。

豫後　雖良然易變爲副睾丸肥厚、(或結節)輸精管肥厚(或結節)等。患者如爲惡液質。常有化膿及腹膜炎。又常釀成慢性陰囊水腫與精液缺乏等病症。

療法　(一)豫防法。既受淋毒傳染之人。必避過度勞作。常帶提睾帶。(二)安靜。當炎症最盛期。尤必要之。例如停止局處療法。高舉陰囊。仰臥床上。最爲有效。(三)消炎法。冰囊易變壞疽。且爲精蟲缺乏之原因。故不宜用。當炎症最盛時。須鋪油紙一層於患部。而以冰囊加紙上。或以冷水罨之。有用熱水罨患部者。每隔二時間。罨以二%之熱醋酸礬土水。其效甚大。或每日用四十五度至四十七度之熱氣浴。每回半時至一時。每日一回至二回。浴後再接續罨法。能減短病情之經過。消失自覺症狀。癒後不變硬結。塗布劑有二十%卡野古羅倔里攝林、十%卡野古羅倔里攝林、依比知阿兒等。(鎮痛、吸收)炎症變輕。硬結不去者。塗沃度華沙克湼、沃度加里軟膏等。(四)穿刺法。用布拉活次氏注射器。吸取腫大副睾丸實質中之血液少許。能減疼痛、退熱候。(五)若患者不能安靜。可用絆創膏與水銀軟膏綳帶。(切軟膏爲帶狀。纏於患部。層層相重。若屋瓦然)或用鬱血療法、溫罨法、熱氣浴、按摩與沃剝內服。能除浸潤。白檀能止淋疾。撒魯兒、安知必林、嗎啡、硫苦及Arthigon之注射等。用之得宜。亦有奇効。副睾丸無腫脹壓痛。始可行尿道局所治療。

五　急性睾丸炎

原因　雖與急性副睾丸炎同。然有三別。尤以轉移性爲多。(耳下腺炎、傷寒、瘧疾、多發性關節炎、流行性感冒、肺炎等之後、常轉爲本病)

診斷　病初症狀。與急性副睪丸炎同。然睪丸急劇腫大。有急性陰囊水腫。而陰囊自身並無炎症症狀。(不發赤腫脹)故異於急性副睪丸炎。

療法　安靜。高舉陰囊。貼冰囊。切膿瘍等。切開之前。以細絲通白膜。俟膿瘍排去。然後縫合。則輸精管不致成爲壞疽。

六　陰囊腫瘍

橡皮病生於熱帶地方居民。宜切除之。瘤腫宜從早切去。并摘出鼠蹊腺。陰囊瘤轉移者少。

七　睪丸及副睪丸腫瘍

A肉腫　原因於外傷。兩側俱有之。生長極徐。爲硬結節。無疼痛。有時驟然腫大。及於精系。或陰囊。或發陰囊血腫、陰囊水腫。多轉移至腹膜後部淋巴腺。豫後常不良。易與睪丸結核、黴毒、副睪丸結核、黴毒及陰囊水腫相混淆。然結核有膿瘍、瘻管。黴毒有韋氏反應與沃剝治療反應。陰囊水腫能由穿刺吸取液體。不致誤診也。療法在用除睪術。同時摘去局處淋巴腺與腹膜後淋巴腺等。

B瘤腫　初爲硬固之小結節。速增大。表面不平。疼痛漸重。易轉移至鼠蹊腺。或發生於肺臟、肝臟。本症與肉腫之區別甚難。(在初期)然肉腫之不平結節。較瘤腫爲良好。又多見於壯年之人。故易與本症分辨。他如結核、黴毒。亦每易混淆。不可不察之。療法同前。

八　副睪丸及睪丸結核

症候　副睪丸初爲硬小之腫瘤。及爲胡桃大。則軟化崩壞。作成瘻孔。荏苒不治。後則侵犯他側之副睪丸、攝護腺、精囊等。副睪丸不疼痛。陰囊無炎症。輸精管腫脹如索狀。睪丸之結核症較少。

豫後　本症豫後尚佳。若身體他部有結核症者不良。

療法　當病症未廣汎時。摘出副睪丸或輸精管一部分。（或搔爬之）輸精管之斷端。宜縫合於外皮。或移植於睪丸。睪丸亦有結核者。一併摘出之。若患者年齡尚幼。不必行除睪術。於左右兩側。但用保守療法為宜。

九　睪丸及副睪丸黴毒

症候　在第三期黴毒。卽有發現睪丸、副睪丸間質炎。與橡皮腫。然與前症相反。多見於睪丸。初睪丸為硬靱結節。表面或平等。或不平。軟化自潰。成特種潰瘍。（黴毒性睪丸菌腫）常不疼痛。然多併發陰囊水腫。

鑑別　（一）結核　侵犯副睪丸。精系、輸精管腫脹如索狀。經過為進行性。本症則無之。

（二）肉腫癌腫　二者皆發育迅速。有轉移性。癌腫又常見於老年人。有疼痛硬固。

十　急性陰囊水腫

原因　睪丸、副睪丸患急性炎症（淋毒性副睪丸炎尤然）及外傷等。

症候　皮膚發赤。有熱候。手觸之為彈性軟腫脹。有疼痛。（然無陰囊血腫）化膿之後。膿汁常自潰。易起陰囊蜂窩織炎。豫後良。一二週後。大抵滲出物被吸收。但亦有變慢性者。

療法　如安臥、陰囊高舉。冰囊貼用。皆不可少。陰囊緊張甚者。穿刺之。用三%石灰酸洗滌。或以陰囊切開之亦可。

十一　急性精系水腫

精系有炎症者易發此症。為彈力性之小瘤。壓之則痛其瘤能與精系移動療法同前者。

十二　慢性陰囊水腫

原因　為外傷、急性陰囊水腫、睪丸、黴毒、肉腫等、然亦有原因不明者。

本症可分（一）先天性（交通性）（二）後天性之二。

症候　經過極慢性。形如梨。表面滑澤。呈彈力性波動。打診上有濁音。睪丸常腫大。居後下方。有時極小。居後上方。本症之特性。為易透過光線。例以聽診器之聽板取去。管端向光源。與陰囊密接。在他端眺望之。能望見光線。然普通之睪丸與粘液肉腫。亦常稍能透光。不可不注意也。腫界上方不與鼠蹊管連絡。穿刺液帶黃色澄明。

交通性陰囊水腫因鞘狀突起不閉鎖而成。其腫能壓縮。較軟。有名二房性陰囊水腫者。腫瘤不能壓縮消失者也。

療法　後天性者。穿刺後行注射。（注射液用羅閣而氏液、三—五%石灰酸、沃度丁幾等）雖有瀦液復生。三四週以後。必消散。但此法需時久。成效寡。（大人尤然）不如早行根治手術以救之。先天性者試用脫腸帶。令鞘狀突起癒合。

十三　精液囊腫

診斷 外傷、淋疾爲本病之原因。正副睪丸移行部。有圓形緊張之腫瘤。呈波動性。爲透光性。

鑑別 (一)陰囊水腫之腫瘤大。不如精液囊腫前面能觸知睪丸。(二)精系水腫之腫瘤。隔別睪丸與副睪丸爲二處。穿刺液中含有精蟲。易與本症區別。

療法 切開囊腫。或摘出之。穿刺與注射沃度丁幾。雖能見效。然易再發。

十四 陰囊血腫

原因 由於外傷、挫傷、穿刺及注入藥液而起。患之者。睪丸作痛。無波動與透光性。

療法 切開腫瘤。排出內容。并以莢膜之一部除去之。豫防法。宜於睪丸外傷時。用提睪帶。

十五 慢性精系水腫

原因於外傷。爲長圓形之硬腫瘤。沿精系而發生。宜與陰囊水腫同法處理之。

十六 精系靜脉瘤

原因 由於精系靜脉之鬱迫。例如起立而工作。患腹水、腹內腫瘍、便秘。卽成此病。過淫與騎馬。亦惹起是症。多生於左側。靑年者犯之獨多。

症候 靑色之靜脈。緊張於皮下。觸診之。宛如蚯蚓之蜿蜒。腫瘤直達鼠蹊輪爲止。今在此處加指壓。索狀膨大愈甚。臥則腫瘤消失。有微痛(步行或起立時)與不快感。

鑑別 本症在病初。極難診斷。宜與鼠蹊歇爾尼亞、(參照前歇爾尼亞)脂肪腫、(腫形不變大小)交通性陰囊水腫(有波動與透光性、表面平滑、無索狀物) 三者區別之。

療法　病輕者用保守療法。例如提高睪丸。安臥靜養。以冷水灌腫瘤。整理便通。愼交接。皆是病重者用手術療法。

第六章　精囊及攝護腺外科

一　精囊病患

精囊與攝護腺。皆可以示指從肛門內插入。觸診之。攝護腺上方兩側二個圓筒形。卽精囊之位置。患淋疾者膀胱、攝護腺俱生炎症。則精囊亦有炎症。排便時劇痛。排尿時漏出血液、膿汁。又有尿意頻數。從直腸內觸診之。壓痛頗甚。

療法　從直腸行穿刺法或切開法。慢性症者治療淋疾。并行按摩術。

二　急性攝護腺炎

原因　單純性者常自附近炎症所波及。又或爲他部炎症及傳染病經過中轉移而來。(但其例不多)淋毒性者屢爲淋毒之合併症。傳染後二週始發生。間有因治療不當與不攝生而成是症。

症候　裏急後重、疼痛。(小便完了時痛愈烈)排尿畢有膿血與尿滴漏出。肛門部重感、疼痛。從直腸內觸診之。有腫脹、壓痛。有時小便不通。

療法　安靜。整正便通。停止淋疾局處療法。貼水蛭於會陰部。溫水坐浴。(每日二回、四十度之溫水)插冷却器於肛門內。(每日三四回、每回一時間)或用坐藥。(嗎啡、鴉片、莨菪等)本症若有波動。從直腸內切開之。或就肛門前方橫切開至攝護腺。以綿紗插入。小便不通者。用細奈拉他氏通尿管引導之。

三　慢性攝護腺炎

診斷　尿意頻數。排尿作痛同於前症。但比前症輕微。從直腸內以指壓之。能於尿道孔壓出稀薄乳白色之攝護腺液。液中含有膿汁。(攝護腺漏)

四　攝護腺結核

原發性者甚少。多爲睾丸結核及精囊結核之一症候。

五　攝護腺腫瘍

腫瘍之中。肉腫最少。癌腫爲小硬瘍。表面不平。易轉移至骨骼。(如脊柱)療法同攝護腺肥大。

六　攝護腺肥大症

原因　不明。多見於老人。或爲瀰蔓性。或爲限局性。

症候　分三期。第一期尿意頻數。夜中尤甚。第二期小便不通。或一時尿閉。因小便瀦溜。微生物中毒。惹起諸種全身症候。第三期慢性尿閉。排尿困難。本病若經過慢性。無合併症。無生命之危險。有合併症(膀胱結石、泌尿器出血等)則豫後不良。常插通尿管者。容易傳染。

診斷　宜從直腸內指診。以決肥大與否。同時檢查膀胱。以定肥大之程度及其種性。

鑑別　(一)糖尿病。宜檢查尿汁。

(二)膀胱結石。主爲晝間排尿困難。不若本症夜臥亦困難。(老人排尿有異常時、不出膀胱結石、尿道

狹窄與攝護腺肥大三者之（一）
（三）尿道狹窄。能以消息子插入尿道。觸知狹窄部之位置。且有淋疾既往症。
（四）攝護腺腫瘍。最與本症相混。宜從其經過、年齡、腫瘍之硬度、表面之不同分辨之。
（五）慢性攝護腺炎。有攝護腺漏與淋菌。又能從直腸內指診之。
（六）攝護腺結核。有結核竈於身體他部。分表面不平堅硬。
療法　本症治療之目的。宜防尿汁蓄積。故常以通尿管排除之。急性尿閉者尤然。然攝護腺肥大之後。通尿管多不能插入。故通尿管之種類。宜選適當者。尖者切不可用。曼羅西氏之彎曲通尿管。加奈氏銀製通尿管最合宜。停留通尿管用奈拉仙氏通尿管、彈力性橡皮通尿管最適當。
此種通尿管療法。手續既繁。（一日用數回）又有傳染危險。插通尿管後。若尿液透明。無須洗滌膀胱。若尿溷濁惡臭。似有膀胱炎症狀。宜速以一—二%硝酸銀溶液注射之。
手術的療法。在（一）尿意頻數。排尿困難。及有尿毒症狀。（二）通尿管插入困難。（三）血尿。（四）腎盂炎、腎炎等。其方法如次。計有二種。
（A）縮小攝護腺之方法　又分二類。（一）間接法。用除睾術或輸精管切除術。前者成蹟甚佳。然生殖器變爲殘廢之人。不及後者。（先行局處痲醉而後切斷三—四公厘）安全有效。此等手術最適於瀰蔓性、軟性、實質性肥大症。若硬固之纖維性肥大。攝護腺中葉膨出。尿汁蓄積者。宜禁忌之。（二）直接法。切除攝護腺之一部分。從膀胱或會陰部切之。不可全部切去。

（B）造成恥骨膀胱瘻之方法　是爲極簡單安全之法。最宜用於衰弱者或尿路被傳染者。

第七章　女子外陰部及膣疾患

一　陰門炎

陰門炎之療法。主爲原因的對症療法如清淨法、消炎法等。皆可用。急性期內安靜、濕布幷用軟膏類、撒布劑等。

急性陰門炎之大部分。爲淋毒性合併排兒獨林氏腺炎與尿道炎。排兒獨林氏腺炎者。陰門一側或兩側。生胡桃大之腫瘤。堅硬而痛。又在排泄管之開口部。發紅斑（淋毒性斑點）化膿自潰。陰門炎之療法。初期宜消炎。末期宜切開。年少之女子。每起高度淋毒性陰門炎。坐浴與硝酸銀洗滌最有效。安靜亦不可少。

二　陰門瘙痒症

原因　分泌物、刺戟、手淫、糖尿病、精神障礙等。

症候　本症之重者。當天氣溫暖或衣褥加多。則瘙痒益甚。甚者夜臥不安。精神異常。

療法　須從其原因爲局處刺戟或全身疾患而從事於治療局處療法。以清潔爲主。幷宜用止痒劑。

三　加答兒性膣炎

診斷　有乳白色膿樣之分泌物。多量排泄於膣口。瘙痒及灼熱。少女發本病者。概爲淋疾原因。其餘則由全身營養障礙、鬱血、傳染病、子宮內膜炎、癌、膣瘻等而發生。以膣鏡檢查之。粘膜潮紅腫脹。外觀如天鵝絨樣。有分泌物蔽其上。易出血。

療法　以安靜爲旨。局處用弱殺菌劑洗滌。兼塗佩里攝林綿紗栓塞沃度丁幾。欲治炎症與減少分泌物。宜用白陶土乾燥療法。淋毒性者。注射蛋白化銀、硝酸銀。然必從事於原因之治療方能斷絕根株。

四　膣痙

療法　以治原因爲第一。次則精神安靜。交接斷絕。亦所必要。局處療法用漸次擴張法。（用局處麻醉管狀膣鏡等）若處女膜知覺過敏。須切除之。此外如全身强壯法。暗示療法。轉地療法。臭剝內服等均可應用。

第八章　子宮及附屬器疾患

一　子宮後傾（屈）症

診斷　從婦人自訴。卽可推知本病之情狀。若用內診法斷之。更無誤謬。蓋子宮膣部向前方恥骨縫合。子宮體向後方後膣穹窿部者。爲後傾症。子宮體部與子宮膣部。雖亦同樣傾斜。而體部與膣部之間有屈折者。爲後屈症。皆可由後膣穹窿部觸診之也。

本症診斷之際。宜注意近旁臟器（膀胱直腸等）有無影響。是否爲移動性、癒着性。或合併症之有無。

豫後　概良。然老人衰弱者、有合併症（子宮周圍炎等）者。癒着性者。甚難治療之。

療法　（一）產褥與月經內攝生。避膀胱直腸充滿。爲豫防法。（二）以手指、消息子、鉗子牽引法等整復子宮。（三）Alexander 氏手術、腹壁固定術。

二　子宮內膜炎

診斷　急性者爲淋毒性產褥性。慢性者骨盤內深部有壓重感、月經異常、帶下、子宮肥大、膣部糜爛。

療法　急性者安靜爲主。局所療法不必用。淋毒性用淮若欽療法。慢性者行種種局所療法。洗滌劑有食鹽水、重曹水、硼酸水等。洗滌液之溫度與體溫相同。液量約二升至四升。然後用二十%沃度棉紗栓塞。子宮內腐蝕法以消息子尖端繫棉花浸沃度丁幾、綠化鉛（十乃至三十%）硝酸銀、（五乃至二十%）福買林、石炭酸、酒精（五十%）等。插入子宮內。（插入前須拭淨子宮并豫知子宮之位置如何）此種腐蝕法。初用每週僅可二回。又或以綠化鋅腐蝕之。前先撒鎂粉於棉花。捲於消息子之上。插入子宮內。除去子宮內粘液。膣內綿紗栓塞用十%依比知阿兒偏利攝林、沃度加里偏利攝林等。（每六時交換之）膣部糜爛者以沃度丁幾時時腐蝕之。此外爲一般療法如守安靜。治原因。恢復營養。調理便通等。

三　子宮筋腫

診斷　出血、（月經過多、月經不規則）疼痛、（月經困難）壓迫症狀、帶下。爲本病之主徵。由內診法能在子宮附近觸知硬固之結節。與子宮相連。生長極緩徐。

鑑別　（一）妊娠子宮可從硬度、（軟）形狀、（圓形）月經閉止等區別之。（二）卵巢囊腫。可從硬度、（彈力性堅硬）波動、表面情狀、（平滑）子宮位置、月經變常（子宮筋腫無異常）等區別之。（三）慢性子宮實質炎。可從子宮平等肥大、硬度、（軟）疼痛（內診時）等區別之。

療法　對症療法如以麥角劑（內服或注射）止出血。兼行熱性洗滌。根治療法用手術。粘膜下筋腫若於子宮外口附近有茸腫之物。宜用鉗子斷絕之。X光線療法。近時頗有奇效。

四　子宮癌

診斷　三十歲前後之婦人。若有子宮出血、惡臭性汚穢肉汁樣分泌物、骨盤疼痛。大多可疑爲子宮癌。子宮膣部癌之癌狀。隆起而堅硬。表面崩潰。（初期易誤爲膣糜爛。非切片行顯微鏡檢查不可）易由直接視診或內診確定之。子宮體部癌患者較少。子宮體平等膨大。有出血。宛如慢性子宮內膜實質炎。極難診斷。非以子宮內粘膜試驗及行顯微鏡檢查不可。要之本病診斷。頗非易言。苟能及早診斷。不失治療之期。方爲醫者之責務。

療法　早期摘出子宮。爲根治方法。若子宮膣部不能由鉗子拉至陰門。或子宮周圍結締織中有硬固索狀樣（非炎性的）之浸潤。即不能用手術。如此者。僅能用姑息療法。如結紮子宮營養血管、搔爬及燒灼、X光線、鐳線等。搔爬燒灼之術。宜麻醉而行之。法將癌腫一部分剪除。以銳匙搔爬。用烙鐵燒灼。再行止血之法。此法切不可損傷附近之臟器。或有以二百倍之華亞格答甯（或純酒精）注射於癌組織中者。此外爲對症療法。亦不可少。

（附）　加茲溪醫會對於子宮癌喚起一般人之注意。有左記數條。錄之以告世人。

（一）子宮癌初期並無疼痛與他種病的症候。（二）第一症候爲出血、帶下出血。或在月經期外。或在月經期中。若月經閉止而有出血。尤宜注意。（三）子宮癌不加治療者必死。（四）子宮癌早期用手術。

則必治。(五)故凡出血、帶下之婦人。宜速就醫診治。遲則後悔莫及。

五　惡性脉絡膜上皮腫

診斷　葡萄狀鬼胎與流產(正規分娩後亦有之)後高度出血時。大抵爲本症。必以顯微鏡檢查決定之。既決定爲本症。卽須摘出子宮。以救生命。遲則不治。

六　子宮外妊娠中絕

本症往往見之於婦人。醫者或誤爲內科疾患。

診斷　下腹部突有劇痛、(如陣痛然)內出血、子宮出血、(同時有脫落膜排出)虛脫、子宮後血腫等症狀者。必詳細考究妊娠徵候之有無。例如月經閉止之狀況何如。

療法　子宮外妊娠者。宜用開復術。出血者結紮之。有血腫時。姑由保守療法(如熱水洗滌、沃剝坐藥等)以待吸收。

七　卵巢囊腫

症候　腫瘍膨至骨盤內者。有劇痛。腫瘍小者無大痛苦。最要者爲壓迫症狀與合併症。合併症以癒着、(疼痛、壓迫症狀)軸捩轉、(下腹急痛、如限局性腹膜炎)出血、(貧血、腫瘍忽然增大)破裂、(腫瘍縮小)化膿、(發熱、疼痛)癌腫性變性(腹水、疼痛)及腹水等。

診斷　由內診法。可知子宮後方側面。有緊張彈性之球形腫瘍。壓之無痛。子宮運動時。該腫瘍不隨之運動。腫瘍漸大入於骨盤中。則在腹壁上可觸診之。

鑑別

卵巢囊腫	臍不膨凸	仰臥時仍膨凸	腹部限局性膨大	仰臥時前腹部濁音側腹部鼓音	濁音界不因體位變換而變動	膣穹窿部不消失子宮不下垂
腹水	臍膨凸	仰臥時腹扁平	平等膨大	前腹部鼓音側腹部濁音	易變動	子宮下垂膣穹窿部消失

療法　早期摘出卵巢爲要。否則有種種合併症。治療困難。穿刺術惟手術禁忌之時。患者痛苦不堪。始試用之。（令膀胱空虛、腹壁消毒、插套管針以刺之、排液後速縫合針孔）

八　子宮周圍炎　骨盤腹膜炎　輸卵管炎及卵巢炎

一子宮周圍炎　由分娩、淋疾及他種原因而成。急性者高熱、戰慄。骨盤側壁與子宮間。生疼痛性滲出物。境界不明。難移動。初子宮傾於健側。久則成瘢痕索條。牽引於患側。

二骨盤腹膜炎　由產褥手術及附近之膿竈、各種之刺戟所成。或爲非傳染性。初發時如限局性腹膜炎。又如汎發性腹膜炎。但在非傳染性者。發熱、疼痛俱僅少。

三輸卵管炎　常兼有他種生殖器疾患。故其病症頗複雜。概由淋毒結核及他細菌傳播而成。急性期內發熱疼痛。能在子宮兩側。觸知結節狀或圓壔狀之腫瘤。內蓄膿汁。

四卵巢炎　急性期內月經血出不息。或月經前下腹作痛。慢性期內月經停止、壓痛、卵巢腫脹癒着。

療法　上記諸病在急性期內宜安靜休養。以冰囊濕布爲局處消炎之目的。調理便通。（腹膜炎者爲腸蠕動靜止宜服鴉片）兼爲對症療法。俟諸症緩解。再行局處療法。

九　子宮出血

原因　本症屢爲吾人所遭遇。其原因甚多。不能專以止血劑治之。麥角劑適用於胎盤娩出後之無力性子宮出血、產褥性子宮收縮不全等。其他皆不宜用之。

子宮出血之原因。除流產、鬼胎、前置胎盤、胎盤早期剝離、無力性子宮出血、子宮外妊娠等外。尚有子宮內膜炎、實質炎、子宮筋腫、癌腫、子宮後屈症、卵巢病、喇叭管病、骨盤腹膜炎、腹腔內大出血、骨盤結締織炎等。他如全身病（心肺肝疾病、糖尿病、血友病、脂肪過多等）傳染病經過中。及神經障礙。（精神病、歇斯的里、神經衰弱等）亦成本症。

療法　子宮出血之原因甚多。不知其原因而施治療。宛如緣木而求魚。若不能發見其原因。僅可以麥角劑、腦下垂體製劑、卵巢製劑、（卵巢障礙者用之）熱水洗膣等治療之。

第九章　腹部腫瘍診斷法一般

腹部腫瘍之診斷。皆甚困難。非獨外科醫之責任。內科醫亦宜共同考察之。

第一　腹部腫瘤存在之部位如何。

（一）腹壁腫瘤　存於皮下者。（在皮下移動）存於腹筋內者。（筋肉弛緩時能移動。緊張時不能移動）存於漿液膜下者。（收縮筋肉則消失。弛緩筋肉。則在外部得觸診之）

（二）腹膜後腫瘤　概無移動性。不能用打診法確定之。腸管被腫瘍壓於前方。有鼓音。

（三）腹腔內腫瘤　呼吸時腫瘤常上下移動。移動之難易。由各臟器而異。移動易且有莖者。爲腸間膜、

網膜小腸腫瘍。移動難者。爲幽門部腫瘍。（膵臟癌腫、膽囊水腫、腸癌、腎臟水腫初期固定性游走腎等亦難移動）

第二發源於何種臟器。

(一)肝臟腫瘍　呼吸時腫瘍移動至一寸許。大腸被腫瘍壓下。或被掩護。

(二)膽囊腫瘍　形圓。蔽於肝臟之周圍。

(三)胃腫瘍　胃之盈虛不同。腫瘍位置亦不同。故用沸騰散令患者胃部膨大。即見腫瘍變位。

(四)脾臟腫瘍　呼吸時腫瘍常移動。及其腫大出於肋骨弓。則脾部彎曲部。被其掩護。腫瘍之外緣平滑。內緣不平滑。

(五)膵臟腫瘍　呼吸時腫瘍移動極少。宜注意其位置。

(六)腸腫瘍　腸管充盈則腫瘍變位。又或因內容種類之不同。打診音互異。小腸之腫瘍。呈他動的運動。大腸（除盲腸）之腫瘍不然。

(七)網膜、腸間膜腫瘍腺腫瘤、囊腫轉位腫瘍。此等腫瘍。皆易移動。

(八)腎臟腫瘍　腫瘍如浮球。能在外部觸知。腎機能變常。尿液成分變化。

第三腫瘍之性質如何。

生長急速者。部位廣大者。有腹水者。多發性者。癒着者。早期衰弱者。均爲惡性腫瘍。

第四診察法。

(一)視診　注意腹部膨滿之情狀。腫瘤對於呼吸時運動之有無。對於腸蠕動時移動之有無。腹部皮膚之變化等。

(二)觸診　注意腫瘍之軟硬。波動之有無。移動之難易。腫瘍之性質等。當觸診時。忌有粗暴之行爲。不可以冷手觸於腹部。不可令患者居特別之位置。緊張腹筋。若其腫瘤在小骨盤內。尤宜從膣與直腸檢查之。(雙合診)萬一診查十分困難。須用下劑(或灌腸)排泄腸內容物。同時排去小便(間或洗胃)而後行之。又或痲醉入浴。除去腹筋緊張。俾便於觸診。始無遺誤。或以空氣打入肛門。沸騰散投於胃內。則腫瘍之位置、大小、形狀。皆容易診查矣。

腦膜炎簡易療法

朱明初

本病一名痙瘟。亦名流行性腦脊髓膜炎。乃急性傳染病中至急至險之症也。一經傳染。數時乃至三四日後。卽行發病。常以一囘之戰慄或數次之惡寒而起。始卽踵之以發熱、頭痛、眩暈、嘔吐、脊椎疼痛、項背諸筋疼痛、筋肉短縮及强直。就中尤以項部强直爲本病之特徵、（在急性症第一日之末或第二日項部卽强直）此本病所以又有頸硬及頸痙之別稱也。又顏面發疱疹者頗多。發痙、攣痲痺、搐搦、譫語、卒倒、昏眠者亦多。民國七年冬。曾盛行於江浙諸省。當時歐戰方酣。西藥來源斷絕。余行醫浙省。目擊死亡爲之惻然。窮思經月。試驗多次。倖得一法。浙人士之得以全活者。不下千人。復刊傳單十餘萬。分贈全國各界。旋得各處同道來函。僉云靈效非常。良深欣慰。今冬天氣過燥。寒燠不時。本病又發現於滬上。爲特摘錄前稿。寄刊貴報。以供閱者之研究。並乞同道之指正。療法列後。

治痙古方俱無效。據余經驗之所及。以紫金錠爲最佳。（須一起卽服、遲則無效）餘如竹瀝、薑汁等。亦可試用。處方如下。

紫金錠三錢。（約三十塊）日服二三次。每服一錢至錢半。小兒減半。開水送。

按紫金錠一名玉樞丹。亦名萬病解毒丹。須向信用素著之大藥鋪購之。我浙以胡慶餘堂爲最佳。

淡竹瀝一茶碗。生薑汁二湯匙。右頓服。小兒減半。

外治法

一、亟灸神闕天樞陰交氣海合谷。極效。卽猝死者亦什九可甦。

神闕。適在臍中。天樞。在臍兩旁各二寸。陰交自臍之中心度下恰好一寸。氣海在陰交下五分。（卽臍下一寸五分）合谷。（一名虎口）在食指與拇指基底部中間之陷凹處。

附灸用尺度法

一、於手掌則自中指之尖端至掌後橫紋處。（卽掌腕交界處）其間作爲八尺。（專供女子用）

二、兩乳間作爲八尺。（專供男子用）

二、芥菜子三兩。

微炒研末。以微溫湯調之。塗於布片。貼腓腸部。（卽小腿肚）十分至十五分時去之。

附西法

迅卽穿刺腰椎。注入本病血清。再於皮下或靜脉注射電解質膠様銀。Electrargol 或美替倫藍銀。Argochrom 其他不過對症的療法而已。

按用拙撰簡易療法。醫治本病。於初起三小時內用之。十中救十。決無一失。十小時內用之。十救八九。二十四小時內用之。十救七八。三十六小時內用之。十救六七。四十八小時內用之。十救五六。再遲無效。速用爲要。再用紫金錠治本病。實較注射血清或其他西藥爲有效。望我同仁萬勿過信西藥。輕視中方。亟起研究。共圖改良。廣爲傳布。以資提倡。務使天下同胞。共曉然於西藥所不能治之疾患。我中藥未必不能療之。而中西同仁。更除其門戶之見。取彼之長。補我之短。診病概用西法。治病則中藥所能治者。俱用中藥。中藥所不能治者。再輔以西藥。則裨益於國人者。當不僅多救幾人生命已也。

孫仲華先生抄示急救霍亂經驗神方

聶雲台記

見乙丑年七月十八日時報。高郵施文俊函。霍亂西名虎列拉。中名癟螺痧。初起時惡寒頭昏胸中脹悶。繼而腹痛筋轉。吐瀉大作。手足麻冷。冷汗如雨。終則手指螺紋癟陷。人事不知。無論冬夏秋皆有此症。有吐而不瀉。瀉而不吐者。又有吐瀉不出者。名曰乾霍亂。最爲危險。治不得法。皆不能救。凡遇此症。斷不可與以飲食。即米湯亦不可飲。並忌食薑。薑一入口。即不可救。方用白礬貳錢。研末。用溫水冲服。（孕婦不忌）如是霍亂。礬味即變成甜味。再服礬水。總以知覺礬味爲止。病即愈。如夜間無溫開水。即乾嚼礬塊咽下亦可。雖極劇之症。皆立刻見效。眞神方也。有人發生此症。服十滴藥水。毫不見效。照方服白礬數錢。果即全癒。歷年以來。救活多人。幸勿漠視。

醫學書局出版

青年叢書

幸福之花

三版出書　每部五角

此書首論性慾教育，與性的衛生，次論結婚之攝生，與婚後之保攝，又次論妊娠之衛生，不妊之原因，月經之生理，分娩之處置，小兒之發育等，莫不敘述詳盡，後附快樂與人生，醫學與人生，醫藥與家庭等論文數首，其精警透闢處，如當頭棒喝，能喚醒癡迷，如暮鼓晨鐘，能發人猛省，强體格，健精神，幸福自臻，

幸福之敵

每部五角

丁惠康編，此書不啻爲普通人說法，內容凡關於肺癆病，花柳病，胃腸病之種種學說，如各病之原因症候，最新療法，無不燦然大備，而花柳病篇中，附有新六零六之用量性狀禁忌等說尤爲特色，至於用筆之淺顯明白，學理之精警透闢，尙其餘事，故無病者讀之，可以知所預防，有病者讀之，既不致爲庸醫所誤，且可知正當治療之法，而獲早日痊可之效，誠人人必讀之書也，

結婚與衛生

二角五分

本書詞旨新穎•凡關於結婚之性情選擇，體質配合，疾病避忌，血統利害，皆推闡無遺•而於婚後保攝，又三致意焉•爲青年者，允宜人手一編，細加研究•可使未婚者獲諦良善之婚姻，享家庭美滿之幸福•已婚者能保固有之健康，且得體質强壯之兒女也•

青年科學

醫學上之青年觀

丁惠康編　一册　六角

近世書籍關於青年之修養者，雖有多種•然皆從心理學與倫理學立論•罕有從醫學上專論青年之衛生及青年之修養法者•故特譯本書•以爲之先導•勉青年爲良善之人•不從倫理上立論•而從醫學上立論•故得讀本書者，苟能身體力行，自然體格健全，精神亦化爲良善•蓋身心兼益之本也，書中所述疾病治療等，亦皆爲最新之學說焉•

青年最危險之一問題

每册四角

上編敘性慾發生之原理與性的衛生之諸要點，理至透澈，下編爲手淫之影響與其矯正法，大抵青年時最危險之問題爲性慾•有性慾不能達其目的而誤犯手淫者，是又危險中之危險矣•此書能令已犯者得治•未犯者不犯•洵可謂渡青年出險津而登康衛之慈航也•

胎產必讀

一册四角

女子自妊娠而至產褥，爲生平最重大之變化•又爲最危險之經過也•是以青年男女，於胎產之智識，不可不研究焉•

讀書指南

一册七角

此書乃甄錄先哲論學之語，設爲問答•平易近情•處處切理•由此擴而充之，可進於博雅淹通之域•此即所謂階梯中之階梯，門徑中之門徑•誠爲當世學子欲從事於國學者之不可不讀者，

不服藥之自然療法

黃階泰編　册四角

是書發揮自然療能，一本諸經驗而論，凡慢性病中之肺結核，加答兒，喘息，腺病，貧血，心臟病，消化器病，神經疾患等，藥物治之無效者，無不可以空氣，日光，水等挽回人體之自然療能而治愈之，以濟物質醫學之窮•

精神病學一夕談

一角五分

夫有精神病患者，非特精神荒廢，不能完成其職業•且爲家族社會之累•並影響於國家•故精神病學之研究，亦當今之急務也•

松禪手書叢帖

定價六角

青年時精神修養之最要者，莫過於克制性慾•習字非但能使性慾無形消滅，且能養成忍耐心，兼之本帖又爲翁書之精華，都雄偉絕倫，豐姸力勁之字•於腴秀大小體格，無不略備•可各投學者之所好，誠青年有益無弊之事也•

說刷牙與牙刷

衛生教育會

刷牙對於人工的口齒淸潔方面。是件最重要而最好的方法。也就是使全國康健的最要事項。所以人們決不可把他忽略。每天至少要刷牙兩次。(早上和晚上)而對於晚上睡覺以前的一次刷牙。更加重要。因爲日間吾們常因了飲食談話等事情而使嘴唇面頰舌頭等得着活動。以促進唾液的分泌。而口齒方面因之就有了自然的淸掃作用。但是一到熟睡之後。脣舌等都停止了運動。於是自然的淸掃作用。也就沒有了。所以在這時候留在口裏的食屑細菌等。最容易發酵。而壞牙齒。試想這七八小時睡眠的時間。細菌不知要增殖多少。牠的害處當然不言而知了。

上面所說每天兩次刷牙。乃是折中的次數。照最適宜的條件講來。除了早晚兩次以外。每吃過一次東西。便應該刷一次牙齒。這一個條例。如其一時覺得辦不到。那麼在每吃過一次東西之後。須用水漱口一次。吾國的情形。每天刷牙的人。大多數只有早晨一次。而且多數人的刷法。都是不合規則。所以這件事一定要大家注意。第一須增加刷牙的次數。早晚兩次。在睡覺以前的一次刷牙。較了早晨一次格外重要。決計不可缺少。吾們如其祇在早上刷一次。而晚上不刷。那麼好像賊出關門的一樣無用了。第二須改正刷牙的方法。這一條也很關重要。現在把正則的刷牙方法。寫在下面。

刷牙的方法　先用多量的清水。或稍加嗽口藥水。含嗽口腔。蕩去口中殘留的物質和黏液等。其次拿牙刷的刷毛。在水中沾濕。洒去些水。然後蘸着牙粉（如用牙膏那麼將牙膏搨在牙刷上。如用牙水那麼把水滴幾點在牙刷上。）將頭稍向下俯或稍向上抬。口稍張開。把牙刷放到口裏。先刷左右兩頰臼牙的外面。牙刷須上下直刷。不要左右橫刷。對於牙縫和牙頸等容易積食屑的地方。最須留意刷淨。兩邊臼牙刷畢。再刷門牙。犬牙等外面。也須直刷。不要橫刷。（上列的次序先上顎而後下顎）牙齒的外面既都刷過。於是再把口張大。刷兩頰臼牙的裏面。這時候牙刷果是不能拿的平穩。因爲有門牙的阻礙。不妨稍稍傾斜。仍須上下直刷。刷過了臼牙。再刷門牙犬牙的裏面。這時候牙刷可以直拿而上下直刷。（上面的次序是先刷上顎再刷下顎）不過有一件事須得留意的。便是無論刷牙齒的外面或裏面。在刷上顎的時候。應該把刷毛從上面刷向下面。刷下顎的時候。應該從下面刷向上面。如此才可以不傷牙肉。等到牙齒的裏外面都刷過了。最後便要刷左右臼牙的咬合面（卽上下臼牙咬合時接觸的地方）這時應該將牙刷拿成水平式而橫刷。把咬合面的凹處擦刷潔淨。（也是先刷上顎再刷下顎）到這裏牙齒本身都已刷到了。（上面刷牙時的次序。儘可變通。不過一定要使全口牙齒的裏外面要全刷到。）於是可把牙肉也用牙刷輕輕的擦刷幾下。使牠促進血液的流行。（稍出血也不妨。日後牙肉堅老。自能停止。）此外口蓋（口上面的肉壁）和舌頭也可以使牙刷輕輕擦刷。不過刷的時候須要小心。不要硬把牙肉等擦破受傷。在刷舌頭和口蓋的時候。不要刷得太進。以免作嘔。（清潔舌面另外有專門的刮舌。但是應注意。凡是質料粗造的不可採用。須擇光潔而滑淨的在舌面上輕輕刮過就可）。

總之我們在刷牙時最須注意的有兩點。第一是要牙刷向上下直刷。不要橫刷。因爲橫刷時牙縫裏的東西。一定不易刷去。而且橫刷極容易使牙頸部刷耗。成了長條的缺損。可是現在普通人的刷牙。多是橫而不直。深望讀者有以改正。第二是刷牙時全口牙齒的外邊裏邊牙縫咬合面等處都須刷到。不可單刷外邊便算了事。而現在一般人刷牙時却祗刷外面。其他各處毫不顧及。這也一定要改正。上列兩件事。都是輕而易舉的。望大家注意。

牙刷在牙齒的衛生上。是一位極有功的物。所以對於牠的選擇和保存等。不可不加以研究。選擇牙刷的最要條件。是要牙刷的形態和刷毛的排列。合於刷淨牙齒的各部份。便於使用。而不傷及牙齒和牙肉。用後又須便於清潔耐用而不脫毛的爲上。吾們選購已經製就的牙刷。應該注意下列的事項。(一)刷毛的排列。牙刷刷毛的排列。式樣很多。他們的優點也各有不同。在吾們普通所需要的。須刷毛面稍帶灣形。毛度長短參差。而每束的分植距離很希。縱橫間都有空隙。而每束刷毛的上段。須稍形放散。頭上略帶尖形。以便嵌入牙縫。刷去牙縫裏的東西。總之。刷毛的排列。最忌平整密接。因爲一方面不能把牙齒的全體都刷的清淨。一方面也難以除去一切留滯在牙刷裏面的汚物水氣。以致扶助細菌的繁殖。所以不可採用。(二)刷毛的硬度。刷毛的硬度極關重要。太硬的。要刷耗牙齒。傷及牙肉。太軟的又不能刷淨牙齒。所以選購的時候。不可不注意。大概須依牙齒和牙肉的情形而定。凡較弱的牙齒和容易出血的牙肉。應選用刷毛稍軟的牙刷。在强固的牙齒和牙肉。那麼可以選用刷毛稍堅硬的牙刷。總之。

牙刷用得適當的時候。刷毛硬的較軟的好些。所以在初刷的時候。可以先用軟的。以後逐漸換硬的便好。如其用了軟的牙刷。牙肉仍舊不時出血。那樣須赴牙醫處診治爲要。兒童的牙齒和牙肉。較成人爲軟弱。所以刷毛須選較軟些的才好。(三)刷背和刷毛面的闊狹長短。如其刷背太闊。那麽刷牙時運用不靈。難於週到。並且常常擊痛周圍的肌肉。所以選擇時。宜依照口腔的大小而定。不可太闊。而末端尤須稍狹爲適宜。至於刷毛面的長度。以從最後的臼牙起到第一小臼牙處止。最爲相宜。(四)刷毛的長短。刷毛不可太長。否則刷牙的時候。運用不能圓轉。不過刷毛太短的。在擦刷時。也不能週到。所以須依着口腔的大小。選擇長短適宜的爲佳。(五)刷柄的選擇。刷柄有骨質角質等種。而以骨製的爲最相宜。柄的全部。應擇平滑光潔。不加彫刻者爲佳。因爲一有彫刻。便容易藏匿污垢。而難於清潔。刷柄的式樣。須扁平而稍帶灣形的爲適宜。

牙刷的處置。凡新購的牙刷。除包封完密。曾經製造廠消毒的以外。於首次試用時。必須經過一次的消毒。最普通而最好的法子。便是放在水裏煮沸一次。以便消毒。

每刷一次牙齒之後。須將牙刷在水中洗淨。然後洒去水漬。將牠掛在清潔而乾燥的地方。(能晒着日光最好)勿使受塵垢的污穢。並須常把牠晒在日光裏。受日光的消毒。最好每星期中有兩次把牙刷的毛浸在硼砂水裏。用硼砂一茶匙溶在半玻璃杯水中。每次約浸三小時左右。這樣可使牙刷清潔而稍帶甜味。

還有一個保護牙刷的法子。便是在牙刷用過之後。先用水洗淨洒乾水氣。再將細的食鹽。洒在刷毛上。

(最好用有細孔的鹽瓶來洒)把牙刷完全蓋沒。然後把牠掛起。這鹽過了一刻。便能變硬。差不多成了一個鹽套子。套在牙刷上。這鹽套能抵禦細菌塵垢。而又使刷毛硬固。當下次用牙刷的時候。可先把牙刷的鹽洗去。然後蘸了牙粉應用。(此法爲美國某醫生所倡導)

一個牙刷。祗好一個人應用。切不可一個牙刷。許多人公用。凡是自已用過的牙刷。不要借給他人。也不要向他人借牙刷用。當出外旅行或往到別處去的時候。自已用的牙刷。一定須帶在身邊。不可以爲祗有一二天的勾留而不刷牙。或想要刷時可向他人借用。須知一天不刷牙。身體上便得到一天不刷牙的影響。而借用他人的牙刷。在細菌傳染方面。也是一件極危險的事情。

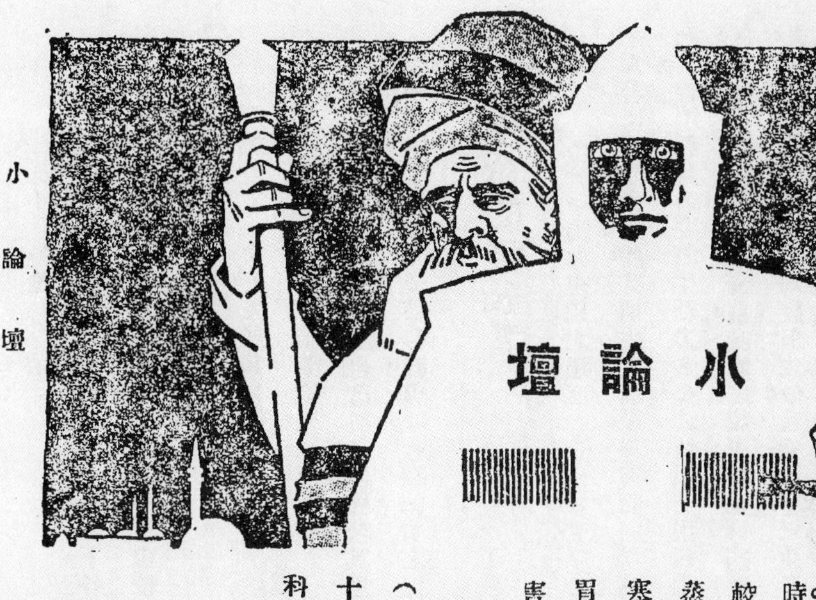

冰之研究

丁錫康

昔時吾人以爲冰並不傳染疾病。今則細菌學大進。知傷寒等微生物不因冰凍而死亡。麥頓氏證明法氏零度以下三百十五度尚不能殺盡細菌。而當冰凝結時。垢汚物品凝入冰內者亦多。冰共分二種。卽天然冰與機器冰是也。製天然冰時用以結冰之水。須潔淨。如池水亦以不着汚穢爲妙。水成冰後。其所含之細菌。較未結時大減少。冰之上層。大都含汚穢較多。塵埃亦易飛上也。製機器冰。宜以蒸溜水或已沸過之水結之。冰含細菌旣減少。其發生疾病之機會亦鮮。惟於傷寒一症。其細菌不易滅絕。美國等處。曾發見因食冰而患傷寒症者。其他較輕之胃腸炎。或亦因食冰內所含之汚物而起。總之冰苟製法得宜。用水潔淨。實無危害也。

酒類之危險

丁錫康

（一）酒類能傷身。（二）酒類助長慾念。減少自治力。作奸犯科者百分之九十六均嗜酒。（三）嗜酒之父母。生下兒女大都多病而弱。性格不良。（四）以科學試驗。酒類破壞聽覺百分之八。視覺百分之十。記憶力百分之十五。

小孩遊戲之規則

丁錫康

（一）小孩須有充分之遊戲時間。藉之發達身體。養成其忍耐心。審判力。強健之意志。合羣心。及愉快之感覺。

（一）小兒之玩具須選擇其有意味者。有養成小兒發明之能力。

小論壇

(一)小兒遊戲之種類甚多。其宗旨不外以下各類。

一歲至三歲。練習筋肉使之強健。并養成敏疾之五官。

三歲至六歲。養成其思想力。

六歲至十一歲。發展其自信力。

十一歲以上。發達審美觀覺及忠誠心。

(二)小兒玩具。最好使之自己製造。以練習其思想心。

(一)團體遊戲。能發達忠誠。勇敢合羣誠實之觀念。

生命的摧殘者

丁惠康

(一)腦力使用之過度

吾人若使用腦力過度。其所生之結果。與肉體過勞者相等。甚或過之。皆消耗其最要之生活力者也。其結果將引起消化力之不良。精神之悒鬱。神經之衰弱。身體之頹唐。於是百病叢生。寖成病夫。徵特害及其個人之健康與生命。且與社會之生產力。國家之強弱。亦有直接之關係焉。玆略舉精神過勞之弊如左。

思考無節　吾人如以一腕爲一種之動作。較之同一時間之全身運動。其疲勞爲尤甚。精神之動作亦然。若思考無節。歷久時間而不休息。則其害甚碊。故吾人使用腦力。不可拘拘於一事物。其間應有充分之休息。藉慰其心身之疲勞。而其精神勞作之所得。亦較大也。

從事於素所不樂之事業　使用腦力之時。其心快樂。則精神雖勞而不覺其勞。故所作之事業。以能合其嗜好與味者。爲最要之目的。若違其所好而強爲之。則其害無過於此者。

強度之刺激　刺激之劑。如酒精咖啡烟草等類。世人每當精神勞頓時用之。是不啻與以二倍之疲勞也。安可輕用之乎。

消化與腦力　飯後爲消化力最旺盛之時。若於此時間。而用腦力。則思考力將愈覺勤勞。而消化作用。復受障害。

環境與腦力　此外所當留意者。厥爲吾人之環境。如光綫空氣溫度等。與精神之動作。均有極大之關係。故日常用功時。當注意環境之優良與否。而適當之運動。尤爲思考力之源泉。更不可忽視之。則世之所謂學者病。庶可以免。

(二)疾病

疾病實爲吾人生命之蠹。如蠶食焉。雖幸而治愈。而生活力之消耗。臟器之頹敗。已能阻其天賦自然之目的。可不懼哉。

據翟夫孟氏之統計。謂百萬之死亡數中。四萬七千人爲死產。一萬六千人因暴力而死。十二萬三千人因衰弱疾病而死。三十七萬九千人因慢性疾病而死。三十一萬三千人因急性疾病而死，又自殺者亦日見增加故得遂自然老死者僅少數人而已可慘也。

吾人不經意處每易罹疾病。如飲酒薄衣徹夜不寐等其能致疾病人非不知。在不注意耳。又有偶患病症。世人每姑息彌縫。致釀成不治之症者。往往有之。如初期之肺癆。療治甚易。而不肯行相當之療治。以爲或可自愈。致失去正當之治療時期。病象漸重。始乞靈於藥石。皇皇然不知所措。幸而能愈。則其療治之代價。亦決不如始病之輕易也。故不幸患疾病時。切不可取放任之態度。當及時嚴爲療治。勿失正當之機會。是爲至要。

無衞生思想而強行處置疾病者。最爲危險。如無食慾者。強使飲食。發熱之患者。飲以酒類咖啡。又或密閉窗戶。致室內溫度高昇。阻害清淨空氣之新陳代謝。而患者之分泌排泄。因之而不自由。此種不合理之處置。能於不知不覺之間。戕害人命。

長壽之祕訣

振鐸

（一）愼色慾　據醫學上之調查。凡人之長壽者。平日類皆不喜近女色。即就動物言之。鷄之色慾最強。壽僅十年而死。鸚鵡色慾最淡。能壽至百齡。又兔鴿之短命。與龜鶴之長命。殆亦基因於此慾色之影響於壽命。固如是其顯著也。故欲長壽者。首在愼色慾。

（二）當注意於精神上之衞生。　精神與肉體。有密切之關係。此生理學及心理學久經論定。無俟贅言。即就吾人日常之經驗觀之。凡一喜一悲。苟超越一定之境界以上。必於精神上失其調和。其結果至肉體之調和亦不保。從是而精力耗焉。或疾痛生焉。是以喜怒無常。或用情易趨極端者。決非壽徵。悲哀傷人。更甚於形骸之痛苦也。故欲長壽者。更當努力於精神之修養。

（三）當知肉體上衞生之重要而厲行之。　普通衞生規則。固當恪守。而尤以注意於腸內之細菌爲最要。法國一學者。曾於此事爲特別之研究。據稱蝙蝠之能長壽者。以其腸內細菌不多也。至兔之所以不永年者。觀其排出之糞。常作固形體而可知。因腸之內容物時時積壓停滯。繼因細菌而醱酵。致腸吸之而成毒也。故人之便祕。亦爲最不良之現象。無論平時或有病。均當特別注意焉。

大麥之滋養力

鍾鳳

大麥屬禾本科。爲糧食之一。我蘇寶山嘉定等處鄉民。以之磨成細粒和米以煮飯。上海川沙。靑浦南匯金山松江。以及蘇常一帶之居民。則不知麥飯爲何物。聞有食之者。爭嗤笑之。殊不知大麥之滋養力。較諸白米。有過無不及焉。茲將大麥之成分。與白米比較述之。

在風乾狀態百分中。大麥之蛋白質爲一一・一六。白米爲六・八二。大麥之脂肪爲二・一二。白米爲〇・二九。大麥之炭水化物爲六五・五一。白米爲七一・九五。

觀此可知大麥所含有之蛋白質及脂肪。均較白米爲富。惟炭水化物則稍遜耳。且穀類中所含之維他命。大部份存在於胚珠。吾人日常所食之白米。已脫落胚珠。致缺乏維他命。故常食白米。易患腳氣病。惟食麥飯。可免此病也。際此米價昂貴之秋。苟能多食大麥。則於經濟上體育上。均有裨益。願國人注意及之。

痧眼之可怕及預防

蘇曾強

余自入大華醫院以來。每夕施診時間。眼科室內。最多者厥惟痧眼。痧眼之爲病。起於不知不覺之間。其致病之原因。由於與已患痧眼者接觸所致。如手巾枕頭門閂握手等。在在皆可。至空氣中不能傳染。患此者畏光。流淚。紅腫。痛癢難堪。翻開眼皮看之。在結膜上有灰色透明之顆粒。狀如小米。尤多於眼皮及眼球結膜分界之處。顆粒破後成疤。致眼皮內翻。睫毛向內。因睫毛向內而傷及角膜。致成潰瘍。其害何可勝言。常人不察。初不留意。不知目爲五官之一。我人頃刻不能離此者。雙目失明。即成殘廢。歐美各國。均嚴防痧眼之傳入。我國患者日衆。亟宜設法掃滅之。掃滅之法。約分數端。(一)工廠學校等公共機關。每星期檢查一次。有患之者。即令停工或停學。從速醫治。(二)遊戲場及茶坊酒肆。取消手巾惡習。此物實爲各病傳染之媒介。目疾尤甚。我常謂手巾一日不改良。痧眼一日不除。深望主其事者。有以善之。造福無窮。(三)家庭之間。手巾面盆。宜各分開。(四)个人方面。未患痧眼者。宜常保清潔。已患痧眼者。從速就醫。勿傳之他人。亦道德之一端也。此外尤有我人防不及防者。如日常之紙幣。類皆積有汚跡。凡生存社會者。甯能以其有傳染細菌而謝絕之。惟有極力留意接觸後之清潔。以防他日之害。

康健簡規

沈仲圭

(一)睡眠八小時。夜十時寢。晨六時起。其姿勢宜側睡屈膝。(如此睡法。可防夢遺。)

(二)早膳用鮮牛乳一杯。鷄卵一枚。午夜兩餐。八分而止。食後徐行數百步。以助消化。

(三)食物時細嚼緩嚥。孫思邈詩曰。美味須熟嚼。生食不麤吞。

（四）食物取滋養。屏難消而以植物為主。因蔬菜菓實。既易消化。又含生活素甚富耳。

（五）節五辛。薄滋味。韓非子曰。香美脆味。厚酒肥肉。甘口而疾形。

（六）大便每日一次。如厠之前。飲冷開水一杯。并按摩腹部。以催起腸之蠕動。（按糞便積滯大腸。產生毒質。吸收於血。為自毒之原。）

（七）每日早暮。於潔淨之空氣中。行深呼吸各一次。每次十餘息。為強肺杜癆良法。

（八）治事之室。窗戶洞開。雖在夜間。亦不緊閉。蓋人之需要空氣。尤過於飲食也。（惟床前宜用屏風障之。以免風寒直射人體。）

（九）沐浴所以去皮膚之排泄物。愈勤愈佳。千金翼方曰。身體沐浴。務令潔淨。

（十）歡笑最能益人。宜勉為之。憂慮極傷心脾。宜蠲除之。內經曰。憂則氣結。喜則百脈舒和。

傷風

白衞氏

秋冬之季。傷風者甚多。若不善攝養。每成損症。茲述此症之現象及防護之方法數則。以告讀者。

傷風乃人生生理的適應機能。有防止溫熱消失。及增加溫熱之作用。吾人每至秋冬。以氣候寒冷。皮膚血管必收縮。故皮色每形蒼白。若遇驟冷。則立即毛肌收縮。皮膚生粟。（若在動物其毛則直立。）凡此所以防止溫熱消散之現象也。自外表收縮後。血液充聚內臟。促進運動。如過寒則肌肉痙攣。凡此所以增加溫熱之作用也。可知傷風之初。乃生理的正當適應機能。而非病症。惟吾人平日養尊處優。保護太密。反失其天然作用。故血液充聚內臟後。不能抵抗。遂致呼吸器及消化器腫脹。內分泌增多。細胞澎化。於是傷風病菌。乘間繁殖。（人口鼻中。常有細菌叢存。傷風病菌其一也。）此期乃完全為病症矣。其在呼吸器之病。最初為呼吸鬱悶。其次為鼻炎。其次為發熱咳嗽。其在消化器之病。為口中無味。食欲不振。其後則有腹痛或下痢諸症。而久咳則有肺病之虞。故傷風之第二時期。確是危險病症。不可不極力防止。其法第一宜常漱口。保持口腔清潔。以免細菌之繁殖。第二如鼻中分泌過多。可以絮或布蘸硼酸水等拭之。第三少高聲言語。蓋喉頭振動。細菌每乘機入氣管中。則成咳嗽。危險甚多。蓋喉頭為肺臟之第一門戶。

故傷風者不可不靜養之也。第四口中分泌增多。欲食無味。切不可食有刺激之食物。第四消化不振。故當少食以保護胃腸。免致腹痛下痢。至於預防之法則厲行衛生及平時鍛鍊體力尚矣。

飲鮮牛奶的常識

衛生會

醫學自從脫離「巫醫」的時代。便進了科學時代。自栢斯透氏之學說。與乃更進一步。作預防的工作。因爲從前所說醫學。無非是治療。向不講怎樣防病。也不管他傳染病也罷。不是傳染病也罷。有了病方醫治。沒有病是不管的。要防人生病。是更管不到了。也不曉得防病的法子啊。

預防病的學問就是衛生學。對于人的起居行動飲食。以及身外的環境。都要加以限制。選擇改善。使他們都與人身的健康有益。講到飲食一層。現在用新鮮牛奶的人。漸漸的多了。對于鮮牛奶的選擇常識。知道的還不多。平常不過把鮮牛奶煮開。就已經算很衛生了。不知道牛奶裏所有的微生物。固然可以用熱煮死。不過牛奶的成份。也受了化學的變化。譬如維生素等都受了變化。有些物質又因熱凝結。變爲不易消化的質地。把一種有益人身的鮮牛奶。煑成一種無補健康的飲料了。您說可惜不可惜。照衛生學講。用柏斯透法子就很夠了。他的法子是把牛奶熱至攝氏六十度。在這溫度熱半小時。這樣把有害的微生物都治死了。却不變動牛奶的原質。這纔有益于人身康健呀。

據獸醫博士某君所說。牛奶極有益于人身健康。然而他傳的病亦不少。如肺癆傷寒等症。往往借牛奶做媒介。不用柏斯透法。先加治鍊。不宜用作飲料。又平常飲牛奶的常識。有不可不知者數項。

（一）牛奶中水分約百分之七十。多不相宜。

（二）脂肪約平均占百分之四（自二、五以上）

（三）水太多或脂肪太少不宜用。（其實只要所攙之水很清潔。所經過的手續很衛生。從衛生學立論于牛奶無害。不過所付的代價超過所値。經濟上吃虧受騙了。）攙米湯粥湯亦有同樣的弊病）

（四）牛奶有特殊之色澤爲淡藍（攙水太多）橙黃深綠（有病）等色者不宜飲。牛奶正色爲白而不透明。無臭無味。

（五）牛奶有魚腥氣及酸味者不宜飲。

The International Medical Journal

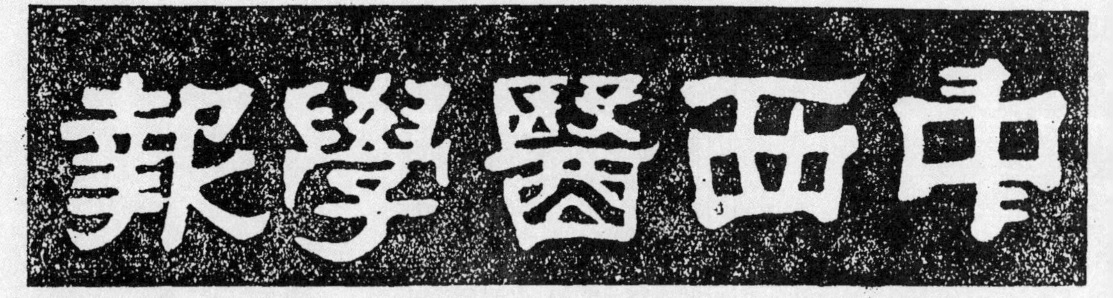

中西醫學報

Vol. IX 九卷　　November, 1927　　十一號 No 11

Schriftleitung : Dr. med. M. J. u. S. R. Ting

Verlag : The E. Yoh Medical Press, Shanghai, Myburgh Road 121

Registerd at the Chinese Post Office as a Newspaper

第十一期目錄

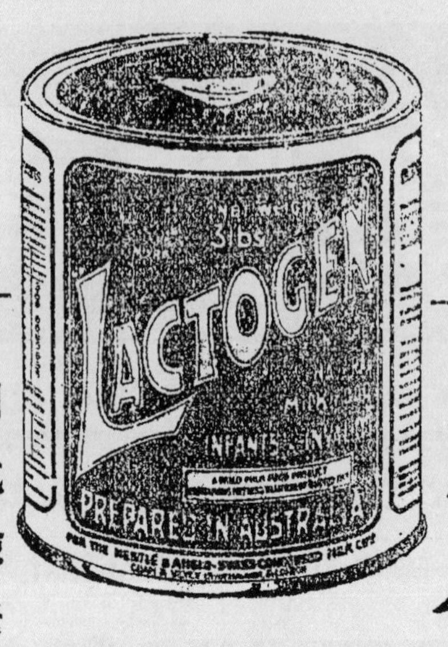

勒吐精代乳粉原料
完全乳質別無他物

勒吐精代乳粉乃純潔鮮牛奶用最新科學方法將水份取出而成粉形

將勒吐精代乳粉之原質及成分用化驗法分析之可以證明其原料內完全乳質別無他物

勒吐精代乳粉用六份半水冲調後與康健母乳相同而爲嬰孩代乳聖品

論嬰孩肺炎之血清療法

丁惠康

Die Behandllung der Bronchopneumonie im Saeuglings-und Kleinkindesalter mit Pneumokokkenserum: Dr. R. Kochmann

嬰孩之死亡例。向以夏季爲最高。晚近以來。對於嬰孩之營養法。進步甚速。故嬰孩死亡例之最高率漸漸移入於冬季。此邁育氏 L. F. Meyer 最近之統計而證明之者也。冬季死亡例之增加。乃由於嬰孩及小兒多罹各種流行性之傳染病於冬月中也。

左爲柏林一千個死亡小兒之統計表

	▲營養不良	▲流行感冒與肺炎	▲傳染病
一九一二年	八十七	四十三	十八
一九一三年	八十七	四十八	十五
一九二二年	五十七	一百十七	三一・四
一九二三年	五十	七十五	二七・六

又左爲一百個嬰孩死亡之統計表

	▲營養不良	▲流行感冒與肺炎	▲傳染病
一九一二年	三五・二	二六・八	一一・四

一九一三年	五五・九	三十・五	九・八
一九二二年	二四・八	五十一	一三・一
一九二三年	二六・九	三七・八	一四・三

綜上表而觀之。則肺炎於嬰孩死亡統計上。極占優勢。蓋肺炎不僅爲流行性感冒之合併症或後發症。卽如小兒痳疹或百日咳等傳染病之後。亦往往發生肺炎也。故其疾患之數多。及死亡例之增加。半由於感染之易。而半由於小兒之缺乏抵抗力也。

由一歲至三歲之小兒。若患肺炎。其預後之不良。人多知之。其死亡之統計。約在百分之五十以上。(O. Wyss氏小兒科學) 據霍脫氏 Holt 之統計。則其死亡例。在一歲之患者約占百分之六十六。二歲者占百分之五十五。三歲者占百分之三十三。四歲者占百分之十六。五歲者則其預後概佳良矣。又據勞克司坦氏 Finkelstein 之報告。則嬰孩之罹氣管枝肺炎者。僅三分之一至多二分之一得治。其多數之結果。乃盡屬不救。

吾人抵抗氣管枝肺炎之利器。厥爲預防。是此外則嚴守各種攝生之道。但於事實上。決不能與理想完全符合。是以肺炎之流行。仍有莫得而遏之之勢。

近十年來。對於氣管枝肺炎。雖有合宜的空氣療法。然能否減少是病之死亡數。尙無十分明瞭之觀察。其他藥物如奧潑他譽。Optochin 因其化合之危險。亦不復賞用。若金雞納烏來太 Cl ininurethan 則稍有佳良之結果耳。(Friedberg)

最先施行肺炎血清療法者爲克萊保氏。F. Klemperer 克氏於動物試驗中證明肺炎球菌之有毒素。而於已經施種動物之血液中驗有抵抗素之存在。年來美國對於肺炎血清亦有多次之試驗始知肺炎球菌族種類甚多。而德國學者。遂製成多價的（複雜的混合的）肺炎血清以施行之。此種血清。先應用於成人之克魯布性肺炎。Kruppose Pneumonien 但其死亡數仍無顯明之減少。而於治愈者之病的經過期。則可縮短不少。此時於嬰孩之氣管枝肺炎尚不用血清療法。則於疾病之病理。尚未大明故也。

其後經過多次微菌學的試驗。知大部分氣管枝肺炎患者之血液中。均有肺炎球菌之存在。而死亡後之肺內。亦克見之。此種肺炎球菌之發見。實與肺炎後發症。如腦膜炎腹膜炎肺氣腫等。極有連帶關係。又有最堪注意者。如發肺炎。無肺炎球菌發見時。則必有大多數之連鎖狀球菌 Streptokokken之存在。此摩而根脫氏 Morgenroth 最近證明者也。

故以學理而論。則小兒肺炎之用血清療法。當無不宜者也。

腦氏血清。Neufeld-Handelsche Serum爲吾人所賞用者。爲多價的血清。內含二十種以上肺炎球菌與連鎖狀球菌等。現已有三十九例氣管枝肺炎用血清療法之試驗。內十七例爲百日咳肺炎。年齡二十一例爲一歲以內。十六例爲二歲以內。二例爲三歲以內。同時並用愛克司光以診察之。

此三十九例之患者。死者凡四。（卽約百分之十）其一例或由於注射血清之分量太少。其一例有肺氣腫心囊炎之合併症。其餘二例則病勢極爲兇險而非常沉重者。

肺炎之預後。與年齡營養及病勢之輕重等。均有關係。是以血清療法之外。同時自應施以普通療法。如適當之空氣及强心劑等。此外亦有應予以金雞納烏來太者Chininurethan。又有於治療上深感困難者。則患者同時有百日咳。先天性梅毒貧血諸症。而尤以患軟骨病者爲甚。

總之血清治療。若能早期施用。則病之經過必輕。

多數之患者。日行血清注射一次。約至四次。已有成效可睹。惟在進行性之患者。其病竈由一肺葉而蔓延及於他葉者。約須注射血清至於十次。始能見効。易言之。在進行性之肺炎。則血清之功効稍遜。

血清注射之單獨分量。Einzeldosis 以腦氏Neufelds 之經驗。則應用大量爲宜。否則無効力發生。有効之血清單獨分量。在嬰孩約三瓩。ccm. 在小兒則須四至五瓩。ccm.

其注射法。腦氏 Neufeld 乃賞用靜脈注射。而摩而根脫氏 Morgenroth 則以爲筋肉注射爲有効。其實筋肉注射。較爲便利。蓋行小兒患者之靜脈注射時。甚感困難也。曾有一例。吾人正注射血清於其靜脈中時。患者忽現過敏性休克(震盪)現象。此外則於血清注射。尚無何種之危險發生。有時或發現血清發疹。然不過暫時性。移時卽退。(血清發疹多發現於血清注射後之第四日至第七日之間) 以臨床時徵候觀之。則注射血清後。熱度卽行低落。其餘病的現象。尤以呼吸困難與蒼白色等。均能立刻轉危爲安。故患者胸部之芥子裝置 Senfpackung 等。若行血清注射。均可不必用之矣。

結論　嬰孩與小兒之氣管枝肺炎。其結果之不良。誠足令人恐懼。今雖於血清治療學上。稍有進步。然而吾人更當努力研求。以期達於成功之域也。

白喉症血清療治法之現狀

楊尙恢譯
Dr. T. H. Yang

德國 San-Rat Dr. Frueckner 著

二十五年前。倍靈 (V. Behring) 發明白喉症血清療治法之初。一般人因信肺病毒素 (Tuberkulin) 已久。對此新法尙未重視。及後識白喉症者將其作用說出。爲効遂以大著。現在此種觀察。業已普及一切。據巴根斯基 (Baginsky) 之調查。療治白喉症之血清。其中有最見効之藥劑。吾人得此之後。白喉症之危險。遂較前大減。

欲知血清適宜之功用。不得不有死亡之統計。此統計昔嘗在戰場舉行。爲數甚少。醫學界之統計家。以爲白喉症之病況率及死亡率。(Morbiditats-und Mortalitatskurve) 當成波動狀。新法一出。則死亡者應即大減。而統計之判決。因是困難。蓋自有血清療治法以來。白喉症徵菌之診斷。已有路可尋。其他較輕之病。遂易列入。用百分法統計死亡。最易生出錯誤。現爲統計上立一較確之基礎。即絕對的死亡數。由千分計算是也。許多地方。例如德勒斯登。(Dresden) 均已證出血清之適宜功用。不過統計增高以後。對於血清之功用。不能謂全無異同之論耳。

一千八百八十五年至一千九百一十五年。德勒斯登住戶十萬人中。死於白喉症者之絕對數如下。

1885　135　1896　31　1907　32

白喉症血清療治法之現狀

1886	162	1897	31	1908	37
1887	129	1898	22	1909	29
1888	102	1899	22	1910	27
1889	100	1900	15	1911	27
1890	192	1901	14	1912	25
1891	91	1902	15	1913	27
1892	128	1903	15	1914	22
1893	118	1904	22	1915	24
1894	108	1905	16		
1895	51	1906	26		

取銷誤入統計者。而將重病算入。如手術療治之喉頭白喉症 (Die operativ behandelten Kehlkopfdiphtherien) 之類。則得一種結果。此結果之由來。即血清適宜之功用。血清注射時及注射前之差別。共得百分之五十。或且過之。二者之比較。如僅限於重大之白喉症。則在此重大之白喉症內局部之病較少於普通之中毒。如腐蝕及惡性之白喉症是也。此種差別。並不甚大。不過實際上有之而已。

反對理論上創造血清療治法之論調。有時增高。並有許多已成教授思想而發明者不能自行引申其說。如消毒物 (Antitoxin) 在中立管內 (Vito neutralisiere) 不能溶解毒物。(Toxin) 其理與鹽基之於酸相同。此種作用成立甚速。毒物與消毒物所成之化合。是不能再歸的 (Irreversibel) 倍靈以此種事實既有限制。須將毒物與消毒物混合注射於天竺鼠 (Meerschweinchen) 之皮下。始有以前之現象。在其他動物則不然。由皮下注射使消毒質緩緩吸收於體內。對於實用最爲適宜。莫根羅 (Morgenroth) 知此。所以主張靜脈內注射血清或在別處易於注射之筋肉內舉行。如大腿之外面是也。吾於此舉亦甚贊成。以動物作試驗時。若用筋肉內注射。則五至八鐘之後。舉行皮下注射。血內所具消毒物之容量增長五至二十倍。靜脈內注射。具有一害。其害維何。即血內消毒物之排洩甚速是也。血清見效之迅速。即投藥結果之表示。此固理之自然者。

實用上最重要之學說。即血清之功用與消毒物之容量成正比例。此可由多種試驗而證明其確實。如柏爾格豪斯 (Berghaus) 柯勒 (Kolle) 約瑟弗 (Joseph) 及施樂斯伯爾格 (Schlossberger) 等。皆曾爲此試驗。克牢斯 (Krasu) 及施渥勒 (Schwoner) 之反對論。則由於試驗技術之缺乏。愛爾里西 (Ehrlich) 對於血清價值之評定。不甚完備。頗可推翻。傳播最廣。或新或舊之檢查。如柯勒施樂斯伯爾格爾之所爲。以及昔日醫學上之試驗。此試驗本於克萊茵斯密特 (Kleinschmidt) 皆指明血清療治之功用。成於試驗動物。(Versuchstier) 或在肉羹中毒。或由毒菌傳染至於法國式造成之血清。則並無去菌之能力。

又有一種異論。以謂血清之在德國。僅對一定之白喉而製成。此外對於他種白喉。或且不見有效。柯勒及施樂斯伯爾格爾患之。用試驗證明其不確。由此觀之。血清療治法之於白喉症。已有科學上立足之絕大基礎矣。

就人身及試驗動物而論。其事是否一律。此亦吾人所急欲知者。用天竺鼠而成一試驗上之白喉。此白喉與人身之白喉。迥不相同。顧亦何可以一概論耶。患白喉症之病人。雖使無喘哮麻痺及其他複雜之病。而其如試驗動物之死於中毒。則一。此無他。血之循環甚爲薄弱故也。

介於人與試驗動物之間有一由血清毒 (Anaphylaxie) 而成之區別。此區別維何。卽血清毒之危險。在人身不及在試驗動物之大。觀察血清注射不良之現象。應分頭次注射及二次注射。二者之表示。在心之工作忽然停止。其停止之詳。茲姑從略。一次注射後之不良現象。(Idiosykrasie) 甚少而不能預防。呼吸艱難者。對於異性蛋白質。每有一種特別感覺。其他因馬廐臭氣之蒸發。而自己不耐者。世亦不乏其人。凡此皆不宜於血清注射。自以避免爲第一要着。血清毒之危險。可如羅意非爾特 (Neufeld) 及柏斯勒德克 (Besredka) 所爲。由一小量試驗之注射 (1/2—1 cm) 而過之。四點鐘之後。如無局部或普通之反應。始可用全量之最後注射。血清毒之反應。亦可預防。卽於用免疫質或二次注射時代。以關羊血清或牛血清。何伊布勒爾 (Heubner) 則以此種辦法。乳哺兒不能受。蓋彼曾用一人證明也。我由種種經驗。不能認何氏之說爲可靠。不過吾人須於必要之復注射時。避免靜脈內注射。在血清毒之震盪症。可注射亞德勒納林溶液。(Adrenalinloesung, 1—25 Teilstriche) 或亞特羅平。(Atropin, 1/2—1mg)

若試此種經驗。能經許久。則得一比較點。卽時間之關係情形。(Zeitliches abhaengigkeitsverhaeltnis) 一方面介於毒質之混合。及試驗動物之死亡。一方面介於病之初起。及病人之辭世。於是由統計之證明。而悉醫生於病人中毒之初。不易察出非若以動物作試驗者之辨此不難也。患白喉症者。死時往往得雜亂症。因此之故血清療治白喉。總以愈早愈妙。療治最早者。死亡率愈低。試驗動物及臨床治病之經驗如何。於此亦甚有關。注射血清之前。早就醫者。其死亡自較遲就醫者爲少。多年前漢堡之格勒斯爾(Glaeser)近年來來不齊克之多爾勒爾(Dorner)皆曾爲此設論。然尚有應注意者。即萊雪(Reiche)由一次之試驗而認格氏之說爲無據也。比較特別療治及不特別療治。則受療治者雖死猶可說也。不受療治者之死。不可說也。兩相比較。其關係如何。不言可知。吾因學理之關係。曾有一次集一萬病人。以爲上述統計目的之用。遂得血清療治法之死亡率如下。

第一日	4,1%	第五日	20,4%
第二日	7,7%	第六日	19,3%
第三日	12,6%	第七日	28 %
第四日	15,8%		

據多爾勒爾之報告。注射血清之前。來不齊克之死亡率如下。

第一日	26,6%	第五日	38,5%
第二日	19.4%	第六日	60%
第三日	32,9%	第七日	48,5%
第四日	23,2%		

被血清治過之病人。其境遇較善於未被治者。吾輩所得比較品之善者。並不見多。何伊布勒爾於注射血清之前。在來不齊竟畢辦普通診察。其平均之死亡率爲百分之 22%。三日內來就療治者。其死亡率爲百分之 35%。二者相較。其數甚微。人若留心評判統計之成績。將自言曰。此血清療治法之功也。醫生必以臨床實習爲評判之基礎。病在血清勢力之下。其經過是否與尋常不同。醫學界巨子。如何伊布勒爾愛施里西 (Escherich) 巴根斯基澤爾尼 (Czerny) 等。曾作此種試驗。其所得之結果如下。

(一)易發之病。在血清勢力之下。亦易經過。(二)咽腔 (Rachen) 及喉頭內局部之病機。由血清治好。

(三)喉頭由適時之注射而得保護。

此三種實驗。吾亦常爲之。白喉症特別療治之効。可謂多於其他各法。昔日漢堡叩爾恩來布齊克呂伯克等處。發現白喉症。得血清之功用。居民始慶安全。此安全給醫學界以一鎮靜之法。吾輩年長之醫生。曾驗白喉症於注射血清之前。對於各事。自此年少不識未治此疾者。稍爲不同。一千九百年之初。倍靈六十壽辰。是時來布齊克之恐怖情形。何伊布勒爾已曾敍述。吾於彼時。以助手資格同經此事。頗覺每日俱有變遷。據現在所知。除輕微及不難不易之病外。不療治以前。認爲腐蝕現在。多以爲惡性的白喉症。則其困難不在連鎖形球菌 (Streptokokken) 之混合傳染。而在最兇傳染。或中毒之表示。此種情形。在昔多係無救。年少之大學教授。如於血清之實效。尙有懷疑。吾知其必出乎正鵠之外。故此種問題之難。轉有如惡疾之難除。吾人所欲知者。由動物試驗而得之經驗。究竟能經許久。此中有一層。爲人所應注意者。卽臨床治病時。從未能得同等適宜之情形。如以動物作試驗者。然蓋病人中毒之時刻。治病者旣萬難完全認定而入身之毒量亦不能完全準測則惟有就現在之病狀而用心一揣也。

茲再進而設一問。在動物身上試驗之靜脈內或筋肉內注射如何。在臨床治病時證出筋肉內注射已經確定可用。至於靜脈內注射之價值。則觀察各有不同。如費特(Fette)申勒(Schoede)所認定者達遷(Tachan)則與之反對。吾於靜脈內注射。未見有特別之效力。重病之療治僅能見於早行注射之後。多爾勒爾特介此法於喉頭之白喉症。對於此症有時使人欲用筋肉內注射。吾治白喉症。常一半用筋肉內注射。一半用靜脈內注射。所得成績頗有可觀。

藥量之多寡無定。重病之服量。何伊布勒爾施萊伯(Schreiber)博爾靈(Berlin)威克滿(Wiekmann)以爲宜大者。而費爾(Feer)許時(Hoesch)朴池(Potzsch)等則不以爲然。施克(Schiik)以爲欲定服量之大小。宜以體重爲基礎。彼於局部之扁桃腺白喉症(Mandeldiphtherien)在一啓羅(1Kilo)體重用一百免疫單位(100 I. E.)對於其他較重之病。則在小孩略有四十啓羅者。可得五百免疫單位。在年少重病之小孩。可以多給些須。吾人定服量。不以年之老少。而以病之輕重爲準則。英國敎授及何伊布勒爾波士比西爾(Pospischill)給與重病者之服量。至五萬免疫單位之多。有時尙有多於此者。我於最大服量。未見有甚效驗。此或由病人於患病後四日始就療治之故。血淸之功效。有一定之範圍。在動物試驗亦然。積之旣久。則病人自能早就醫生。其結果如何。則當昔日漢堡傳染症盛行時。亞斯德多爾福(Asterdorfer anstalten)醫院所治白喉症之結果。可以見之。彼時往院病人之死者。百中不過二三而已。最大服量在平常雖不佳。而有時用之。亦可減少惡病之死亡率。由多爾勒爾柯離(Colley)愛基斯(Egis)之經驗。而知此死亡率。昔爲百分之七十五或九十。今則已減至百分之五十矣。

反對用多量血清者。其意以爲內含石炭(Karbol)太多。此說似不甚確。吾嘗一次用五百倍一萬血清之注射單位。一半靜脈內。一半筋肉內。共注射一次。注射後並未有石炭尿或其他石炭毒之發現。於此可見石炭酸之吸收情形。在膠質溶液(Kolloidale Loesung)與在水溶液(Waesserige Loesung)迥不相同。

血清病之危險。亦爲反對最大服量之一種根據。此病雖無大害。究爲一般人之痛苦。造最高價之血清。(Sehr hochwertige Sera, bis zu 1000 I. E. in Kubikzentmeter)及無蛋白質之免疫血清(Immunsera)以過之。太限制之血清。究竟是否有益。尚係一種問題。柯勒施樂斯白爾格爾弗勒德伯爾格爾(Friedberger)及邁也爾(S. Meyer)等。從平格爾(Bingel)之動物試驗。證出血清內有對於白喉適宜之功用。以激動强而免疫之機體力。此蓋根於蛋白體療治法。吾全用五百倍之血清。免蛋白質之血清。由克萊因斯密特(Kleinschmidt)試驗之證明。不能防止血清病。其餘如欲給與白堊。收防衛或療治之功。亦徒事枉然。白喉免疫血清(Diphtherieimmunserum)只可於免疫時用之。(Behringwerke, Marburg)最大血清量。是否一次。或分幾次。於接連數日內給與病人。愛克爾特(Eckert)及多爾勒爾。用分次法。吾於"Nachspritzen" 僅在喉頭白喉症。覺其適宜。於沈重中毒之白喉症則否。在此種沈重中毒病。宜用一次或二次之服量。巴爾克(Park)之動物試驗。及其他人身漏血試驗(Answerfungsversuch)均不可用。

重價及大量血清之應用。在實際上立於反對地位。昔在漢堡傳染症時。此種大量爲實習醫生所反對。蓋由普通一般。只用少量。吾人於此不能變更其說。

世間多數小孩。死於白喉症。由是而血清療治法之結果如何。竟成一種問題。其實一般人患病之初。每每延至三日以後。始肯就醫。醫學界中人。固應向一般人明白解說。使此事日漸減少。近年以來。吾常使患白喉而求治者。讀衞生局出版之白喉報。亦有一種病人。適時而治。對於白喉之疑惑。亦已了解。不過注射須經黴菌學院之鑒定而後施行。於是耽延四十八鐘之久。或且過之。往往因此誤事。故如認爲白喉。則應立卽注射。不必猶豫。卽黴菌學院之鑒定。亦可以免。吾人經驗所得。常有一種異事。卽病者所患確爲白喉。而第一次檢視爲負。二次始正。在此時期而病人可愈之機會已失。第三種病則爲無定式之白喉症。或少許局部病。如皮膚白喉症 (Hautdiphtherien) 或臍白喉症 (Nabeldiphtherien) 之於乳哺兒。鼻白喉之於乳哺兒或小童。第四種則醫生應時而至。並已施行注射。但因病重而注射量太少如無進步。或且加重。則應交入醫院。中毒之病徵。常發於第四或第五日。無痊愈之可望。此外尚有血清早已注射。其量亦甚充足。而竭盡心力。毫無效果。此之謂不治之病 (Versager) 或爲驟然之中毒 (Sogfcndroyante Erkrankungen) 或應早治而遲就醫。或爲本來所特具。據我所知。似乎滲出的及痙攣的素因 (Exsudative und spasmophile Diathese) 並無不適宜之影響。以對病之始末比較上更爲重要者。厥爲沈重之神經病 (Neuropathie) 患沈重神經病之小孩。其脣上血之循環最弱。現在所確知者。胸腺淋巴液狀態 (Status thymo-lymphaticus) 對於病之始末頗不適宜。

世間不乏此種孩子平常無人知其已伏病根。其個人及時間之變更。對於病之始末生一大關係。不僅血之自然消毒物容量入於吾人之觀察。因在白喉症內除滋液免疫質外。尚有細胞的及因時變遷的免疫質。有種物體。反對肺病。人稱之曰反對體。(Antigene) 而痲疹 (Masern) 則壓抑此物體之構造。患痲疹之人易得白喉症。其故似由於患痲疹時。血之天然容量含白喉症消毒質甚微。然此說已由施克證明其不確。更有一說。即痲疹增長對於白喉之感受力。其故據愛施里西 (Escherich) 所言。由於細胞免疫質之減少。及表面感受之加多。此痲疹病者易得喉頭白喉症之說也。當白喉症之始末。肺病得一不適宜之影響。患神經傳染病者。自應早就療治。吾人此病之經驗。尚未完滿。自不能將其證明。吾與克羅慈 (Klotz) 一致之觀察。知雜症同腥紅症及過去將來之重大感冒。皆使病人之豫後 (Prognose) 不良。愛根布羅特 (Eigenbrodt) 及羅士多斯基 (Rostoski) 證明月經時間易於感受白喉。其如何證明。茲姑不論。血清於新產孩提其功效尚未一定。自然更宜從略。總之。知新產孩提為不良之消毒質組織者。(Schlechte antitoxinbildner) 即已足矣。

不治之病。中有特殊情形。因特殊及個人之支配。而毒質及不毒質之結合狀在皮下細胞組織。乃為不規則者。倍靈及施克之經驗。曾得此種結果。倍氏由取得之過敏性而解說之。取消皮下注射則可防不治之病。

用血清療治「後白喉症之痲痺」(Postdipherische Laehmungen) 始於法國教授柯尼伯。(Conebу) 在德國則由戈慈 (Kohts) 之表揚而著名。此法最初似乎理論上不能成立。而其實只須有人信用。便覺於事無損。吾就經驗所得。以大量血清治沈重之後白喉痲痺。現已無復可疑。血清之重要價値。在此範圍內。厥維預防利用血清。最早且廣。則痲痺因之而少。並且減輕。凡患病沈重者。皆由其人從未得用血清。或用之而少。以及注射太遲。

作者此文將告結束。試再略談平格爾（Bingel）氏之白喉療治法。一千九百一十八年。平氏之報告。許多患白喉症者。被其療治。療治之法。用尋常合法不反毒之空馬血清（Leeres Pferdeserum）以此種病人與其他特別被治者相較。差點並不甚大。平格爾不拒適宜血清之勢力。但否認消毒血清之特效。其意以爲血清療治之初。藥品宜稍含消毒質。以便對於病人可以多與血清。並收全效。造高價之血清。而用較大之消毒質。（Antitoxingaben）由於效果不足。始增血清之量。此種思想。現在已可貫通。然細察之。則亦不全當也。注射時若用百倍 6ccm 之血清。（=600 I. E.）卽簡單療治量。其消耗血清之多少。與用五百倍 6ccm （=3000I.E.）相等。在不變之血清量。所以將消毒質容積增加。其理亦卽在此。平氏所作證明之弱點。在僅就大概統計。彼於消毒血清。亦用最低服量。據其公布死亡之數。似覺過當。使人欲驗其眞僞。蓋彼以爲用消毒血清療治者。四百七十一人。用尋常馬血清療治者。四百六十六人。二者之死亡率。幾至百分之十也。吾嘗使等量空馬血清。注射三十三個病人。若在尋常。則用五百倍消毒血清。初以爲三十三人之得消毒血清療治法中。有十九人之豫後甚善。十一人未定。三人可危。及後十九人中。無一死者。十一人中死二人。其餘三人則盡死矣。此種結果。與平格爾並不抵觸。下所述者。厥爲實事。（一）三小孩內常有舌胎。（Belag）（二）有一小孩注射四日之後。竟得嗄聲。（Heiserkeit）給以

500I.E.之消毒血清。啞聲復去。(三)兩小孩內腺腫甚大。由我認爲合法而成藥品之馬血清。初亦不能必其毫無消毒質。且由不適當之閱歷而自毀其試驗。及後由別種試驗證明實有毫無消毒質之血清。以供吾人之用。

平格爾之工作。起發一種觀察。彼倣柯勒施樂斯白爾格爾弗勒德伯爾格爾及邁也爾而行一種試驗，覺彼輩之動物試驗收效甚少。一如一千八百九十七年恆克 (Henke) 之所公布者。然空血清試驗動物亦有一種勢力以對白喉注射。及白喉中毒。但較之消毒血清之功效則遠遜。費爾赫爾慈費爾德(Henrzfeld) 由實習所得之經驗。亦無平格爾法之完備。克羅慈所得結果。比較上稍好。但應鄭重聲明者。空血清之用。無論對於何病。均無效可收。特別療治所以可貴。正以此故。血清似根於蛋白質體之療治。(Proteinkoerpertherapie) 而激起主動的身體上之免疫力。(Activeimmunisiende Kraefte) 吾人所以力圖造高價血清者。希望實際上用血清之量漸漸縮小。而爲效則弘也。

由以前種種觀之。則可以簡單之言判決白喉症之血清。白喉血清者。能治各式白喉症之藥方也。患者早能就醫。則此方有運用之精神。所可惜者。吾人欲患者早治。而患者偏不早治耳。有此困難。則醫學界中人。應隨時向一般人解說。使明此中利害。若係重病。則皮下注射。代以筋肉注射。及最高之消毒量。然亦有來就醫而不收效者。蓋由病人各有個人之構造也。惟病雖有時治而無效。吾人究不可不醫耳。

飲食與衛生

俞鳳賓
Dr. V. P. Yu

余嘗默察平民階級。往往養分不足。而現瘦弱枯瘠之容。以及養尊處優者。貪口腹之慾。過於豐腴。而現蛋白質過多之患。故飲食之豐嗇逾分。未合適中之道者。其有礙於衛生則一。

人生一日間。所需之蛋白質。僅一〇〇至一一八革蘭姆。其所需之熱單位爲二六〇〇至三〇〇〇加羅利。倘蛋白質脂肪質以及含水炭素等食品。供給之時。稍溢於額。則猶可儲蓄於體內。其儲蓄之法有二、一變作脂肪組織。二、除脂肪質外。含水炭素與蛋白質可在肝內化成肝糖。以備不時之需。倘養分溢額過多。即有消化不良之患。如食傷、發酵、自中毒、等等。縱能消化。亦有頭暈、腦悶、肌痛、背酸之苦楚。蓋吸受蛋白質過多時。其副作品游行於血液。一時不能消散。每致爲患無窮。今城市中人。往往非精美之品不食。非食之逾量不止。窮奢極欲。未嘗計及平民之面有飢色者。豈僅爲自己生理上所不容。抑亦與衛生方法。人道主義。背馳也。

上述一人於一日間所需加羅利之數。此數中至少百分之五。須用動物性蛋白質供給之。其百分五十。可用植物性蛋白質。其餘以他種食品。(如脂肪澱粉類等)補充之。一玻璃杯之牛乳含一〇〇加羅利。素食家若並牛乳亦不飲。則必營養不足。即在昔釋迦牟尼雖茹素終身。亦未嘗屏去牛乳也。

食料中所需甚微。而於健康維持。不可或缺者。爲生活素。此物出自植物界者爲多。苟忽之。則有壞血症、脚氣症、軟骨症之發生也。

能使滋養料有滲透各組織之作用者。水分與鹽類是也。廢物之排泄。亦必有賴於水分。故不可不充分供給之。

欲求消化順利。（一）食品貴備須合度。不失色味香三者之優點。以引起食慾。（二）食時精神須愉快。勿涉憂怒驚恐之念。則口涎與胃液之分泌。可得自然之妙。（三）食時須細嚼緩咽。以竟齒牙之功。不致累胃腸以逾分之工作。（四）食時宜進溫水。以促進養分之吸收與廢物之排泄。（五）食時宜略進粗食。使大小腸易於蠕動。以利大解之常通。（六）進食不可過飽。恐成胃擴張與自中毒之疾。（七）食後宜略運動。不可卽行工作。恐成胃下垂與食物發酵之症。（八）齒牙有嚼物之功用。常宜潔淨無垢。若不頻頻洗刷。則所留食屑。必致腐爛而釀成疾病。故口宜常漱。齒宜常刷。蛀牙卽補或拔去。亦飲食衛生中之要事也。

火傷燙傷之急救與預防

曾立羣

Dr. L. C. Tseng

陽光、火、炸、熾金、沸湯、熱汽等。皆能因接觸而使局部受傷。暑日更爲常見。蓋衣服既少。而皮膚顯露處較多故也。傷之輕重。視熱度高低接觸久暫而不同。大概分爲三度。第一度紅腫熱痛。第二度起水泡。內容爲澄清微黃色液體。泡破則見表皮下之眞皮。第三度乃罕見者。局部壞死。其色褐黑。形似焦炭。傷者每感局部劇痛。所占面積較廣。則口渴、嘔吐、譫語、脈搏細數、小便減少等象。繼起。廣達全身表面三分之一以上。則有性命之憂。小兒更多不幸。

急救之法。甚屬簡單。勿問其屬於何處。急敷以油。裹以布即可。油能愈淨愈佳。凡士林、橄欖油、花生油、菜油、蓖麻油、牛油、猪油、奶油均可。惟醬油不與焉。蓋是水而非油。含鹽既多。徒痛而無益。習俗常用玉樹神油、萬應如意油、老鼠油（浸鼠於油而已陳久者）等。亦無非油之功用耳。水泡之大且痛者。可用入沸水消毒之剪刀破之。然後包裹如上述。（再好以橄欖油與石灰水之混合劑塗布之）

預防之法。即在隨時隨地留意可矣。毋置貯熱水之器於當路。行者踏焉。水濺滿身矣。毋置熱湯熱粥之盌於檯邊。兒童好奇。翹足而望。手捧而啜。輕重不均。遂傾乎胸前。毋攜易燃之物近於燈火之側。嘗有傾火酒於爐。而置瓶其旁。瓶未加塞。而點火於爐。轟然一聲。瓶裂酒流。火傷其面者。有酬應晚歸。惜衣服之被油污而急於整理。乃就燈火之下。用揮發油拭去之。油揚而火着。燬物受傷。是小不愼而貽大災也。

猝倒之急救處置

曾立羣

猝倒卽一時氣閉。亦曰厥氣。曰暈倒。曰昏厥。原因於猝受一種極大極劇之刺戟而起者爲多。如突聞至親者之喪。驟得意外之大失敗。睹流血慘酷之事。受非常之驚恐痛楚。以及感異常之喜歡慾感等。此外或因飢餓、過勞、呼吸困難、失血過多之類而起者。患者初覺煩悶、恐懼、眼花、耳鳴、惡心、嘔吐、眩暈、冷汗。繼後面色蒼白。知覺脫失。呼吸僅屬。脈搏細弱。眼球呆視。瞳孔放大。此時宜急移患者於淸靜之處。使之平臥。頭部略低。衣襟腰帶均須寬解。用阿母尼亞水接近其鼻部。或以熾紅之稱錘火鉗等入酸醋中。俾其化汽嗅入。更用毛巾摩擦其胸背。刷其掌蹠。（俗用指甲掐其脣中。亦或有效）如知覺漸復。可飲以薑湯濃茶高粱加非等。醒後尚須慰藉。並使安眠。俾漸得完全復原也。

論市政工程

唐山大學教授 鄒恩泳

(一)市政工程與禮教文化

以數千年偏重禮教文明之中國。一旦而加之以藝術文化之改造。而勸辦市政工程。鮮有不起反動者守舊者曰。爲政以德。苟能夜不閉戶。道不拾遺。雞犬之聲相聞。卽爲善政。吾其曲肱可枕。陋巷可居。南面之王。不及吾樂。何用乎馬路溝渠。電話電燈。更無須乎自來之水。自動之車。設使盜賊滿佈。娼妓充盈。雖通都大邑。建築華麗。有何益哉。此醉心精神文明之言也。雖然。反而觀之。入一城市。道路湫隘。垃圾堆積。蚊蠅遍佈。臭味薰鼻。天晴則砂塵蔽目。天雨則淤泥塞途。如入屋舍。則光線幽暗。濕氣瀰漫。衛生二字。爲居民所夢想不到者。如此之城市。遊歷之者。將掩鼻而過。不能停留須臾。不開化之名。立聞海外。陋巷之中。雖有千百顏子。在於事何濟。

(二)市政工程之與生命財產

市政工程。非僅限於外觀而已。試以吾國狀況言之。各城火災之來。其勢每如燎原。觀者慌忙無措。束手無術。數十百家。盡成灰燼。省會及大城。備有救火機者。亦不過利用人力馬力。加以道路惡劣。運輸不便。機至之時。屋舍已消滅過半。又以無自來水。故壓力不足。火至高樓。每無力撲滅。倘已辦市政工程。則星星之火甫起。電話則達救火機關。救火機車可於數分鐘內。由馬路飛奔而至。利用自來水及機器。滅火於頃刻之間。人命財產卽有損失。亦極些微矣。

失火原因多緣使用油燈。用電燈可免此弊。電燈受各種保險。走電之事幾絕無之。

其次則自來水及溝渠之關於生命財產亦至大。余知南方某省會。每年夏季必發生時疫一次。其原因則飲水之不潔也。全城每屋大概必有一井。飲水必取給於井。因無溝制污水棄於庭中。轉流入井。水之不潔可想而知。力能僱人汲水於河者。專供煎茶之用。已非中等人家不能爲之。其實河水乃地面水流。危險之時。較井水有過之而無不及。因是每年夏季疫症發作。傳染之速。駭人聽聞。某年旱災。衆競取城內小河之水飲之。人命死亡之數特多。抬棺苦力不暇應求。將二棺三棺重疊而抬。每晚悲哭之聲聞於里外。大概吾國各城市陷於此類慘境者。當不止某城一處也。

盜賊爲害僅及一人一家。火災時疫則殃及數百人數千人。人命之價値。近世經濟家多能以金錢數目表明之。一人每年賺錢能力。以五百元計算。每年死於時疫者如在二百人左右。則共爲十萬元。以年利一分計算。卽等於一百萬元之母金。故外國之辦市政工程。不惜費數十萬數百萬之金錢。以阻止人命財產之損失。非無因也。

（三）市政工程與經濟效率

市政工程除經濟兇烈之死亡損失以外。且能予人以精力經濟時間經濟。設使徒步而至某地需時甚久。改乘電車則所省精力時間轉作他用。其金錢之價値較之車資或數倍而不止。設使傳送消息信使不及電話。再譬道路不修。天雨之日。則跬步之間。不能往來。事務或因此而停頓。其不經濟孰甚。當今科學發達。百業繁賾。一人時間精力之價值。十倍於昔。其須迅速經濟。決無疑義。市政工程不辦。勢必各業停滯。百事莫舉。日見退化而已。

(四)市政工程與人生幸福

市政工程積極之作用既如上述。積極言之。更爲人生幸福所不可少之物。

西人常譏華人不知生活 Living爲何物。羅素曾謂中國人類僅生存 Exist 於世。非生活 Living於世。所謂生活者何。即孫中山先生民生主義中之衣食住行而已。藝術文化者。即積極的求生活之愉快者也。

生活程度 Standard or Living 與生活價值 Cost of Living不同。大概生活價值常隨生活程度而升降。但生活程度宜使之高。生活價值宜使之低。生活程度愈高。則民生愈進步。國家文明愈發達。美國生活程度高。常恐外來移民降低其生活程度。此亦爲新移民律實行原因之一。

何謂生活程度。即處境之優劣也。倘居處潔淨寬舒。空氣光度均極充分。屋內必有浴室、廚房、寢室、膳室、休息室。必有電燈、電話、自來水、煤氣、熱汽爐等。街中必有好路、溝道、電車等。則是生活程度優者。未必每處城市之市政工程設備皆能如此完善。但莫不向此目的而走。

或曰。此奢華生活也。市政工程趨於奢華。毋乃不可。予以爲否。市政工程可以保衛生命財產。增加經濟效率。進益人生幸福。且許多利便器具。在昔日爲奢華品。在今日變爲必須品。在此處爲奢華。在彼處又爲必須。總之每種市政工程。必有其科學的理由在。實際之利益在。爲文明國不可少之物。爲人生幸福不可少之物。

（五）結論

我國亦既有辦市政者矣。然已辦之城市。多腐敗如故。第一原因。辦市政人員多徇私情而收留。不依才幹而定取捨。第二原因不依經濟原則而籌經費。是以創辦市政雖久。仍無成績可言。第三原因市民對於市政之智識太低。每逢辦理一政。則先私後公。立圖破壞。常爲市政工程進行之障碍。推究其總原因。則仍是大衆不知市政工程爲何物。官吏方面則以爲括錢之機會。在人民方面。則畏徵稅之至。結果則我國之市政。永無發展之日。大衆相習相安。任火疫之爲祟。熟視若無所睹。甯濫費其時間精力。不謀改良之術。甯居黑暗世界與汚穢卑濕同處。放棄一切幸福。故其根本原因。卽在中國無藝術文化耳。

鴉片與衛生

衛生教育會

人民之苦於煙禍久矣。禁絕之計。徒成畫餅。國民呼聲所及不遠。把持者有人。濟惡者有人。種運販吸。幾於公開。士農工商。趨於游惰。荼毒日深。危機日迫。人民驚醒者不多。而昏迷者滋盛。更有傳說鴉片足以預防疾病。健身增壽者。（鴉片亦稱福壽膏）渴者勸之飲。飢者強之食。砒抑何為說之謬耶。伍連德博士去歲出席第六次遠東熱帶病學會年會。提出禁煙議案。並致演辭。述鴉片與公衆衛生問題。字字胥自經驗中來。爰為節譯。以告讀者。（以下譯伍氏原文）更述鴉片對於病人之影響。習俗視鴉片為良藥。足以保護病人。甚至謂力能愈疾。今就各症一一詳論之。

（一）霍亂　（甲）郭許氏 Koch 之試驗。先以霍亂菌注射於白鼠之身。白鼠不受感應。繼復注射鴉片溶液。霍亂病狀漸漸發現。（乙）羅簃氏 Rogers 之言曰。用鴉片者。犯霍亂每以腎臟不行而致命。苟時疫盛行。其危險不堪設想矣。

（二）鼠疫　鴉片對於鼠疫。更無預防之能力。且有助長之證明。（甲）大連有某日婦開設煙舖。一九二一年東省疫盛時。礦工每往吸食以防疫。某晨防疫處人員。于舖中發現死者三人。方能推開治外法權。封閉該舖。（乙）東三省民國前三年及民國十年之瘟疫。均自鴉片煙舖散佈。西比利亞俄境烏蘇利防疫處竟稱十年之鼠疫。發源於某煙舖云。

（三）瘧疾　鴉片防瘧之說。頗爲習俗所崇信。然而蘇州派克醫士 Pork 行醫多年。治愈甚衆。嘗言曰。余行醫愈久。對於此種迷信愈見其妄。又廈門輿託醫生 Otto 亦有此說。許勃醫士 Schevbe 更有吸食鴉片使人易受瘧疾之說。

（四）癆病　鴉片可以止咳。遂有不顧其害。飲酖止渴者。不知必須醫士指示。用之綦愼。否則癮之既成。害未可量。故我國緩性癆病諸人。吸食鴉片者。爲數實堪驚訝也。

（五）雜症　其餘雜症。凡疼痛異常者。均以鴉片爲止痛唯一良藥。如心胃氣痛、腹痛、頭痛、腰痛、胸口痛以及婦女雜症。無不視鴉片爲止痛良劑。其結果則病未除而癮先成矣。

其餘如嗎啡、海羅因、百根等鴉片分化物。爲性尤烈。爲禍亦愈甚。

鴉片之害。及於個人。爲禍已如此其烈矣。更自個人而推及於社會。誘引他人。隨波逐流。以擴充煙民人數。故爲公衆衛生之敵人也。除一已污穢不修。衛生不講之外。更使一已之家庭兒童生活經濟。胥受影響。富者吸食。爲害較小。富者漸貧。貧而癮不能除。家破人亡。疾病叢生。爲害又奚可度量哉。飲酖止渴。可以止矣。亡羊補牢。毋忘補也。同胞勉旃。

外科學大綱(續)

丁惠康
Dr. W. K. Ting

第七編　脊柱外科 Wirbelsaeule

第一章　損傷 Verletzungen

一　挫傷及捻挫 Kontussionen

脊柱損傷與頭蓋損傷同。不獨骨骼有變化。同時脊髓亦有損傷。更爲重要。

診斷　脊柱外傷後。若能步行地上。其時脊柱無變形。神經系統無障礙。惟於棘狀突起之一定部。有壓痛。是謂挫傷或捻挫。有時因脊柱管內出血。神經受壓迫。痲痺多數日治癒。

療法　安臥床上。行克利松氏蹄系伸展法。(Glissonsche) 大抵三四週內諸症輕快。若因外傷發結核。且爲體質薄弱之人。則不可不注意治療之。

二　脫臼 Luxationen

主在頸椎中央。其他部位之脫臼較少。

A　頸椎脫臼

分頭首脫臼、載域脫臼、及其餘頸椎脫臼之三。前二者極少。可不論。下文專就第三者述之。

原因及症候　由頭向後倒。或項部受直接外力而生。脫臼之部位。多在第四—五及第五—六頸椎。以前方脫臼爲普通。若爲偏側脫臼則僅有一方之關節突起脫落於外。分完全不完全二種。若爲兩側脫臼。則兩側關節同時脫臼。有時一向前一向後。名廻轉脫臼。偏側脫臼者頭部傾於不損傷之一側。損傷側外部得觸知突起部。點頭筋多弛緩。是與斜頸及頸筋僂痲質斯性斜頸相異之點也。其時脊髓症候多缺。如兩側脫臼者。患者多前俯。（屈曲脫臼）項部之椎骨轉位。能在外方觸知之。（療法見後）

B　胸椎、腰椎脫臼

症候　兼骨折者多。常在末胸椎與第一腰椎之間起脫臼。主要症候如身體後屈。脫臼上方之棘狀突起突出及回轉、屈曲、外轉等。然脊髓症狀並不顯著。

療法　脊柱脫臼之豫後。關於脊髓損傷之深淺。自大體言之。脫臼豫後概不良。然比骨折較良。療法若脫臼新鮮。速整復而固定之。（必痲醉而後行）脫臼既久者。難整復。然整復之術。必確定何種脫臼。方可着手。屈曲脫臼者。用强力牽引法。且於突出部加直壓。廻轉脫臼者。反向廻轉之。克利松氏蹄系可用於一般伸展之法。疼痛輕微。不必痲醉。既整復。用石膏繃帶或板紙襟狀頸繃帶。固定之。

三　骨折 Frakturen

本症多兼發脊髓損傷。與脊椎脫臼二症。

一　脊椎弓及棘狀突起骨折　原因爲直接外力。常在第七頸椎及上下兩胸椎。完全骨折者。運動異常、軋轢音、轉位、疼痛、腫脹。容易診斷之。脊椎弓骨折者。折片轉位。發神經症狀。（可以手術除去之）諸骨折中。以脊椎弓骨折最少。

二脊椎體骨折　最要者爲壓迫骨折。因外力暴劇脊椎體海棉質被壓挫而成常在第十二胸椎第一腰椎及第四五六頸椎頭部受衝突之時。頸椎與上方胸椎骨折足部臀部受衝突之時下方胸椎或上方腰椎骨折。

三脫臼骨折　此亦由於外力壓迫而生脊椎弓關節同時偏移於異位概在胸椎發生。

症候　(一)局所症狀　(a)轉位(後彎)胸椎最甚(亦有不後彎者)弓骨折者多陷凹。(b)棘狀突起離開。(c)局所疼痛强弱無定。(d)局所腫脹溢血附近筋肉疼痛。

(二)神經症狀　因骨折部位之異脊髓損傷之不同折片轉位之有無壓迫之輕重不能一律論。今舉其重要者如次。(a)載域及樞軸骨折者頭部以下痲痺即時斃命。(橫膈膜神經損傷)(b)載域以下頸椎至第二胸椎骨折者胸間筋以下痲痺呼氣不全咳嗽困難又或瞳孔有變狀。(c)第二至第十胸椎骨折者直腸膀胱下肢皆痲痺。(d)第十至第十二胸椎骨折者下肢膀胱直腸亦俱痲痺。(e)第三腰椎以下骨折者。無神經症狀。

除此等痲痺症狀之外。又或有刺戟症狀。

診斷　雖由上記症狀可爲本症之診斷。然甚難。蓋有雖骨折而不發上述之症狀也。挫傷脊髓壓迫症挫創。易與本症相混。須區別之。

診查頸椎骨折患者。可從咽頭內檢查。診查屈背患者。須分別外傷性與結核性。凡診察脊椎骨折患者。

須用多大之注意。若神經症狀劇烈。運動異常。發軋轢音。則不可勉强診查。傷害患者。唯用X光線最有益於本病之診斷。

豫後 關於脊髓損傷之輕重。不完全骨折與脊柱下方骨折。其豫後比較的爲良。

療法 以絕對安靜爲主。若欲搬運患者。或變換體位。必設法支持其身體。而於頭部亦然。如此六週或八週。方可行動。上方脊髓壓迫骨折療法。用克利松氏蹄系或重錘牽引法。頸部以枕支之。胸椎、腰椎壓迫骨折療法。同輕症。以石膏繃帶、支持襟帶等。運用二週。即可起立。全脫臼骨折者。雖須牽引法與整復術。並用。然靜臥床上。用空氣枕支持頭部。豫防褥瘡。已足爲待期療法。

脊椎弓切除術。不宜用於脊髓損傷之新鮮者。若有假骨增殖與瘢痕形成。發壓迫症狀。(麻痺症狀將癒時)則宜用之。

就蓐中須注意麻痺、褥瘡、膀胱炎、腸麻痺、及小便不通等。看護不可不周。

四 刺創及槍創 Schussverletzungen

刺傷之小者。單用防腐的繃帶。大者插消毒棉紗。脊髓損傷者難行手術。異物雖宜除去。然切不可用消息子。槍創之療法。宜用待期的療法。

五 脊髓損傷

本症在臨床上無甚重要。因無特種療法以行也。

(一)震盪症 由於强暴之外力。有休克 Schok 症狀、運動障礙、知覺障礙等。或損傷後數日乃至數月。

始現諸種神經症。（外傷性神經症）或外傷後卽刻斃命。或不久治癒。處置之法同腦震盪。

（二）壓迫症 由於脊髓之受壓迫。（骨片、異物、血腫等壓迫也） 有脊髓刺戟症狀及麻痺。療法同骨折。

（三）挫傷 由於脊椎骨折、脫臼、槍創等。

（四）穿通創 由於刺創、切創、槍創等。有麻痺症狀與腦脊髓液流出外方。故易確診之。無治法。

六 急性脊椎骨骨髓炎 Osteomyelitis

診斷 脊椎骨劇痛、高熱、昏睡。全身症狀尤甚於局所症狀。數日之後。發脊椎炎徵候。

療法 旣診定本病。速切開膿瘍。插入棉紗栓塞。化膿及於脊椎管內者。切開脊椎管。

七 脊椎結核 Tuberculose

原因 骨結核中最多之疾病也。發於十歲以下之兒童。外傷與遺傳。每爲本病之原因。最多發生之部位。在胸椎。其次則爲腰椎。

診斷 本病若已成後彎及流注膿瘍。其診斷甚易。然治療之成蹟。端在早期診斷確實。而早期診斷本病。其事至非易易。左舉重要之點。以資參考 （診察時、患者裸體、背向明）

（一）棘狀突起過敏 以熱水、冰片或電氣導子等試驗之。最便者用打診法。或壓下頭部與肩胛。試其局處有無疼痛。（此試驗頗危險）卽可知棘狀突起之過敏性。然此係不定的。有背樑十分彎曲。本症狀尙不發現。有歇斯的里性婦人。毫無畸形變態。而疼痛反甚者。不可不知也。

(二)脊椎運動障礙　先使患者屈伸運動、外轉運動、迴轉運動等。最易者令患者匍伏床上。使其拾取床上物品。有無障礙。除上方胸椎結核外。概不能拾得物品。又命患者步行。觀其姿勢有無異常。若步行時呈「反身」現象。大可注意。更或命患者伏臥。擡舉下肢。若下肢擡舉時。腹部、胸部亦擡舉。與床板相離。卽爲胸椎强直之證。

(三)變形　注意脊椎之後彎、前彎、胸廓骨盤之變形。後彎之程度。由結核部位不同。例如胸椎本爲後彎。故雖輕度之結核後彎極明瞭。腰椎本爲前彎。故雖重症之膿瘍形成。反不覺其後彎。又脊椎之一部有畸形時。他部必有代償的彎曲。例如腰椎結核患者。腰椎後彎。則胸椎變爲前彎。而減少其原來後彎之度。變爲平背。故吾人見平背之患者。雖不認腰椎後彎。亦當疑其爲脊椎結核。但初退伍之壯年不在此例。

(四)流注膿瘍　檢查各部位之情狀。注意原竈與流注膿瘍發生部之關係。例如(a)原竈在上方頸椎者。流注於咽後、食道後。(嚥下呼吸困難)側頸部。(上膊神經痲痺)胸腔。(b)原竈在下方頸椎者。流注於後縱隔竇、腹腔。(c)原竈在上方胸椎者。流注於胸、背、腋下部、後縱隔竇。(壓迫大動脈食道)腹腔、骨盤。(腸骨窩膿瘍)小骨盤。(在膀胱或直腸破裂)陰阜部、皮下、大腿後部、股關節周圍。(d)原竈在下方胸椎及腰椎者。流注於腸腰筋之下。直達大腿前內側。(腰筋膿瘍)

各膿瘍中最多見者。爲腰筋膿瘍。其診斷法。先命患者伏臥。左手貼於臀部股關節後方。右手執患者下腿舉起之。若覺一側之抵抗甚於他側。卽爲一側有腰筋膿瘍之證。蓋一側之腰筋有膿液浸潤。則腰筋收縮而不能伸展。故舉起時有大抵抗也。

(五)神經症狀　初爲神經根部之壓迫症。如肋間神經痛、尺骨神經刺戟狀態、坐骨神經痛等。後則發脊髓症候。如運動神經痲痺、知覺神經痲痺、腱反射膀胱直腸障礙、榮養神經障礙等。

本病之診斷。應用X光線最有利。

鑑別。(一)脊椎黴毒。(有黴毒症狀及驅黴成效)(二)脊椎放線狀菌症。(由他部轉移而來)(三)脊椎惡性腫瘍。(多爲肉腫癌腫。有劇痛。自他部轉移而來。常見於惡液質者)(四)大動脈瘤(脊柱之左有雜音)(五)傳染性脊椎炎。(既往症與急性)(六)外傷性脊椎炎。(既往症不同)(七)强直性脊椎炎。(無壓痛。脊柱屈曲如弓狀。他關節亦有同樣之症候)(八)脊椎骨骨髓炎。(惡寒戰慄、發熱、劇痛爲其起病之特徵)(九)習慣性脊椎側彎症。(脊柱固定不化膿)(十)佝僂病性龜背。(脊椎運動無障礙)(十一)股關節炎。(下肢有異常位置)(十二)僂痲質斯性斜頸。(雖與頸椎結核後頭載域關節結核相似。然斜頸在病初有發熱、疼痛、僅限於一側)須各由其相異之點區別之。

豫後　大人不良。小兒多可治愈。

療法　本症用(一)榮養療法。與他種結核無異。然尤當注意於(二)局處療法。卽以安靜固定爲必要是也。下方胸椎與腰椎發本症者。用石膏床。脊髓刺戟症狀盛、疼痛强者。更宜用之。頸椎與上方胸椎發本症者。用克利松氏懸吊器。Glissonsche Schwebe 石膏床。先令患者伏臥於身體各部設軟枕。枕之高以身體前彎而脊柱不十分疼痛爲度。乃從顱頂部至臀部。舖棉絮一層。(背部宜更多)軟布一枚。更於其上加浸過石膏之布片若干層。俟此布乾固。然後使患者仰臥。再以環行帶固定之。流注膿瘍之穿刺。與沃度仿謨倔利攝林注入。亦均可行之。若爲壓迫性脊髓炎。有重症痲痺。則非切去脊髓弓不可。

八　脊柱彎曲症 Verkruemmungen der Wirbelsaeule

A　脊柱側彎症

本症不惟脊柱彎曲於一側。且常廻轉於左方或右方。

原因　由原因的關係。分爲次之六種。(一)習慣性側彎症。最多見於筋肉薄弱之幼女。因於學校桌椅不合。而成爲一種惡姿勢也。又或偏重於身體一側之職業。骨盤常居斜位。亦易成之。最普通者。名右側凸性胸椎側彎。(二)重力性側彎症。爲使骨盤傾斜之疾病。如股關節炎、先天性偏側股關節脫臼、膝關節攣縮等。骨盤左右支重之力不均。則成脊柱側彎症。(三)病的側彎症。由於種種脊柱胸廓神經及筋肉疾患。(四)佝僂病性側彎症。多向左彎曲。(五)外傷性側彎症。由於脊柱受外傷。脊椎骨折或脫臼。(六)先天性側彎症。極少。

診斷　如前症。命患者裸體正坐。以背向明處。精密調查左記諸項。

(一)原因事項之有無。(二)棘狀突起彎曲之有無。(三)胸廓之形狀。胸廓常傾斜於一方。凸側肋骨向後隆起。肋間腔加闊。凹側適與之相反。胸骨則向凹側傾移。(四)左右背面不在同一水平線上。此因凸側之肋骨。向後方隆起。凹側與之相反故也。(五)軀幹側面與垂下之上肢成一三角形。左右是否同大。

肩胛、耳朶、骨盤、左右是否同高。

療法 (一)豫防法。宜用於習慣性身體薄弱之學童。勿令課一定之工作時間過長。務必多給休息之時期。同時練習體操等規則運動。且圖個人衛生佳良、筋力强健為宗旨。

(二)已彎曲者。設法矯正之。例如體操、按摩、懸垂法、他動的矯正法及各種器械裝置。各種綳帶法。

B 脊柱後彎症

原因 有三種。(一)炎症性後彎症。如脊椎結核等。(二)外傷性後彎。如骨折脫臼等。(三)習慣性後彎。多見於筋肉孱弱之貧血性少女。讀書習字長久俯屈椅面。及縫衣製鞋為業之人。易成此症。(職業性後彎)又見於佝僂病性小兒。(四)老人性龜背。

療法 除去原因。同時强固筋力。兼用種種矯正法。

脊柱前彎症較少。脊柱一部分後彎。而他部分為代償的前彎。以抵消之。脊髓挺出症 Spondylolisthesis 即一種重症前彎症也。

九 脊椎破裂

診斷 背之正中線有圓形歇兒尼亞狀之先天性腫瘤。呈波動。其根部在脊椎弓。腫瘤有壓縮性。號泣時腫瘤變為緊張。分腰部破裂、薦骨破裂、頸部破裂、背部破裂數種。

豫後 不良。(脊髓管傳染、腫瘤破裂、膀胱直腸障礙等。皆使豫後不良者)

療法 有傳染及褥瘡之虞者。宜早治療。手術危險者。可以穿刺法及注射法代之。穿刺用細套針管注射用沃度丁幾、愛兒亮、輕酒精、羅谷而氏液。(每隔八日注射一次)穿刺時嚴重防腐穿刺後施輕度壓迫法。概可治癒。又凡穿刺之後頭宜低下。恐腦脊髓液流出也。

本症之根治手術在切去囊腫閉鎖脊椎弓之裂隙。

第八編　骨盤外科 Becken

一　骨盤骨折 Frakturen

A單發性骨折　多見於恥骨枝部。折片轉位於內方。破損尿道及膀胱。坐骨骨折者。臀部衝突而成。轉位及異常運動少。腸骨骨折者。或在前上棘。或在髀臼。易轉位於骨盤內。薦骨骨折者。常損傷薦骨神經叢。障礙膀胱、直腸及下肢。

B多發性骨折　由重劇之外力壓迫而成。其豫後因合併症之有無而異。

症候　(一)全身症狀　新骨折者。有休克 Schok 症象。腦脊髓出血、(意識亡失、痲痺等)　骨盤內及內臟出血、尿道膀胱破裂。(血尿或尿閉)

(二)局處症狀　骨盤輪骨折。(多發性骨折)者。恥骨弓內方轉位、腸骨前上棘升高(腳短縮)等。髀臼骨折者。轉子部無突起。腳短縮。凡骨盤骨折二三日卽出血。可由皮膚變色知之。若見鼠蹊靱帶上下。有溢血。卽爲大腿頸骨折之象。以手觸於骨盤。或從側方壓迫骨盤。常有疼痛。(骨折痛)患者概不能坐立及步行。

豫後　皮下骨折者。無生命危險。但爲終身殘疾而已。有合併症者致死。骨盤骨折治愈。平均在二月以上。五月以下。

療法　安臥於適當之位置。以骨盤安靜且少疼痛爲目的。兩膝與股關節稍屈曲。仰臥床上。左右置砂囊各一。以防身體移轉。不得已而變換位置時。宜十分注意。整復術可在膣與直腸內注意行之。有合併症者。治療尤須鄭重。

二　骨盤脫臼 Luxatiouen

亦由機械的外力而起。同時必伴骨折。又有骨盤半側下垂、薦骨下垂、腸薦骨分離等。且常損傷泌尿器。

豫後與骨盤輪骨折同。療法同一切骨折。

三　骨盤一切損傷 Verletzungen

骨盤受衝突、墜落、挫傷、震盪。則一方損害膀胱。他方發現外傷性神經症狀。有時損傷穿通於腹膜腔。有時不然。若腸骨動靜脈、股動靜脈、臀動脈等受刺傷出血。則宜就露出血管結紮之。腹膜內有穿通創者。行開腹術。縫合腸與膀胱爲宜。

四　骨盤骨急性骨髓炎 Osteomyelitis

症候　骨盤骨深居軟部中。其變化雖不易知。然各種症狀。概與他骨部無異。可大略推知之。全身症狀與局處疼痛二端。即其重要徵候也。本症若爲蔓延性。危險頗大。

療法　與一般骨炎同。重者宜速切開。不幸有腐骨入於膀胱。須設法摘出之。

五　骨盤骨結核 Tuberculose

症候　屢見於腸骨、薦骨等。尤多生於關節部。如股關節、薦腸關節、恥骨縫合等。

經過緩慢。疼痛較微。有時坐骨神經作痛。繼以局處腫脹、化膿。臀筋之下。有膿竈。流注於腸腰筋。患部在薦骨之前者。易在直腸或膣內觸診之。若見有寒性膿瘍。卽確爲本症。

鑑別　宜與前述骨髓炎區別如次表。

骨盤骨結核	結核性體質、榮養不良	起病之初爲慢性	多發於關節	有瘻管、膿汁	健側骨盤變爲狹小
骨盤骨髓炎	無	爲急性	發於骨	無	患側骨盤狹小

六　骨盤膿瘍 Entzuendungen

症候　有三種之別。(一)漿液膜下膿瘍。由泌尿生殖器、腸管、腹膜後淋巴腺之原發性炎症而成。在鼠蹊靭帶之上方或下方。發生膿瘍。(腸骨窩蜂窩織炎)　有時侵犯臀部、肛門、會陰部、大腿、膀胱、膣、腹腔等。

(二)腰筋膿瘍。多因脊椎結核流注而成。亦有急性腰筋炎化成者。此症不與骨盤壁固定。常沿腰筋以達於大腿。及於縫匠筋之內。患此者股關節屈曲。爲其特徵。

(三)腸骨筋膿瘍。或爲原發性。生於薦腸關節。或爲續發性。由脊椎結核而生。非自潰於前上棘附近。卽沿腸骨筋達於鼠蹊靱帶。在腸骨筋外緣與直股筋內緣間破潰，并於縫匠筋之外緣或內緣。遺留瘻管。今將身體之縱軸縱分鼠蹊靱帶爲二。則腸骨筋瘻管在此縱分線之外。腰筋瘻管在此線之內。膿瘍內之膿汁達於股關節。或由大坐骨孔。沿血管達於大腿。又或及於肛門、會陰部。

療法　先考其原因。再定治法。流注膿瘍之療法。與通常處置同。急性者須行切開排膿法。腸腰筋膿瘍亦須行切開術。

七　骨盤腫瘍 Geschwuelste

骨盤外方軟部所生之腫瘍。多見於臀部。有粉瘤、皮樣囊腫、脂肪腫、肉腫等。骨盤骨之腫瘍較少。間有外骨腫、軟骨腫、纖維腫、肉腫、轉移性癌腫等。腸骨或髀臼部易生包蟲囊腫。先天性者爲畸形腫。生於薦骨或尾閭骨之前面。骨盤血管之動脈瘤較少。

療法　若良性腫瘍可行手術。不妨除去。手術之難易。一視腫瘍之部位而定。惡性腫瘍之手術較難。

八　尾閭痛

發於外傷分娩及婦人生殖器病之後。尾閭骨部有神經痛樣放散痛。若其原因在尾閭骨。則於尾閭骨部之正中切開除去之。

第九編　上肢外科 Ol ere Extremitaet

第一章　肩胛骨骨折 Bruch der Scapula

肩胛骨損傷較少。肩胛骨受挫傷有大血腫。則骨皲裂無疑。肩峯突起及肩胛骨體最易成骨折。

一　肩胛骨體骨折

診斷　折片轉位。有劇痛。不能從背部觸診者。(腫脹甚時)可由腋窩觸診之。

療法　靜養二三週間。(用綳帶固定於胸廓)俟患部稍痊。卽行按摩及自動、他動的運動。豫後一般佳良。癒後無機能障礙。

二　肩峯突起骨折

診斷　肩胛下降而削平。頭部傾於病側。用手指觸診之。決無誤謬。

療法　腋下夾適宜之枕。上膊固定於胸廓。以三角巾束縛之。折片轉位者。行骨縫合。

第二章　鎖骨外科 Klavicula

一　鎖骨骨折

症候　常見於鎖骨中央之三分之一部。折片轉位時。內方折片向上。外方折片向下。兩片互相重疊。若外方三分之一部骨折。則轉位不甚顯著。若鎖骨兩端部骨折。雖有折片不易認出。因局所腫脹、皮下溢血、壓痛及軋轢音。診斷極難明。患本症者。鎖骨短縮。機能障碍(上肢不能舉至水平以上)肩胛垂下等。

診斷　由上記症狀觀之。極易診斷。惟小兒鎖骨屈折較多。須注意骨折痛與機能障碍等。始得知之。

豫後　佳良。小兒患之者。大抵不須治療。二週卽癒。然亦有處理不善。變爲畸形者。

療法　折片轉位者。整復之後。將肩胛向後上方牽拉。設法固定之。綳帶雖可用三角巾（無轉位者可用之）與石膏繃帶（腋窩墊枕）然不及賽羅氏絆創膏繃帶爲宜。爲防轉片移動。不成畸形。須令患者仰臥十日。背部墊軟枕。以上肢垂下。或用絆創膏繃帶伸直患臂。若折片移動。骨骼肥厚。則肩胛不勝重荷。後日必以凸隆部鑿除之。又或外片轉於下方。壓迫神經。則必行骨縫合。

二　鎖骨脫臼

肩胛之側方受外力。則肩峯突起端與胸骨端易成脫臼。

A　胸骨端脫臼

診斷　通常脫臼皆在前方。可由觸診診知之。豫後佳良。並無機能障礙。

療法　肩胛向後方用力壓之。卽可整復。但易再脫臼。宜取韌帶關節囊縫合以防後患。

B　肩峯突起端脫臼

診斷　鎖骨移動於肩峯突起之上。易在肩胛穹窿之上觸知之。豫後、療法同前。

三　鎖骨疾患

A　炎症　急性骨炎及結核頗少。徽毒較多。初在胸骨緣有限局性腫瘤。觸之不痛。久則軟化爲瘻管。醫者每誤爲結核。然結核無堅硬之膨隆物。有柔軟之寒性膿瘍。易分別之。有時徽毒之症發生橡皮腫。則易誤作肉腫。非注意其經過與他部徽毒症狀之有無不可。

B　腫瘍　鎖骨腫瘍較少。骨腫、軟骨腫生於外傷後。境界明瞭。惡性腫瘍如骨肉腫（骨髓性肉腫、有羊皮紙樣捻髮音。骨膜性肉腫爲軟性）成長極速。形狀亦大。包蟲囊腫易誤爲腫瘍或炎症。

有劇痛。此類疾病。必以X光線診斷之。

療法 良性者切除鎖骨一部分。惡性者將鎖骨全部摘去之。

第三章 腋窩疾患 Axselhoele

瘤腫發於腋窩各部。侵犯附近淋巴腺。豫防法。宜清潔局所。常以酒精拭洗。或將各個腫物分別切開或舉腫物存在部位之皮膚。一併切去之。(如橢圓形)

腋窩之急性淋巴腺炎。概爲手指有創傷傳染而成。腺之膿瘍在深部者。觸診極爲困難。宜翻轉上膊與健側腋窩互相比較、并以手指深入腋窩而探之。若爲結核性。則淋巴腺腫變成慢性。或由急性轉成慢性。又有惡性淋巴腺腫、紡錘狀細胞肉腫等。膿瘍概發於上方肋骨、肩胛骨。腫瘍有脂肪腫、筋膜肉腫、纖維腫及血管腫等。

腋窩之大血管損傷。失血多者。須壓迫鎖骨下動脈及動脈結紮法。

第四章 肩胛關節部外科 Schultergelenk

一 肩胛關節之解剖及生理

肩胛關節之運動。在身體關節中最爲自由。因髀臼比骨頭較小故也。本關節之運動可分三種。(一)橫軸(上肢前後振盪)(二)前後軸。(上肢上舉或垂下、以下名外轉內轉)(三)垂直軸。(外旋內旋)三軸運動之範圍。約百五十度。而此運動範圍之大小。概由肩胛下筋、(前方)棘上筋(上方)棘下筋小圓筋(俱後方)等支配之。關節囊壁之下部。不全爲筋肉所蔽。有烏喙肩峯靭帶連之。

本關節之關節囊頗弛緩。關節腔極廣闊。烏喙上膊韌帶爲一個副強韌帶。肩胛下筋之粘液囊與結節間粘液鞘。常與關節腔相交通。欲診斷本關節之疾病。宜令患者裸上體。比較左右兩肩胛之情狀。有無異同。若檢查他動的運動。宜屈患者之肘關節。用一手把持其肘。他手按肩胛。徐徐運動。以試上記三種運動範圍之大小。

二　肩胛關節脫臼（上膊脫臼）

本脫臼在身體諸種脫臼中最多。（五十一％）分前方、下方、後方、上方四種。後二者較少。可勿論。

A　前方脫臼

診斷　肩胛之穹窿凹沒。肩峯突起高聳。頭部傾於患側。以健肢支持患肢。一見而即知爲本症。關節窩空虛。鎖骨下窩或烏喙突起之下。得觸知骨頭。細看上膊之縱軸。不向關節內而向關節之內側。若欲將鎖骨中斷者。又上膊之肘部。離遠軀幹。其長徑亦稍延長。

B　下方脫臼

診斷　上膊骨頭轉入腋窩內。可以手指深入肩峯突起下。（從肩旁）觸診之。上膊離遠軀幹。與長徑延長。比前種脫臼尤大。

療法　不速整復之。則運動障礙。爲終身之累。有時脫臼後經三四週。不能整復。損傷血管與神經。有神經痛及麻痺。永不可治。整復之法有數種。分述如次

（一）直壓法　此法最簡單。可先試之。若無效。再行他法。行此法時。在脫臼未久者。不須麻醉。若患者劇

痛。必須痲醉。令患者取臥位。以一手把持患者之肘部。向外下方牽扯。他手加壓力於骨頭。能自然納入關節中。

(二)廻旋法　(a)先以外轉之上膊用力內轉之。與體旁相密着。(b)屈曲前膊肘部。旋轉於外方。使上膊內面向前。(c)舉起上膊至水平。(d)廻轉前膊至胸前。本法不用痲醉。卽可整復。雖在脫臼較久之人。亦可用之。本法若猶無効。改用次法。

(三)扛擧法　命助手固定肩胛。(或以足踏肩胛項)用力拉上肢於上方。

(四)庫巴氏法　宜用於三四週後之脫臼者。因能發生極大之力也。法令患者仰臥。以足踵插於患者之腋窩。强力伸展上肢是也。

後療法有各種。如於整復之後。施濕布縛三角巾。凡三週。決不可少。若遇上肢外轉。須禁忌之。陳舊性脫臼。卽脫臼已過一月以上者。必用痲醉而後整復。若用前記整復術。皆無效。(陳舊性脫臼關節部骨折、骨折端嵌入軟部)宜切開關節而治療之。骨頭已癒着者。除去骨頭

習慣性肩胛關節脫臼。其例甚少。療法用綳帶支持關節。或行關節囊縫合。關節固定術等。

三　上膊骨上端骨折

最多者爲上膊骨外科頸骨折。次爲解剖頸、結節部骨折。然實際爲合併症者極多。

A　外科頸骨折

診斷　上折片轉於上外方。下折片轉於上內方。上膊骨稍外轉。其軸正對腋窩。上肢難擧起。肩胛突起

之下方有凹陷。然豫後概良。五六週卽治

療法　轉位小者。用牽引法。最佳。轉位大者。整復之後。用諸種固定法。例如米子台爾氏三角枕子、排米爾獨氏牽引繃帶、海獨氏麻纖維加石膏副木、庫拉孟爾氏鐵線綱副木石膏繃帶等。

B　解剖頸骨折

診斷　不如前症之顯明。故難確診。之有關節血腫、腫脹、疼痛等。宛如關節挫傷症候。非用X光線不易診斷。若見老人發關節挫傷症候。大抵爲骨折。

豫後　骨頭折片易壞死。機能障碍。（强直）不得完全治癒。

療法　用提肘三角巾、重錘牽引帶等。行關節運動及按摩術。不得已時。行骨縫合法。

C　大結節骨折

不脫臼而單獨骨折者。極少。

D　骨端線骨折

診斷　下方折片轉移於內前方。肘關節稍稍向後。有軋轢音。關節內生血腫、劇痛。患此者將來骨之發育障碍。上膊骨變爲縮短。療法同外科頸骨折。

四　肩胛關節炎

肩胛關節比他關節易成强直。（因炎症或外傷時之安靜固定法）其理由因（一）三角筋易萎縮。（二）關節附近（粘液囊）易發炎。故關節壁癒着、上膊運動困難。（三）關節囊內面萎縮癒着。故治療之際。常考察此等要點。徐徐練習他働的運動及位置轉換、按摩術等。豫防三角筋萎縮。

診斷肩胛關節炎有必要之一法。即檢查上膊骨運動之際是否與肩胛骨共動是也。在健全之上肢上膊骨運動超過水平線者。該兩骨必共同運動。而患肢則不然。

A　急性漿液性炎

診斷　多量之滲出物。瀦溜於關節內。肩胛部膨凸如圓球。三角筋前後緣腫脹尤甚。上肢稍向內轉。上膊與體遠離。在腋窩得觸知關節囊之形狀。以三角筋壓觸之。其部緊張益甚。有時骨頭運動異常。不能外轉及旋轉。

鑑別　本症與三角筋下粘液囊炎及膿瘍有次三點不同。(一)腫脹在三角筋之中央。(二)不能在腋窩觸知關節囊腫脹、疼痛。(三)關節機能障碍輕微。

療法　初期用濕布綳帶、安靜療養。俟關節不疼痛。不發熱。則練習關節運動。或用手術穿刺之。以藥液注射之。亦佳。

B　急性化膿性炎

診斷　本症比前症炎性症狀稍劇。膿瘍多自然潰破。三角筋之前緣(後緣較少)腫脹。膿液由二頭膊筋流注於肩胛諸筋、腋窩或側胸部。

療法　切破三角筋之前緣。就二頭膊筋腱下方。切開關節。用麥粒鉗子在三角筋之後緣作對孔。(勿傷斷腋窩神經)以泄膿液。

C 結核

症候 較爲稀有其初僅有機能障碍。上肢難於上舉旋轉運動時覺疼痛。若有滲出物則關節部腫脹。能於三角筋及腋窩觸知彈力性波動形之腫脹。

本關節最易犯者。爲乾性結核。經過爲慢性。關節周圍之筋肉(三角筋尤甚)易萎縮。(肩胛成削尖狀)早期即有機能障碍。或運動之際發摩擦音、爆音。若以上肢上舉。肩胛骨與鎖骨必同時向上旋轉。垂下時則兩骨同垂下。可以手觸知之。筋萎縮愈甚。肩峯突起益高聳。以指觸之。其間有結節或結節間溝疼痛雖不甚。然壓之則劇痛。病愈久更有神經痛樣疼痛。膿瘍破潰之處。亦與前症無異。患本症者多患肺結核。

鑑別 易誤爲關節僂痲質斯、畸形性關節炎、慢性關節炎、淋毒性關節炎等。須從局所之狀態、(借X光線爲檢查) 全體之症狀、及經過之如何。決定之。

豫後 乾性者不無自然治癒。有膿瘻者則豫後不良。

本關節尚有畸形性關節炎與關節神經炎等。茲不贅。

第五章 上膊外科 Oberarm

橈骨神經最易損傷。損傷後必行神經縫合。方能治癒。

上膊骨幹部骨折者。折於三角筋下方時。上方折片轉於外。折於三角筋上方時、上方折片轉於內。折部腫脹疼痛。運動異常。故診斷本骨折最爲容易。豫後佳良。概四五週治癒。療法同外科頸骨折。

上膊患骨髓炎者亦屢有之。

第六章　肘關節部外科 Ellbogen

一　肘關節之解剖及生理

關節重要部之觸診　欲診斷肘關節之疾患必由後面諦視或觸診之。(若在前面檢查則筋肉肥厚、不能檢查確切) 今舉重要關節部爲(一)鶯嘴突起與其兩側。(二)外上髁。(三)內上髁(四)橈骨小頭。(在外上髁之前下方能觸診之、前膊向前後迴轉時橈骨小頭共同運動)(五)上方橈尺關節。(將前膊迴轉運動時在橈骨小頭後內方向尺骨旁壓之可觸知本關節) 當肘關節伸直時。鶯嘴突起尖端與兩上髁之三點。適在一線上。即與上膊爲垂直之一平面。若前膊屈作直角則此三點恰成二等邊三角形。(此三角形與上膊共在一平面內) 苟檢查此等結果不與上記事實相符合則必爲骨折或脫臼無疑。

又外上髁之位置。必居肩峯突起之鉛直下方。若從左右兩方測此兩距離不相等。即知上膊有異常。

關節之機械的作用　本關節之機械作用。分屈伸運動與迴轉運動二種表如次。

肘關節
- 上膊尺骨關節 ＼ 屈伸運動
- (上膊橈骨關節) ／
- 近側橈尺關節 —— 迴轉運動(前轉、後轉)

屈伸運動者。運動於橫軸之周圍也。鶯嘴窩受鶯嘴突起衝突。爲伸展運動最大範圍。烏喙窩受烏喙突起衝突。同時橈骨窩受橈骨小頭衝突。爲屈曲運動最大範圍。然橈骨之關係較小。迴轉運動者運動於縱軸之周圍也。除近側橈尺關節之外。遠側橈尺關節亦有關係焉。

關節囊之位置前以烏喙突起及橈骨窩上方爲界。後以鶯嘴窩上方爲界。兩側達於關節面下方。在尺骨則連絡於關節面之周圍。在橈骨則附着於橈骨頸之四隅。

二　靜脉刺創

醫者注射藥劑或採取試驗用血液。多於肘窩之正中靜脉及貴重靜脉行之。當注射之先。在注射部上方（卽上膊）用橡皮管或布片輕輕束縛。同時令患者握拳。則靜脉怒張歷歷在目。若以指敲之。靜脉怒張更甚。於是擇定注射之部。先以酒精棉花拭洗消毒。刺注射針於靜脉之內。由是解去上膊之縛帶。開放手拳。然後注入注射液。凡以注射針刺入於靜脉內。須有長久之練習。其手術之巧劣。亦各人不同。略言之則如次。

如上準備既畢。以手輕敲靜脉管。使之怒張。用左手二指保持靜脉。不令移動。將注射針由靜脉末梢向中心刺入（或稍斜刺之亦可）針尖初達脉管之內。能覺抵抗較少。斯時更刺入若干（見靜脉血迸出爲度）乃與溶液器通連。注入所要之藥品。若上法不便實行。可切破皮膚。露出靜脉。直接刺入而注射之。

三　軟部損傷

肘動脉在尺骨旁一二分。與正中靜脉相平行。居二頭膊筋腱膜之下。其脉有損傷。最易結紮。正中神經幹亦在尺骨之旁。此兩者損傷在上膊骨下端骨折時屢見之。

四　關節之挫傷及捻挫

肘關節之挫傷及捻挫。為常有之疾病。輕者關節血腫極微。重者肘關節有滲出物。外形異於常人。例如鶯嘴突起之兩側。缺乏凹窩。橈骨小頭鶯嘴突起尖端、及上膊骨外上髁間。皆有著明之變化。若見關節內血腫有劇痛。則必為關節內之骨折。

五　關節部骨折

A　上膊骨髁上骨折

原因　大人過劇烈之外傷。及小兒伸直手臂而下墜。即成本症。骨折之形。概為斜線。多自後上方斜走於前下方。（伸展骨折）間有自前上方斜走於後下方者。（屈曲骨折）橫斷之骨折則殊少。

診斷　下折片在後方脫離。上折片在前方脫離。局部腫脹、運動困難、軋轢音、前膊伸長。在肘窩觸之可知有上折片凸起。有時肘動脈正中靜脈俱有損傷。關節上方壓之疼痛。然關節內無血腫。是皆伸展骨折之症候也。屈曲骨折同。惟折片脫離方向。與前相反。

豫後　良。四週治癒。但或變為畸形。永久不治。

療法　麻醉而整復之。整復後。以肘關節屈作直角。用石膏繃帶束縛之。或用麻纖維加石膏副木、牽引繃帶等。若無效。則行骨縫合法。

凡肘關節部有損傷。至少靜養十日或十二日。其後行自動的與他動的運動及按摩術等。防關節強直。

不能伸展肘關節之骨折種類雖甚多然轉位者少通常診斷極易用X光線則更爲確切。

B 鷹嘴突起骨折

診斷 概爲橫斷骨折折片轉位於上方。伸展運動困難。關節內溢血、疼痛。並有軋轢音。

療法 伸直上肢用石膏繃帶固定十日或十四日。漸變爲屈曲位共四週而全治。亦可用絆創膏繃帶以固定之。若無效則行骨縫合法。

C 尺骨冠狀突起骨折

診斷 肘窩有骨折片可觸知。壓之疼痛。以前膊旋轉而屈之。其痛尤烈。

療法 將肘關節屈作銳角形。以繃帶固定之。

D 橈骨小頭骨折

診斷 前膊迴轉時。橈骨小頭面積加增。若固定小頭而轉其前膊。則有軋轢音與劇痛。

療法 將肘關節屈作直角形。以繃帶固定之。

E 橈骨頸骨折

診斷 下方折片轉位於前上方。前膊向前方。不能旋轉。若把持其手而旋轉之。則橈骨小頭不與之共爲旋轉運動。有軋轢音及劇痛。

療法 屈肘關節爲直角形。以繃帶固定之。（前膊之位置略爲後旋）

六 肘關節脫臼

A　肘關節後方脫臼

此爲肘關節脫臼中最多見之症。最與上膊骨髁上骨折症候相似。左揭其區別之表。

肘關節後方脫臼	鷹嘴突起不與內髁外髁同高	上膊後面短縮前面不縮	前膊前面短縮後面不縮	在肘窩觸知上膊骨關節體	肘關節運動不能	三頭膊筋之兩側有溝紋	無轢軋音	疼痛與溢血極輕	雖難整復然一度成功之後不再發	小兒罕有之
上膊骨髁上骨折	三者同高	上膊前後兩面均短縮	前膊前後兩面均短縮	在肘窩觸知上膊骨折片	關節運動不甚障碍	無	有軋轢音	疼痛與溢血較重	雖易整復然不固定之則再發	多見於小兒

療法　診斷既確。速行整復術。若誤爲骨折而治之。必貽關節强直之後患。整復之法極易。卽以上膊固定。同時徵屈前膊用力牽拉之。整復後仍屈肘關節爲直角形。以石膏繃帶或副木束縛十日間。十日以後。練習關節運動并按摩術。或以上膊骨上髁爲中心。在橈骨側(尺骨側亦可)破開皮膚。然後整復之。是謂觀血的整復術。非不得已。勿必用之。

B　肘關節前方脫臼

診斷　肘關節屈爲銳角形。不能伸展。以手指觸之。得知脫臼部位。

療法　用力屈曲肘關節。同時以上膊骨下端。向前方牽拉。卽治。

C　肘關節側方脫臼

診斷　原因爲劇烈之外力。關節部橫徑加闊。皮膚緊張。易在外部觸知橈骨小頭、尺骨及上膊骨之關節面。本症極稀有。不恆見之。療法上下相對牽引。卽可整復。

D　兩前膊骨排開脫臼

診斷　橈骨、尺骨對於上膊骨。在反對方向成脫臼。易由外狀之變化診斷之。

療法　用力伸直前膊。可整復尺骨之脫臼。用力牽拉前膊。壓迫橈骨小頭。可整復橈骨之脫臼。

E　尺骨脫臼

診斷　概爲後方脫臼。橈骨同時後方脫臼者。症候亦同。但橈骨小頭必在正常位。

療法　用力伸直前膊。

F　橈骨脫臼

診斷　概爲前方脫臼。橈骨小頭在上膊骨外髁前緣。其原位置變爲凹窩。前膊不能前後旋轉。

療法　雖可拉前膊與用直壓。整復之。然其術不易成功。且整復之後。亦難固定。其故因環狀靭帶破壞。宜由手術治療之。

七　肘關節炎

肘關節炎之重要症候。卽屈伸不自由。其次因有滲出物。故屈肘時關節之前後腫脹。能在三頭膊筋腱與鷲嘴突起之兩側。(外側更甚)觸知關節囊。此外爲二頭膊筋攣縮與橈骨略向前轉。今不能徧述各種急性、慢性諸炎症之徵候。惟就結核症略論之。

結核性肘關節炎

原因　常見於年輕之婦女。發於鶯嘴突起、內上髁、外上髁、上膊骨下端等。

症候　(一)關節囊腫脹。(二)關節囊周圍腫脹。(三)白腫。(關節部腫脹爲紡綞狀、上肢筋肉萎縮)(四)機能障碍。(屈伸運動、前後迴轉運動、俱困難)(五)疼痛。(六)膿瘍。(生於鶯嘴突起、內上髁、外上髁及橈骨尺骨間之後方)(七)流注膿瘍。(八)異常運動。(九)腋窩腺腫脹。二頭膊筋攣縮等。

療法　同一般關節結核療法。

第七章　前膊、腕關節、手及指外科　Vorderarm, Hand und Handgelenk

一　前膊軟部損傷

本部有外傷。常損及神經幹與腱。損傷在前膊下之三分之一者。恆損傷正中神經。該神經既損傷。則對小指拇筋運動困難。(不能以拇指近接小指)他神經損傷之有無。可由種種手指運動試驗之。若有神經幹與腱斷裂。宜行縫合術。如損傷之原因不明。恐有傳染之虞。或其創傷既久。則不可將創口完全閉鎖。

二　骨折

A　兩前膊骨骨折

原因　由於直接外力或間接外力。兩前膊骨(橈骨、尺骨)折線同高者。爲直接外力所成。尺骨折線高於橈骨者。爲間接外力所成。本症之診斷，視診卽可明瞭。骨折部在前膊之下方者。診斷更易。平常所見者。以前膊中央及前膊下方三分之一爲多。

豫後 佳良。四五週治癒。有時骨癒合或橈骨彎曲。則豫後較不良。

療法 由上下相對牽引法。矯正前膊之位置。然後屈肘關節爲直角。令拇指球向上。以夾板副木提肘三角巾固定之。腫脹既去。改用石膏綳帶。(指尖須外露)二三週後解去綳帶。再行後療法。(然夜間仍當用副木、以防骨彎曲) 骨折治後有角狀彎曲時。全身麻醉而矯正之。治後不能後旋運動者。療之甚難。然本骨折成假關節者極少。

B 尺骨骨折

診斷 多在尺骨上端三分之一處。常兼有橈骨小頭脫臼。疼痛並運動異常。折片轉位無定。

療法 屈肘關節爲直角形。以副木固定之。稍癒則改用石膏綳帶。

C 橈骨下端骨折

原因 跌倒時手掌着地。或與物衝突。則起本症。間有手背着地。亦成本症者。全身骨折症中以本折骨爲最多。

診斷 上方折片轉位於掌側。下方折片轉位於背側。爲本症之通例。故又名肉叉狀轉位。在手腕關節面之上方約三分或五分處。於背側檢查之。可觸知下折片及其折片上方之凹陷。又於掌側檢查之。可觸知上折片及其折片下方之凹陷。手掌向橈骨面屈曲。此外猶有機能障碍、運動異常、軋轢音、骨折痛及溢血等。故診斷極易。

豫後　四、五週治癒。癒後若成畸形。則後旋運動困難。

療法　從上肢長軸之方向以兩端牽引之。然後漸向掌側及尺骨側屈曲。卽可整復完全。整復既畢。若無轉位及嵌頓。(用X光線診斷之)則可用副木及提肘三角巾固定之。若有肉叉狀轉位。宜以手掌向尺骨屈曲。用石膏繃帶、副木、海斯獨爾狀副木、綠在爾氏副木繃帶等爲固定法。三週間後改用後療法。癒後若成畸形。須用切骨術。

三　脫臼

A　手腕關節脫臼

診斷　手短縮而關節部加闊。脫臼在背面者、可觸知腕骨第一列凸形關節。脫臼在掌面者、可觸知前膊骨關節窩。兩者俱不常見。後者尤稀。有因結核性手腕關節炎及一種職業之過勞。變爲手腕關節半脫臼者。

鑑別　橈骨下端骨折與本症外觀相似。今揭區別之點如次。

手腕關節背面脫臼	橈骨莖狀突起居原位	橈骨莖狀突起至手掌面上一點之距離減短	能觸知關節面之突隆狀	關節部固定異常	無軋轢音疼痛
橈骨下端骨折	橈骨莖狀突起轉居背面	無	能觸知骨折端爲鋸齒形	關節部動搖無定	有軋轢音疼痛

療法　用上下相對牽引及直壓法整復之

B　下方橈尺關節脫臼

曳小兒之手步行時易起本症。可由直壓整復。然後屈肘部為直角形。以提肘三角巾吊縛之。固定之法極難。

四　手腕關節部之生理及解剖

(A) 狹義之手腕關節單指橈腕關節而言。然實際包含左之五部分。

(一) 橈腕關節
(二) 下方尺橈關節
(三) 豆骨關節
—— 不相交通

(四) 腕骨關節
(五) 腕骨掌骨關節
—— 不相交通

—— 不相交通

橈腕關節、豆骨關節與拇指腕骨掌骨關節。全不交通。有時腕骨關節與橈腕關節相通。為稀有之例。如此各關節不相交通。故各關節各罹疾病而無蔓延之虞。然淋毒性與化膿性極重之關節炎。關節間之薄膜變為壞疽。則其炎症蔓延於各關節。又如急性骨膜炎發生炎症。亦於腕骨周圍之諸關節同時變成炎症。

腕關節之表面。僅有腱與皮膚蔽之。故其觸診較易。

(B)關節機能

(一)前旋及後旋運動。下方橈尺關節司之。(二)屈伸運動。(三)內轉、外轉運動、橈腕關節與腕骨關節共主持之。本關節之背屈約八十六度。掌屈約八十七度。橈骨面彎曲約二十七度。尺骨面彎曲約二十七度。(四)手掌扁平及彎曲作用。腕骨掌骨關節司之。尤以拇指腕骨關節關係最多。

(C)手之構造最複雜。共有小骨二十七個及多數筋屬。掌側之觸覺器、淋巴管及脂肪組織。比背側更發達。掌側之皮膚最難移動。故若有炎症。則皮膚張緊、疼痛。

(D)手部觸診

(一)橈骨下端腫脹如棍棒狀。由其莖狀突起、向內方觸之。可知橈骨全關節緣。(橈腕關節)若在背面觸之更爲容易。(二)橈骨關節軟骨之接續爲三稜軟骨。(三)腕骨在掌側爲凹面。兩側各有骨隆起。在橈骨側者爲舟狀骨結節與大多稜骨結節。在尺骨側者爲豆骨及有鈎骨鈎。(四)沿第一第五掌骨向上觸診之。必有兩突起。此兩點聯結爲一線。卽與腕骨掌骨關節線相當。(五)掌側指根部皮膚橫皺襞之下十二或十五公厘(三分至四分許)爲掌骨指骨關節部。

五　手腕關節炎

結核與淋毒。多生於此部。此外有多發性關節僂麻質斯、畸形性關節炎、急性滲出性等。與他關節同。

結核性手腕關節炎

原因　常發於橈骨及第二、第三等掌骨。有時從腱鞘結核傳染而成。大人比小兒爲多。

症候　初發於橈骨下端。該部肥厚疼痛。久則病竈穿破於關節內。關節機能障碍。有水腫性、肉芽性、乾性、化膿性各種。又常兼發肺結核。

診斷　手腕關節部所生之慢性炎症。多爲結核性。其診斷可由(一)關節機能障碍。(二)關節部環狀腫脹。(三)關節周圍壓痛等診斷之。其他又有縱軸內之牽引痛及衝突痛等。

鑑別　今述腕關節部常見之諸般病症。同時爲鑑別診斷之助。

(一)化膿性炎　原因於外傷、骨髓炎、傳染病等。發病比本症迅速。

(二)僂痲質斯性炎　不獨發於腕關節。因氣候之變化而病症有輕重。易以撒曹治之。

(三)淋毒性炎　患尿道炎者。劇烈發病。起切爲劇痛。其後關節强直爲特點。

(四)職業的腕關節炎　橈腕關節半脫臼。關節部靱帶與囊靱帶俱變弛緩。

(五)尿酸性炎(痛風手)　不時發作。或輕或重。有畸形性關節炎與機能障害。

(六)慢性鉛中毒　發作爲急性。

(七)慢性腱鞘炎　關節機能無障碍。腫脹在關節之上或下。壓痛在關節之一側。(結核則在關節之周圍或兩側）手指微屈不能伸直（參照第一編水瘤）

（八)結節樣腫　腫脹在手背橈骨側。形圓。無自覺症狀。

(九)脂肪腫　腫脹在腱膜下。不如結核有自覺症、官能障碍及疼痛等。

(十)粉瘤　同上。

豫後　不良。大人尤然。因身體他部亦有同樣之結核症故也。

療法　從尺骨莖狀突起下。注入沃度仿謨倔利攝林。Jodoformglycerin 同時以副木或石膏繃帶固定之。爲保守的療法。若關節已破壞。須用關節切除術。

六　腕骨部損傷

舟狀與月樣骨在腕骨中最爲重要。易成骨折症。若有局處不絕壓痛及外傷原因存在。大都可疑爲骨折。然非以X光線診斷。不能確實斷定。療法與關節損傷同。

手指之機能最重要者。爲屈筋。若因損傷處理不當。則手指强直。貽終身之累。故凡治療之際。不可不略取伸直之勢。除去神經初縫合時。屈筋縫合與橈骨骨折外。皆不可屈曲手掌。以防他日攣縮。(常以手掌與前膊作成鈍角之狀、用繃帶等固定之)

七　腱鞘疾患

腱鞘之疾病。已見於總論及手腕關節炎。茲不贅。茲當記者。猏庳屋痕。Ganglion此病從關節膜或腱鞘或腱等之組織而成一種之囊腫。通常其小者如豌豆。大者如胡桃。多半爲球狀。往往生於腕關節背面。又好發於手背橈骨側。水瘤好發於總屈指筋腱、總伸指筋腱。軋轢性腱鞘炎好發於長外轉拇筋短屈拇筋、手指伸展筋腱等而已。

八　瘭疽

瘭疽爲極重要之疾患。其症候與診斷。茲不能詳述。茲以治療法論如次。

療法　本症之療法雖似容易。然有時切開以後。尚不能減少病勢之進行。不可不知也。

(一)皮膚及皮下性瘭疽　好發於手指掌面、指尖、掌骨、指骨關節部附近。最初可用硼酸、鉛糖水、醋酸礬土水、酒精濕布等治之。然不及鬱血療法簡單而有效。卽以橡皮帶緊縛於患指根部或手腕關節部、上膊。一日之中。約縛二十時間。其餘則高舉患部。以去鬱血。用此法可以緩和疼痛。能不化膿而自然治癒(旬日之間)。病稍久者。先行小切開。後用吸引療法與鬱血療法。若病勢進行不已。兼有淋巴管炎則必及早切開之。

(二)爪下性瘭疽　病初起。與前同法治之。若已有膿瘍。宜行切開。然切開過晚則爪甲壞死。宜除去之。有時指爪被膿汁軟化。易拉去。

(三)腱性瘭疽　屢生於掌側腱鞘。或原發於腱鞘。或由皮下瘭疽與附近傳染創傳染而成。手掌之纖維紋。概爲垂直深入於皮內。故其皮下化膿機轉。易及於深部腱鞘。腱鞘炎症起於指屈筋腱鞘者。常移行於他部。侵犯附近之腱鞘、關節、粘液囊、骨膜、骨等。食指、中指、無名指之腱鞘。由末節起。至掌骨小頭止。故此三指起炎症者。其範圍僅及於手指以內。小指、拇指之腱鞘。由末節起至前膊止。中間更與手掌之粘液囊相溝通。故炎症起於指末節者。易傳播於前膊。此等廣大腱鞘部位。俱被炎症所侵犯。則手掌腫脹。發赤。有壓痛。勉强運動之。其痛益甚。同時手背亦有浮腫。發高熱。兼全身症狀。

對於上記之症狀。舊來皆從腱鞘之起點。切開至腱鞘終點。洗淨膿液。以沃度綿紗塞實之。然其結果易使腱鞘壞死。不如沿腱鞘之通路。行小切開數處。以微溫生理的食鹽水洗去膿汁。不插入綿紗栓塞。或排膿管。而用鬱血療法爲便。蓋此法可以防腱之壞死也。當交換繃帶之際。徐徐練習手指運動。同時按摩腱鞘。使膿汁漏出。至於手背之浮腫。爲反應性水腫。不必切開之。

腱鞘行切開排膿之後。當用酒精繃帶。不時練習運動（自動的或他動的）以免日後手指機能障碍、但凡練習運動之始。必徐徐行之。久則方可猛烈。

（四）骨性瘭疽　本症之特徵。爲指周圍有劇烈疼痛。（腱鞘性瘭疽、惟在腱鞘之通路有疼痛）若生瘻孔。可以消息子觸知粗糙骨面。療法以消炎兼保存骨質爲目的。病初起時。暫用姑息療法。例如鬱血療法頗有效。既生膿瘍。不妨切開之。然切開後不必插入綿紗。宜仍用鬱血療法。骨面勿可露出於創口之外。蓋骨質露出創面者。常使骨質變壞疽。不僅瘭疽爲然也。若已成骨疽。宜速摘去之。但不可切除骨部過早。如關節離斷術。尤不可行之過早。蓋手指在吾人日常生活有極大之用途。萬不宜輕率從事。貽將來之悔也。

（五）關節性瘭疽　關節部腫脹、疼痛、有滲出物與軋轢音。漿液性者、以酒精繃帶、鬱血療法爲主。化膿性者、以小切開、并行鬱血療法爲主。

從上文所記。總括治療瘭疽之方法如下。凡瘭疽先從保存療法。以求治癒。萬一保存療法無效。則行切開。切開之部位。雖不宜狹小。妨害排膿。然不可過大。損傷重要組織。宜借鬱血療法之助。以防黴菌之傳染。兼避手掌機能之障礙。要之鬱血療法（鬱血帶或吸引法）者。不問瘭疽爲何時期。行之皆有大效。當瘭疽初起。疼痛輕微。或化膿劇痛。或切開後炎症仍有繼續。或切開部不適中。炎竈尤可利用之。

九　手與指之骨折脫臼

A　掌骨骨折

診斷　手之骨折極少。其原因概爲直接外力而成。掌骨骨折常爲橫骨折。折片不易轉位。（間有轉位於手背者）診斷之甚難。然每有轉位而易治癒。癒後機能不障礙者。

療法　以損傷之掌骨伸直。壓平折片。用副木固定之。副木一端達於前膊中央。他端達於手指端。防骨片轉位。約三週治癒。

B　指骨骨折

診斷及療法　由直接外力所生。容易觸診之。療法將指骨拉直。復壓平折片。用小副木二分置指背及指面。爲固定。或以相隣之健康手指同縛於一繃帶中。多數指骨折斷（在指爪最多）之療法較難。因後日機能障礙大故也。（拇指尤然）

C　爪節斷裂骨折

診斷　因小指之爪節。（他指亦或有之）屈曲過度而成。爪節彎曲。不能伸直。疼痛腫脹。療法以手指伸直。用繃帶固定。

D　手指脫臼

手指脫臼之症頗少。若有之。必兼有創傷。拇指背面脫臼者。在手指脫臼中最多。因拇指過度伸展。掌指關節囊破裂。掌骨頭從破縫脫出也。其時拇指之第一指節。疊重於掌骨背面上。療法以拇指用力伸直。

壓平疊重節之指節卽治然嵌入者整復困難必切開之。

十 風莿病

診斷 經過極慢手指掌骨腫脹如啤酒瓶狀有一種特異之象故診斷極易多見於腺病性小兒久則成寒性膿瘍侵害附近之骨與關節本症之原因由於結核性骨膜炎或骨髓炎又或由於黴毒其鑑別極難（如僅由局處狀態爲區別）

療法 雖有自然治癒者然用手術療法之症亦不少。

十一 指攣縮症

診斷 診斷此類疾病必考究其原因例如原因爲腱性（腱之外傷、腱之瘰疽等）爲皮膚瘢痕（損傷、火傷、蜂窩織炎等）爲筋肉短縮爲神經麻痺爲先天的畸形爲僂麻質斯爲畸形性關節炎等宜詳細審察而後可蓋於療病有至大之關係也。

有名子並獨拉氏指攣縮者是爲手掌腱膜之進行性萎縮先於無名指、小指起屈曲不能伸直後則五指俱伸展困難掌皮肥厚腱膜亦變爲腫脹少壯者罕見之有名無血性筋攣縮症者因血行常久阻害（繃帶久用、驅血帶連用、骨折片壓迫血管等）而成最初腫痛硬結手指運動障碍不能伸直後則筋質崩壞與炎性浸潤五指拳曲形如鷲爪。

療法 以豫防法爲必要凡損傷炎症與手術將行之際必顧慮手指之位置時時練習運動以避攣縮之症既攣縮者行按摩術與自動、他動的運動、副木浴治法、鬱血療法、猛烈矯正法等然皮性攣縮者易治腱性彎縮者雖用上記諸法。不能治之。先天性畸形（小指之第一關節最多）者。矯正位置而後用副木。此外再施原因的療法。

腱性彎縮者行腱成形術。皮性彎縮者行橫切或Y狀切開直縫合或Y狀縫合之子並獨拉氏指彎縮之療法。與其用藥品機械的療法。不如摘出掌腱膜爲安全無血性筋彎縮症之豫後極不良。故必早爲豫防。以杜後患。例如阿斯馬羅許氏驅血帶。不可連用至二時間以上。又不可用過强之物（上肢之筋肉。較上腿爲薄弱也）石膏繃帶之下。必用軟棉花一層。若用是等物品有疼痛。卽爲醫者技能之拙劣。不可不注意。

〔附〕彈發指之生成。由於腱鞘限局性肥厚。其症爲手指在某位置不能運動。若勉强行之。則突然運動。如彈丸之衝出。故名彈發指。療法暫時安養患部。然後按摩運動。以活潑筋腱。萬一無效。則用驅血帶於患部上方。以手術切開。除去障碍物。可望患指運動自由。

再版　詩話三種

歷代詩話二十八種

本書皆爲完全之足本，與明人刻書將全書割裂者有霄壤之別。此書自清乾嘉以來並無別本流傳，絕少。福保特將家藏初印本付諸石印，其版式字體一概照舊，並不縮小，共訂十六冊，用上等連史紙印刷。全書總目列下：

詩品　梁鍾嶸著　詩式　唐釋皎然著　二十四詩品　唐司空圖著　全唐詩話　宋尤袤著　六一詩話　宋歐陽修著　續詩話　宋司馬光著　中山詩話　宋劉攽著　後山詩話　宋陳師道著　臨漢隱居詩話　宋魏泰著　竹坡詩話　宋周紫芝著　紫微詩話　宋呂本中著　彥周詩話　宋許顗著　石林詩話　宋葉夢得著　唐子西文錄　宋強幼安著　珊瑚鉤詩話　宋張表臣著　韻語陽秋　宋葛立方著　二老堂詩話　宋周必大著　白石詩話　宋姜夔著　滄浪詩話　宋嚴羽著　山房隨筆　元蔣正子著　詩法家數　元楊載著　木天禁語　元范梈著　詩學禁臠　元范梈著　談藝錄　明徐禎卿著　藝圃擷餘　明王世懋著　存餘堂詩話　明朱承爵著　夷白齋詩話　明顧元慶著　歷代詩話考索　附　清何文煥著

實洋四元八角

歷代詩話續編二十八種

全書共二十四冊，皆據原藏本精校無訛，用上等連史紙印刷。全書總目列下：

本事詩　唐孟棨著　樂府古題要解　唐吳兢著　詩人主客圖　唐張爲著　風騷旨格　唐齊己著　觀林詩話　宋吳聿著　誠齋詩話　宋楊萬里著　庚溪詩話　宋陳巖肖著　草堂詩話　宋蔡夢弼著　優古堂詩話　宋吳幵著　艇齋詩話　宋曾季貍著　藏海詩話　宋吳可著　碧溪詩話　宋黃徹著　對牀夜語　宋范晞文著　歲寒堂詩話　宋張戒著　江西詩派小序　宋劉克莊著　娛書堂詩話　宋趙與虤著　滹南詩話　金王若虛著　梅磵詩話　元韋居安著　吳禮部詩話　元吳師道著　升菴詩話　明楊慎著　藝苑卮言　明王世貞著　國雅品　明顧起綸著　四溟詩話　明謝榛著　歸田詩話　明瞿佑著　逸老堂詩話　明俞弁著　南濠詩話　明都穆著　懷麓堂詩話　明李東陽著　詩鏡總論　明陸時雍著

實洋六元四角

清詩話四十二種

無錫丁福保編纂，全書分四函，共二十冊，皆精校無訛，用上等連史紙印刷。全書總目例下：

薑齋詩話　王夫之著　答萬季埜詩問　吳喬著　鈍吟雜錄　馮班著　江西詩社宗派圖錄　張泰來著　梅村詩話　吳偉業著　寒廳詩話　顧嗣立著　茗香詩論　宋大樽著　律詩定體　王士禎著　然鐙記聞　何世璂述　師友詩傳錄　王士禎答　漁洋詩話　王士禎著　古詩平仄論　翁方綱小石帆亭著錄　趙秋谷所傳聲調譜　翁方綱小石帆亭著錄　五言詩平仄舉偶　翁方綱小石帆亭著錄　七言詩平仄舉偶　翁方綱小石帆亭著錄　七言詩三昧舉偶　翁方綱小石帆亭著錄　談龍錄　趙執信著　聲調譜　趙執信著　聲調譜拾遺　翟翬著　蠖齋詩話　施閏章著　漫堂說詩　宋犖著　而菴詩話　徐增著　詩學纂聞　汪師韓著　蓮坡詩話　查爲仁著　說詩晬語　沈德潛著　原詩　葉燮著　全唐詩話續編　孫濤輯　一瓢詩話　薛雪著　拜經樓詩話　吳騫輯　唐音審體　錢木菴著　遼詩話　周春輯　秋窗隨筆　馬位著　野鴻詩的　黃子雲著　[illegible][illegible]談詩錄　泳輯　說詩菅蒯　吳雷發著　秋星閣詩話　李沂著　貞一齋詩說　李重華著　漢詩總說　費錫璜著　山靜居詩話　方薰著　峴傭說詩　施補華著　消寒詩話　秦朝釪著　續詩品　袁枚著　附補歷代詩話續編一種　揮麈詩話　王兆雲撰

實洋四元八角

上海醫學書局印行

美容術

余葆珍

西方幽默家之言曰。「印地安人當臨陣衝鋒之前。必先潔其身軀。加以膏沐。而今之女子。則塗脂抹粉無非爲媚人之計」我知發此怪論也。必爲莽男子。否則決不致如此意存譏誚。執論偏頗也。愛好乃天然之性。人所皆有。然在未覩天然美之前。我可決其不致以修飾爲背謬之舉。要知天然美固可愛。人工美亦未必便爲悖理。况天然美得之匪易。未經人工保護之手續。雖有天然之美。勢亦難於持久。且美容之歷史由來甚古。當第九世紀時。世人對於美容。視爲日常功課。法以光滑之輕石摩擦遍體。使之清潔。然後再敷以白色藥膏。美其觀瞻。其後。狄伯斯及被人征服。遺下無數香料及美容品。盡爲敵人之戰利品。雅典女子素工修飾。嘗以白鉛與胭脂文身敷體。大詩人渥維特Ovid曾將當時美容之法。被之詩歌。其篇中云。羅馬婦女極重修飾。敷粉於頰。着色於睛眶。胥認爲正當行爲。無有非難之者。且謂「白淨面皮。厥爲女子獨有之美點」其時之崇尚修飾可知。又有潑令奈Pliny者云。羅馬女子喜用豌豆粉及麥粉。終夜塗於膚上。亦有用蛋青與鹿角粉者。謂爲有益於肌膚。此風雖古至今仍有沿用之者。可知搽酥滴粉。初非專爲媚人。蓋有關生理作用者焉。

皮膚爲無數細胞所組成。其表面則爲無數毛孔。專司分泌汗液。毛孔一受阻塞。則積垢無從排洩。乃發生生理上之變化。非僅危害皮膚上之一部分。間能危及於血液。於是應用各種方法。或保護其健全。或祛除其病源。此種方法。卽所謂美容術也。其方法不外治標與治本二種。治標之法。法不一端。大抵以開張毛孔。去其積垢爲最要。其次再用潤澤之品滋養之。於是皮膚得常呈細膩之美態。其受害各部得滋養之力。漸次恢復固有之生殖力。而收美容之奇効焉。治本之法。宜勤於運動。並多食滋養之品。蓋吾人體溫。常在法倫表九十八度之間。倘體溫降落。其人之身體必弱。而皮膚寬弛。常呈靑色。或體溫在九十八度以上。則皮膚顯爲紅色。而有枯燥之象。皆失其固有之美態。苟能釋其兩端。取法乎中。則盡得美容之秘矣。

吾人頭髮。約計之爲十萬根。每年之生殖力。自六寸以至八寸。眉毛之總數爲六百根。而眼睫毛則爲四百二十根。凡此皆有關美容之得失。故雖一睫毛之微。亦必善爲將護。毋使損傷。世有禿頂之人。其或睫毛稀疏者。皆足損其美觀者也。

美容之原理。不外衞生康健愉快事業四者。蓋能得美容之妙諦者。方能得精神上之安慰。故美容雖小道。未可忽視之也。美容之術多矣。然而膏沐雖工。轉損美觀。與其浪擲光陰。毋甯藏拙爲佳。大抵美容之術。必先潔其膚。而後事塗澤。潔膚之理。淺而易明。蓋毛孔中常爲油質及垢物所閉塞。若不去之。必爲後患。雀斑粉刺等病。卽由此而發生。爲日既久。如龜裂粗糙等。有損美觀之事。將陸續而至。故淸潔皮膚。實爲首要。潔膚之法。普通皆用肥皂及熱水洗濯皮膚。以肥皂功能防腐。與亞摩尼亞同。又能吸收油質。祛除積垢。惟富於激刺性。久留毛孔中。能使皮膚轉爲粗糙。故洗濯之後。須用淸水滌盡皂質。再以柔軟之毛巾。細察各部。摩擦之功能去留滯膚上之微塵。並能治已死之肌膚。爲肥皂之力所勿及。擦乾之後。再將美容霜等潤膚之物勻敷其上。於是美容之能事畢矣。

冬日面部手足每呈龜裂。其故由於經風之後。毛孔爲灰塵等汚物所侵入。益以肌膚乾燥。遂成此病。避免之法首貴預防。則雖行烈風中。無虞有他。

人當中年以後。因血液之關係。使細胞之生殖力逐漸缺乏。而皮膚上遂呈變態。其最顯著者。爲縱橫成行之縐紋。治標之法。每當臨睡之時。必須重行將面部洗濯一過。再將美容霜遍塗其上。而於縐紋處宜多加粉飾。至明晨臨妝。方行除去。治之既久。自有効驗。一方面再食滋養肌膚之物。必能事半功倍。

保養秀髮。亦爲美容之要端。女子之美。杏靨桃腮以外。秀髮如雲。亦平添不少韻姿。故美人視髮。無殊瓌寶。惟只知珍愛。不知保護之道。則時有脫落之虞。或在青年時期。頭髮已往往呈灰白之色。此皆由於保護不得其法。坐使毛孔爲油垢所塞。頭皮漸形乾枯。而附着其下之頭髮。因根本不固。遂致隨梳而下。故護髮之道。首重洗沐。於沸水中加以生髮水少許。將毛巾浸透。洗濯髮根。幷及頭皮。至必要時。可用棉布沾水覆頭皮上。任其侵入毛孔。吸收油膩。經過此種手續後。再將頭髮用肥皂或生髮油洗濯乾淨。俟其乾後。用櫛通之。先自髮之下端。次及頭皮髮根。蓋往往髮之下端。因散亂成團。若不先事疏通。而遽自髮根下梳。則頭髮最易折斷。甚至傷及頭皮。此亦理髮之一點小秘訣。而人人所宜知者也。

糖尿病之蛋白體療法

Proteinkoerper Therapie des Diabetes mellitus

Prof. Dr Gustav Singer

陳文燦

近今醫者。對於糖尿病之各種合併症。若用蛋白體治療。如 Aktoprotin 與 Caseosan 等藥。頗多奇驗。糖尿病之輕類合併。若濕疹 Ekzeme 痒癬。Pruritus 以及 Dermatitis, Craurosis Vulvae 等症。經過蛋白體治療後。均痊愈甚速。其他如複性神經痛。尤以坐骨神經痛。Ischiadicus 用蛋白體治療。奏効甚速。對於糖尿病性之壞疽與炎症 Phlegmone 其結果亦至佳良。

由余之經驗觀之。乃可斷言。凡輕性或重性之糖尿病患者。若應用無刺激之蛋白治療。與嚴守食物之衛生。則尿中糖質可漸漸減少。而至於無。恢復至於原狀。非僅如此。卽血液中之糖分。亦漸減少。而炭水化素量。乃可漸漸增加。此亦蛋白體之功用也。總之若用合併的療法。(飲食與蛋白體)則血液與尿量中之糖分。卽可減少。而其結果。較之僅用飲食的療法者為佳。

糖尿病性之壞疽症。此為吾人所最恐懼者。卽行手術。亦多無効。若仍以舊法治之。則其豫後之嚴重。自不待言。令用蛋白體療法。則可轉危為安。卽其他之合併症。亦可速愈。

用蛋白療法。尚無不良之副作用發見。而蛋白體對於體內之新陳代謝。更有促進之功能。蓋不用因蘇林後。新陳代謝。卽將返其舊觀。而蛋白體之注入。乃得以維持之也。

亞東唯一之滋養食物

晚成

德國培濟博士嘗語彼邦人士曰。「汝至亞東後。可一試亞東唯一之滋養食物。庶不負亞東之行。」云云。言時。歎賞不置焉。此物謂何。卽豆腐是也。

豆本富於滋養。爲植物性蛋白質之代表。製爲豆腐之後。則更發爲一種特味。而消化愈爲適合。

我國製豆腐之法頗優。先浸大豆於水中數時間後。入臼舂碎。或用磨磨之。更煮之。加以少許荏油。入袋絞乾。再加石膏或鹽滷汁於其糜內拌之。用四方而有小孔之箱。底舖棉布。傾於其中。壓之數時間後。卽成矣。

豆腐之滋養。能及於人體之效用。近世研究生理學者。曾一再鼓吹。以期世人之信用。嘗分析豆腐之成分。先取去其水分。而以固形體析爲百分。其中得蛋白質六〇·一九。脂肪分二三·八四。含水炭素一一·六九。灰分四·二八。其中十分之六爲蛋白質。其含量較豆爲多。是因豆中之蛋白質。製成豆腐之後。更加一層凝固故也。

且豆腐之具備三種條件。爲別種滋養物所無者。(一)窮鄉僻村。斷無二三里不能得豆腐者。此購求之便利也。(二)豆腐價値便宜。銅元二三枚。可購得一碗。足供一二人之食用。使平常之人。可以永續購食。

滋養身體。此誠所謂價廉物美也。(三)豆腐烹調亦易。燒之。煮之。煎之。漬之。無乎不可。苟常能變易烹調之法。雖日日用以進膳。不致食之生厭。此味又美而滋養料又豐。誠滋養品中之大王也。

晚成常觀察開豆腐店者。多面色紅潤。肌肉豐厚。豈非多食豆腐故歟。

吾人平日醉心肥濃。幾謂世間除肉類外。並無滋養物之可言。而不知亞東有唯一價廉物美之食品在也。

何謂健康

沈仲圭

健康，非無病之謂也•

健康，亦非體力能維持工作之謂也•

健康，乃表示身體中有一種充裕之精力耳•

此充裕之精力，實爲與惡勢力戰爭之要素•

此充裕之精力，又爲吾人成功之母•

欲得此充裕之精力，非注意衛生，歷久不懈不可•

故健康卽美滿之生活，充足之精神，及成功與快樂之根基•

乳兒衛生談

丁惠康
Dr. W. K. Ting

乳兒者。將來之國民也。其身體之强弱。實與將來國家之盛衰。大有關係。然哺乳期之小兒。筋肉運動五官之作用。尙未全備。其生育全賴大人之養護。今述其養護之法于左。願家有乳兒者一研究之。

(一)乳兒之母。苟健康無恙。其乳房及乳汁。亦俱善良者。宜親哺其兒。

(二)以母乳養育小兒。其成績實較以牛乳等養育者爲佳。

(三)小兒產時。其身體重量。不足八十兩者。卽爲發育不良之小兒。若不哺以母乳。則鮮能助其發育。

(五)以乳哺小兒者。宜每三時交換左右乳房而哺之。

(四)小兒斷乳。宜在生後六個月以上。乃至九個月。以後若仍哺乳。母子均爲有害。

(六)斷乳宜避去暑期。且不可太驟。宜先食以他種食物。與母乳交換之。以漸斷去。

(七)母乳不足之際。則以他種榮養物補充之。

(八)不得母乳時。始可擇用最良之牛乳。處以適當之法而哺之。

(九)用于乳兒榮養之全乳。不可混以異物。

(十)夏季欲阻遏乳汁之腐敗。則先宜防牛乳中所含之細菌蕃殖。

(十一)欲滅牛乳中所含之細菌宜置牛乳于器煮五分時後置于冷所。

(十二)牛乳之消化較人乳爲難。用以哺小兒。宜混以水。欲增其榮養分。宜加以砂糖。若是則非惟消化易且于身體之發育。亦多利益。

(十三)小兒生後四個月間。其養料中不可混以澱粉。若混澱粉。則小兒多起消化不良之症。

(十四)欲知用于小兒之牛乳分量。宜備二十立方仙迷之瓶。其瓶與吸口等用後須洗淨之。

(十五)尋常哺小兒之牛乳分量與其成分。宜依左法。

分娩後第一月　牛乳與水相混。其量各半。一回哺八十瓦乃至百瓦。(約四勺乃至五勺)一日七回。

第二月乃至第三月　牛乳三分。混水一分。一回哺百二十瓦乃至百六十瓦。(約六勺乃至八勺)一日六回。

第四月乃至第五月　牛乳四分之三。混水四分之一。一回哺百八十乃至二百四十瓦。(約九勺乃至一合二勺)一日五回。

混水之牛乳中。須混以砂糖。所混之水量加多。則砂糖之量亦無妨加多。

第六月之終。對於健康之小兒。宜以全乳哺之。

(十六)小兒生後第二月。夜中當睡六時乃至八時。乳則經三時乃至四時哺一次。使小兒自成習慣。

(十七)以乳瓶哺小兒時。須檢其溫度之適否。是可于閉眼之上試之。

(十八)以牛乳入乳瓶哺小兒時。養育者欲試其加減宜用茶匙。決不可以乳瓶之吸口入養育者之口。
(十九)瓶中所餘之乳汁。棄之不可再用。
(二十)酸物苦物不可以哺小兒。
(二十一)乳兒之身體宜圖清潔。襁褓染大小便時。必須更換。若不清潔。則皮膚發赤而起炎症。有害乳兒之發育。
(二十二)襁褓以棉花所作者爲佳。羽毛織物不宜。
(二十三)防小兒脊臀等部發濕疹。宜于其部塗華攝林。
(二十四)乳兒分娩後六個月間。宜每日入浴。湯之溫度。以攝氏三十五度爲準。入浴時間。以十分時乃至十五分時爲度。入浴時以肥皂洗全身。出浴時以乾手巾拭之。且摩擦之。使不致感冒。
(二十五)乳兒之口腔。用力拭之。則有傷其粘膜之虞。
(二十六)若以不清潔之哺乳器之吸口。納入小兒口中。以止其啼哭。實爲病毒入消化器之媒介。腸胃病每因之而起。置乳兒于搖籃而動搖之。則傷弱其神經。或且催動其嘔吐。
(二十七)欲知小兒發育及榮養之狀態。宜以一定之日。檢查其體重。
(二十八)小兒有病。必請醫生診察。若不請醫生。不用醫生之方法。而自妄投藥餌。則多死亡。不可不愼。

●初乳之功用

白雲

我國婦人對於初生小兒。往往以三黃湯喂之。使胎便通利。實大謬也。蓋小兒初生。其胃腸之消化力甚薄。驟然加上猛性之攻瀉劑。縱不至有生命之虞。而胃腸間鮮有不受傷者。既傷害其胃腸。復哺以滋養豐富之乳汁。自易積滯不化。而發生種種之危險。方今醫學昌明。乃知初生兒之通便法。不必求之藥物。更不必求之醫生。哺以產母之初乳可矣。蓋妊婦分娩之後。精神驟見疲乏。手足亦無力舉動。各種機能。恢復甚緩。惟乳腺發育最速。大約分娩後經十餘小時。乳房漸覺酸脹。卽有稀薄透明略呈黃色之乳汁。醫家謂之初乳。有通胎便之功用。尋常乳汁。含有蛋白質甚富。初乳之成分。爲燐酸石灰錳鹽化曹達鹽素酸加里等。蛋白質僅居少數。所以入小兒復中。胎便未有不通。且於小兒胃腸絕無損害。此眞造化之巧妙。有未可以言語形容者也。乃世有泥古不化者。棄此天然之良藥。不亦可惜乎。

淋濁與攝生

淋病俗名白濁。(五淋白濁)爲最可怖之傳染病。蔓延世界最廣交通便利之處尤多。卽鄉間亦有之。據醫藥家報告各國人士罹淋病者。統計比較至少百分之十五。其在我國或不止此數。本病之傳染。多由不潔之交媾而得。間有由染毒之寢具手巾或浴湯等而得者。老白濁亦有傳染之虞。茲將病狀。療法服藥法及攝生法。略述於左。

病狀　淋病分三期。一曰潛伏期。二曰急性期。三曰慢性期。初與不潔之女子交合。於四十八小時內。或三日至五日內。尿道內覺有不適。小便刺痛。尿管發熱。尿道發癢。微有淋液。是爲潛伏期。有此症狀。急宜速服山得爾亨利白濁丸。安息靜養。且勿操勞。急宜就正當醫生。可免去急性期之痛苦。急性期又分前尿道炎後尿道炎二時代。由前尿道炎。蔓延至後尿道炎。小便時非常疼痛。且外尿道口腫脹。龜頭及包皮浮腫。白濁淋漓。宛如膿液。身體發熱。週身不舒。如不速治。乘發橫痃及偏墜等症。疼痛作膿。至後尿道炎。其症狀爲小便後肛門焮痛。如侵及膀胱。其痛更甚。間於尿中混有血液。此時亦惟有山得爾亨利白濁丸可治。假如不治。或治之不得其法。則變老白濁。亦分前尿道炎後尿道炎二時代。其症雖不若急性期之險。但已成終身之痼疾矣。患者小便混濁。有黃色粘稠膿樣棉條混於其中。小便澀痛。早起封口。尿道竅端時有穢物如瘡膿目眵。粘糊於上。或淋瀉不斷。小溲頻數而艱難。陽虛易舉。見色卽泄。諸病叢生。雖時發時愈。實則病伏身內。如不速服山得爾亨利白濁丸。調治病毒。從淋巴管吸入血中。則起膿毒壞血等險症。或心臟肋膜腦脊髓及關節骨髓筋腱蜂窩組織等病。遺患無窮。又能封閉精道。使人無後。至於白濁關節炎。猶其小者也。其他併合症。如包皮腫爛。莖內潰爛。龜頭生瘡潰爛。海底瘺疽（生於會陰肛門間）尿道內部成管出膿。疼痛偏墜。小便不禁。鶴膝風。膀胱炎（小腹壓痛）等症。不可勝計。慢性白濁。足使交接缺乏美感及射精過早等障害機能。幷使患者心懷憂鬱。卒成神經衰弱症。卽所謂生殖器性神經衰弱是也。

療法　男子白濁病狀及經過有輕重之分。以患者能否攝生及療治遲早爲斷。故患者服山得爾亨利白濁丸之先。須別爲潛伏期。急性期。抑爲慢性期。更診斷其爲前尿道炎。或後尿道炎。然後施以適當療法。療法之主要者有二。一須照山得爾亨利白濁丸仿單所定之服法。耐心吞服。二須照仿單所定攝生法行之。此二者果能遵行。無不藥到病除。

分別其症在前尿道或後尿道之法極易。法取玻璃杯二隻。排尿液前後各半於甲乙二杯中。如甲杯尿濁。卽知病在前尿道。乙杯尿濁。則知病已延至後尿道矣。如服藥後。欲證明果否確已全愈。可時時檢驗甲乙二杯之尿。是否無濁以爲斷。

山得爾亨利白濁丸之服法　服法詳該丸之仿單。今述其要點如左。

潛伏期。每服四粒。日服三次。每　前服。　急性期每服四粒。日服四次。（分早中晚飯前及臨睡時）

慢性期每服三粒日服三次每飯前服其最要者服藥不可一次間斷否則效力減少并須時時多飲溫開水愈多愈好使小便加多尿管流通如病已全愈尿亦澄清仍須繼續服山得爾亨利白濁丸但可減服每次二丸日服三次約二星期以防復發此外則尿道之洗滌亦不可少

攝生法　攝生法能免淋病之增劇及併合症之發生攝生得法與否與淋病治療有極大影響患者宜謹守之其要如左

一、患者身心須守絕對的安靜以就蓐爲最宜如有要務亦宜節勞凡多走久立體操乘脚踏車騎馬及乘車（指人力車馬車汽車等）過久等均宜嚴禁

二、甘旨及不消化食品均不可食以清淡爲佳鹽亦不可多用酒類點滴不可沾唇濃茶咖啡酸辣及含有興奮性等物均不可食

三、大便不使秘結秘結即應服通便藥以利之

四、晚膳宜減少時間須提早並宜早睡

五、嚴禁交媾宜獨宿

六、凡淫穢談話及稗史小說圖畫等能令春情發動者皆宜絕對嚴禁

七、臥室宜擇清冷之處被蓐須輕薄並以側臥爲宜以防陰莖勃起

八、尿道口及包皮須時時洗滌保持清潔不使污穢侵入

九、患淋疾者之分泌物與眼接觸有失明之虞曾接觸陰部之手每次須以消毒藥水或肥皂洗滌之

十、患淋疾者。如在服藥前。已將淋病傳染與其妻。則全愈後。宜屏絕房事。否則其妻復傳染與夫。不可不愼。女子患淋濁。(卽白帶)請醫生診治外。亦可服山得爾亨利治愈。功用服法同男子。山得爾亨利白濁丸。全世界各埠藥房均有經售。患者可就近購取。上海江西路A字一號信源行備有批發及零售價目表。函索卽寄。

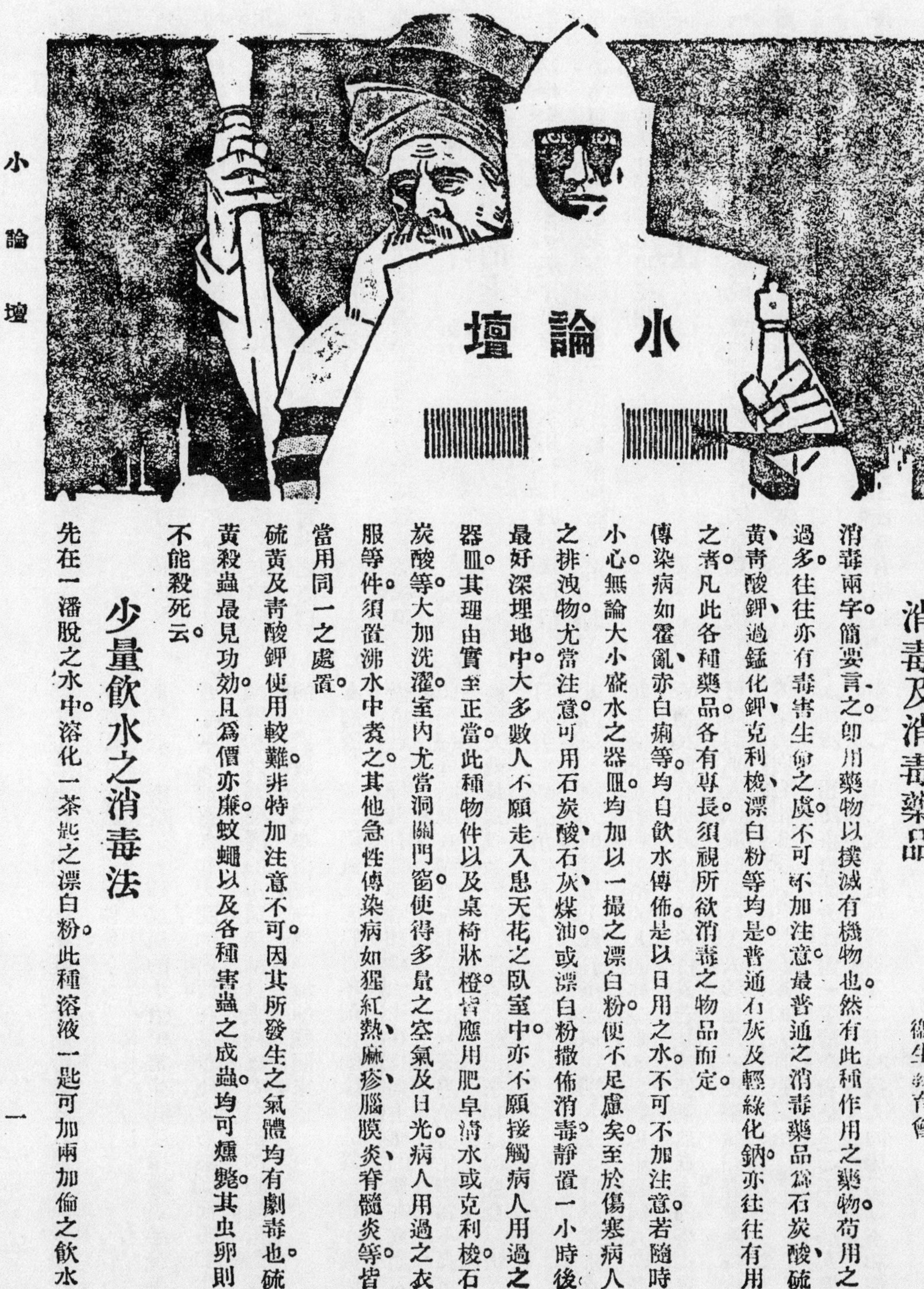

消毒及消毒藥品

衞生教育會

消毒兩字。簡要言之。即用藥物以撲滅有機物也。然有此種作用之藥物。苟用之過多。往往亦有毒害生命之虞。不可不加注意。最普通之消毒藥品爲石炭酸、硫黃、青酸鉀、過錳化鉀、克利梭、漂白粉等均是。普通石灰及輕綠化鈉亦往往有用之者。凡此各種藥品。各有專長。須視所欲消毒之物品而定。

傳染病如霍亂、赤白痢等。均自飲水傳佈。是以日用之水。不可不加注意。若隨時小心。無論大小盛水之器皿。均加以一撮之漂白粉。便不足慮矣。至於傷寒病人之排洩物。尤當注意。可用石炭酸、石灰、煤油。或漂白粉撒佈消毒。靜置一小時後最好深埋地中。大多數人不願走入患天花之臥室中。亦不願接觸病人用過之器皿。其理由實至正當。此種物件以及桌椅牀櫈。皆應用肥皂清水或克利梭石炭酸等。大加洗濯。室內尤當洞闢門窗。使得多量之空氣及日光。病人用過之衣服等件。須置沸水中煮之。其他急性傳染病如猩紅熱、痲疹、腦膜炎、脊髓炎等。皆當用同一之處置。

硫黃及青酸鉀使用較難。非特加注意不可。因其所發生之氣體均有劇毒也。硫黃殺蟲最見功效。且爲價亦廉。蚊蠅以及各種害蟲之成蟲。均可燻斃。其虫卵則不能殺死云。

少量飲水之消毒法

先在一潘脫之水中。溶化一茶匙之漂白粉。此種溶液一匙可加兩加侖之飲水中。足敷消毒。須使其沉澱半小時。然後應用。

水井之消毒法

先計算井之容積。每百立方尺。可用一盎司之漂白粉溶解於水桶中。然後澄清傾入井中。但攪動之後。亦須沉澱半小時方可取用。例如井之直徑三尺。深十五尺。其容積約等於直徑之方乘深。$3 \times 3 \times 15 = 135$ 卽一百三十五立方尺。可用一盎司半之漂白粉。略多無害於事。少則不足消毒之用矣。

井中有機物之成分各異。加上述藥物後或有一種氣味發現。但不久自能消滅也。

他種飲水消毒法

(甲)哈拾宋 Halozone 藥片每夸脫之水用一片。處置後澄清半小時方可應用(乙)宋奈脫 zonti 溶液每兩加侖可用一匙。靜置半小時。待其沉澱方可使用。

癬疥預防法

「癬疥之疾。」向來所不重視。傳佈却又極廣。爲吾國常見之皮膚病。很易傳染。亦很易預防。今分述疥瘡。禿瘡。癬病等於下。

(一)疥瘡

疥瘡卽癩疥。我國患者很多。無論男女大小。士農工商。常有兩手都生疥瘡者。那不清潔之家庭。和身體汚穢之人。患者更多。學校不講衛生。疥瘡亦很易傳染。

▲病狀　疥瘡是一種皮膚的小瘡。平常生在手指縫裏手腕手背手掌胸前臀部和大腿的內面。在兒童更容易染到面頸和生殖器。初起爲發癢的小珠。漸漸灌膿。變成黃白色的膿珠。瘡勢重的。皮膚發炎。膿水橫流。一塊一塊的爛開來。

▲病原　並非濕氣或因腸胃不消化的緣故。是爲一種小蟲。叫做疥蟲。這種蟲有雌雄兩種。雄的住在皮面上。雌的鑽在皮膚裏頭。掘一條暗溝。在溝裏產卵。過了七八天。蟲子孵化變爲小蟲。再過幾天就長爲成蟲。繼續的從溝裏爬出來。和雄的交合以後。又另外去掘新溝。預備產子。

▲傳染　病人的指甲上藏着疥蟲。他和別人握手時。就把疥蟲親手傳給人。若和患瘡的人同牀睡眠。亦要染患疥蟲。病人貼身的裏衣。都有那看不清楚的疥蟲。若是隨便亂放。衣上的疥蟲就可爬到別人的衣服或被上去。若是用一隻浴盆。亦有危險。疥瘡傳染的機會很多。所以往往全家的人都患這瘡。

▲預防　預防疥瘡的方法。第一要清潔。就是(一)不和病人握手。(二)禁止兒童和病人游戲。(三)不和病人同床。(四)不和病

人同盆洗澡。(五)病人用過的浴盆。先用滾水澆洗兩次。然後再用。(六)可同盆洗衣。(七)病人的裏衣被單枕套手巾手帕等。每次換下。先放在鍋裏煮五分鐘。或放在蒸籠裏蒸半點鐘。後來洗淨。(八)不要到混堂裏去洗澡去洗盆湯。亦要先洗浴盆。弗借用公共或別人的手巾。

▲治法　生疥瘡的人。頂好上醫院去診。輕的要不了五天就可斷根。

蘿蔔之効用

烈

蘿蔔爲十字花科植物。亦根菜類之一種。各處均有之。爲吾人日常最普通之蔬菜。考其效用。非僅在佐膳。而尤爲消食防治疾病之良劑。玆分爲消化作用。防禦作用。治療作用三項。略述如左。

一　消化作用

(一)有消化小粉質之功用。　蘿蔔含有一種消化素。能化植物質中之小粉爲糖分。可助膵液營消化之功用。故吾人若食米麥芋百合等含小粉質最多之食品。則胃中唾液及膵液不能調潤。乃失其消化作用。而小粉質積滯於胃腸。將釀成食積之疾。若吾人患此症。以蘿蔔治之最宜。

(二)有消化各種肉類之功用。　蘿蔔又有溶解動物肉類結締組織之作用。故有消化各種肉類之效能。倘有多食肉類而積食者。速服蘿蔔治之。

此二症之普通服法。可用蘿蔔數兩。切絲加白蜜煮食之。或用生蘿蔔打汁服一二杯。若食積腹痛者。用蘿蔔汁一杯。與生薑汁半匙。置鍋上燉熱服之。日服二三次可也。

二　防禦作用

(一)有防疫之功能。　取生蘿蔔切細。以食鹽拌浸之。約經二十分鐘。更入生麻油攪和。每餐食之。可以防止鼠疫瘟疫喉痧之傳染。

(二)爲預防喉症妙藥。　在霜降時。取蘿蔔葉。置諸屋瓦上。任其飽受風霜。至立春節前取下。洗淨俟乾。則收而藏之。若遇任何種喉症。均可煎湯服之。或漱其口。立即見效。若切細而蒸熟。調以鹽。常爲下飯之品。則可永免喉症之發生也。

三　治療作用

(一)爲治療火毒之良劑。　蘿蔔汁能解烟毒。煤毒。酒毒。火毒。并能化痰。疏中滿。

(二)可治療痢疾。　夏秋之間。恆多患痢疾。若治療不周。易致生命。用霜蘿蔔葉二三兩。煎汁服之。無論紅白痢及水瀉。無不利也。

(三)可治凍瘡。冬令吾人手足易患凍瘡。若破爛則苦痛異常。宜搗蘿蔔汁搽擦之。或用大者一個。挖一洞。注入桐油兩許。置火上蒸熱。取其油搽擦之亦可。

由上觀之。蘿蔔之效用大矣。吾人平日若能多食。(無論生食或熟食)則對於衛生上之功效。豈淺鮮哉。俗謂吃一口生蘿蔔。吐一碗血。實無稽之談也。

香港脚

惠康

人之雙足。除夜睡外。輒被以鞋襪。而鮮與空氣直接相接觸。殊不知經過終日勞動之後。若對於足部。漫不加以衛生的注意。則足趾間之汗液。不能有相當之蒸發。日積月累。鬱而發腐。是時足部漸感癢覺。皮膚破裂。或起水泡。破之則有一種之粘液流出。發出特殊之臭味。引起疼痛及種種之厭惡。行動不便等。在香港患之者頗多。故趾間濕氣。統稱之曰香港脚。

世人之喜着橡皮鞋。或洗足不勤。襪不常換者。以致足部之新陳代謝。不能十分完全。則每引起此病。雖無生命危險。要亦受累非淺。故其預防之法。亟爲吾人所當注意者也。(一)每晚用熱水勤洗足部。如能加醋混入尤佳。乾後播以爽身粉或脚汗藥粉。(二)襪須勤換。宜每日一次。(三)鞋不可受濕。再好用二雙。時時更換。不用時可置日光中曬之。(四)勿穿橡皮底鞋。

至於此病之治療。宜就醫家行之。茲不多贅云。

喉症預防之必要

虞

冬季雨雪少見。天氣燥烈。各種疾病。應時發生。其尤危險而易於流行者。莫如喉症。此吾人不可不急於預防者也。茲舉其簡而易行者數則。爲閱報諸君告。

(一)室中宜時灑掃。禁止隨地吐痰。以免痰乾化爲濁塵。在空氣內流動。

(二)多食橄欖蘿蔔生梨等物。少食油膩陳腐之食。

(三)晨起卽至曠處行深呼吸多次。

(四)務使每日得爽利之大小便。而保守其次序與時刻。

(五)煖鍋火鍋。不宜常用。又毋時以酒飲助煖。

(六)室中勿生無烟囱之火爐。火爐之上。可溫茶水。則汽水蒸騰。空氣不致過燥。最好爐上燻紅棗一二枚。以解煤毒。惟不可因寒嚴閉窗戶。致室中空氣成分不勻。有碍呼吸。

(七)夜眠宜勿冒被臥。室內須不用火爐。脚爐亦不可用。宜以熱水袋代之。則火氣無由發生。

(八)稍覺喉痛。卽謀醫治。愼勿輕延。

用砒劑須知

林潔之

砒劑在醫學上。極爲重要。玆將余歷年用亞砒酸 Acidum arsenicosum之經驗。特撮數條以爲讀者之參考。

砒爲天然礦產無臭無味。爲白色之粉末或玻璃樣塊。難溶于冷水。溶入沸水十五分中。能徐徐溶解。在試驗管內注意熱之。則昇華而爲八面體或四面體之結晶。且有玻璃光澤。但日久色即變白。不復透明。如係未經提鍊。則其中含雜質甚多。致有效成分。不能一律。用量遂難得一定之標準。是以欲供服用。須購已經精製之亞砒酸。Acidumarsenicosum 亞砒酸忌與炭酸鎂。石灰水。酸化鐵等合用。處方時最宜注意。

砒爲極毒之藥。設使誤服一厘。即足以斃命。所以服砒最初只能先服小量。隨後再逐漸增加。然亦不能逾規定之極量。（一次〇•〇〇五。一日〇•〇一五。）即服在極量之內。亦不能謂萬無危險。爲慎重起見。最好連服兩星期後。須停一星期勿服。以避蓄積作用。因砒質排泄甚緩。倘不停止一星期勿服。則體中蓄積砒質過多。一旦發作。有中毒之虞。服砒者不可不特別注意也。

砒在變質劑中。實首屈一指。病之宜于用砒者。如瘧。脾腫。梅毒。癩病。貧血。毒瘤。惡瘡。結核病。軟骨症。糖尿病。神經病。萎黃病。白血病。皮膚病。偏頭痛。久瘧不愈。年久風濕。神經衰弱等症。病之不宜于用砒者。如消化障礙。全體衰弱。腎虧。血尿病。肝風。黃疸。心臟病。心膜炎等症。

如用砒以治頑固纏綿難愈之症。非持久間歇的內服。難期奏功。但看護人。務宜逐日視察病者狀態。如其不幸。發現結膜炎。胃部脹滿。消化不良。心悸亢進等副作用時。應立即止服。大概一二日後。自能漸次消滅。至於小兒雖亦可以內服。惟須參照年齡。用極小之量。萬勿疎忽。即作軟膏塗敷外部。應以繃帶嚴密包紮。因小兒慣喜以手入口。并時刻抓取零食。倘不如此防範。則藥粘附手指。未經洗滌。復置入口中。難免有意外之危險也。衰弱老人。最易發生消化器病。故忌用砒劑。

砒雖非尋常之藥品。然以治病有奇效。需用者多。藥房中皆有亞砒酸製劑出售。如中德公司之精製補血丸。拜耳藥廠之伊拉純丸等。此類之製劑。大概含砒極微。且規定服量極小。以保病者安全。倘能遵守用量。並陸續停服。當屬有利無害。斷不致發生若何危險。患者對此等改變體質之劑。固不可隨意妄服。亦不可猶疑畏服。須知和平無特別作用之劑。決不能治愈痼疾也。

砒爲變更體質。效力卓著之良劑。早經世界醫生所公認。乃吾國醫士。墨守成法。每見他人之服砒劑。輙否撟而不能下。一再大肆攻擊。不留餘地。必恫嚇病人。使畏不敢服而後止。亦未免胆小如鼷矣。蓋中西藥物。療病有確效。等于亞砒酸之劇毒者。實屬不少。若畏其有副作用。一概屏棄。吾恐重大之病。必無法以醫治矣。今非閉關自守時代。乃竟有此謬論。能免爲識者所嗤乎。

砒之解毒劑。　過硫酸鐵液。一〇〇•〇蒸餾水二五〇•〇

右混和溶化貯入玻瓶。用栓塞緊。

煅製鎂一五•〇蒸餾水二五〇•〇

右混和溶化貯入玻瓶。用栓塞緊。

臨用時。將以上兩液混和振盪。初則每十分鐘服一二匙。後則每半小時服一匙。務使大吐。毒盡爲止。

癌症之問答

林潔之

客問癌症之原因

答曰。西醫對於本症。未嘗不聚精會神。逐年研究。惟眞正之原因何在。至今尚未能查出。

客問癌症之發生與年齡有無關係

答曰。與年齡頗有關係。大槪四十歲以上之人發生者居多。不足四旬而得本症。則甚少也。

客問癌症發生之部位以何處爲多

答曰。以腦癌。乳癌。肝癌。胃癌。食道癌。直腸癌。子宮癌。爲最多。其餘部位。亦能生癌。但較少耳。

客問癌症之比較男女患者孰多

答曰。似以女子爲多。惟此非正確的統計。尚不能持爲定論。

客問癌症中西醫有善法治療否

答曰。中醫對於此症之在內部者。絕對無法證明。在外部者。仍以尋常治瘍之法診療。故無成績之可言。西醫對于本症。無論其在內部及在外部。均能於初期診斷明瞭。若患者於病勢未增劇時。速投醫院治療。行手術。多有全愈之希望。

客問預防癌症有無善法

答曰。本症非一朝一夕所成。凡人體內外各部有病。無論是輕是重。皆宜速行治愈。毋使釀成本症。爲積極預防而已。

客問癌症用無藥療法能奏效否

答曰。無藥療法。最不足恃。况用以治最險惡之癌症乎。切勿爲此等學說所誤。

客問癌症除用手術外有特效之藥否

答曰。治癌症之特效藥。尚無人發明。現今賞用砒劑及光線療

法如鐳錠及愛　司光等。惟不能十分可靠。若能乘本症輕時。速施手術。往往有良好之成績。

客問癌症早治與遲治有無關係

答曰。關係甚大。本症醫治愈早。成績愈佳。若因循不治。險象環生。雖有名醫。亦無法可施。

客問癌症初起時是否劇烈

答曰、本症初起。并不劇烈。迨至逆候迭見。非是自己錯過時機。即係爲庸醫所誤。

客問癌症預後及末期之病狀

答曰。癌症預後不良。至末期時。則因人體抵抗力薄弱。毒素蔓延。患處遂漸次擴大。腐爛崩潰。致全身營養不良。虛弱而亡。

客問癌症與癆瘵死亡率相同否

答曰。癌症雖近似癆瘵。而頗有不同。死亡率亦相差甚遠。不能相提並論。

客問癌症內外部孰輕孰重

答曰。以發生外部爲輕。內部爲重。發在內部。倘使不能割治。則更重也。

小論壇

嬰兒剃髮之非

仲圭

嘗考人身被毛髮之處有六。而各異其名稱。亦各有其作用。非徒事美觀也。一曰髮。所以護腦也。二曰眉。三曰睫。均所以防護眼珠也。四曰鼻毛。所以防飛蟲塵埃之侵入。五曰陰毛。六曰腋毛。皆防摩擦而傷肌膚。故護之以毛。此人身六毛功用之大略。而全身之毛不與焉。夫髮既爲護腦之物。則宜存留之也甚明。若剃之使淨。如牛山之濯濯。不特有失儀度。亦非衞生之道。用是吾人於髮。雖有種種式樣。但略留些須。以資護腦。則一也。

成人之腦。知留髮些須。以資保護矣。則嬰兒之腦髓。發育未全。自應加意愛護。方與衞生之旨不悖。今乃不然。生甫匝月。遽行剃去。或留餘髮一撮於前後。幾以嬰兒柔嫩之頭。烏漆之髮。爲俗尚之犧牲品。庸非大謬不經之事乎。此大謬不經之事。發生於往昔。猶可說也。今日世界文明。一日千里。醫學之進步。亦與時以俱增。而陋習依然。未加改革。吾爲國人赧顏無地也。

微特此也。剃髮之日。必大張酒筵。廣招佳賓。以示歡樂。亦知此一日之糜費爲若干耶。今剃髮之俗既革。則此無謂之消耗。亦隨之淘汰。節金錢。重衞生。一擧而兩善備。願有識者。亟提倡之。

養歡喜神

張琴貞

人所恃以生者。精神血氣耳。然自呱呱墮地後。即有喜怒哀樂等七情。以爲之賊。迨其長也。擾擾以勞其力。憧憧以搖其精。或爲境困。或爲過窮。憂愁鬱伊。馴致面目黧黑。形容消瘦。往往有未壯而老。未老而衰。此曷以故。皆不知頤養天和耳。夫衞生亦多術矣。而獨有可執簡御繁者。則在人各自養其歡喜神。

養歡喜神。則百無禁忌。任何魑魅魍魎。如日出而翳霧自消。昔人指窗前草。謂與吾胸中生意一般。又某鉅公終日辦事。每晚必舉一兩詼諧事。與家人噱譚。掀髯大笑。以發舒一日勞瘁之鬱滯。夫如是。則精神煥發。血氣流通。而壽元自永。

然則如何而養之。必須以自家喚醒自家。遇驚駭則以靜字鎮之。遇恐慌則以定字禦之。遇悲哀則以達字遣之。遇忿怒則以恕字平之。或掃地焚香。或蒔花種竹。以至月明之夕。鳥鳴之晨。魚躍之淵。雲起之壑。無時無地。不可不養歡喜神也。西諺亦曰。歡喜生健康。健康生歡喜。此心同。此理同也。因拉雜書之。以供一般衞生家之研究焉。

呼吸說

沈仲圭

人體由數多細胞。集合而成組織。更由數多組織。相合而爲器官。以行生活作用。其一舉一動。一言一笑。莫不賴於組織成分之酸化。但酸化一次。廢物生焉。此種廢物。非惟無益。而且有害。故必放

棄於體外。放棄之道有三。在上曰肺。在下曰腎。在全身曰汗腺。蓋各組織產生之廢物。隨血液以運行。行至肺。賴呼吸以吹去之。行至腎。藉尿道以排洩之。行至皮膚。由汗腺以放散之。肺動脈紫暗之血色。即含有廢物（指炭養二言。係人身之炭質。與血中之養氣所化合）之確據。設不深長呼吸。以吹去之。則積於身中。爲害至巨。常人呼吸。僅及於肩。呼出之炭氣既微。吸入之養氣復尠（養氣少不能與炭質化合。成炭養二。而排泄體外）廢物內滯。日積月累。豈能無害耶。矧呼吸淺短。在肺一部伸縮太過。他部伸縮不及。結果肺體萎弱。抵抗減退。釀成咳嗽肺癆之素因。在心。跳動增加。機能障礙。影響於健康長壽。尤非淺鮮。觀於馬之呼吸促（一分鐘達一百四十次）而壽命亦短者可以審矣。

故欲期身心健全。當在潔淨之空氣中。挺身直立。緊閉其口。將肺內濁氣。由鼻孔徐徐呼出。呼至不能再呼。乃將外面清氣。由鼻孔徐徐吸入。吸至不能再吸。第一次行畢後。休息片刻。再行第二次。每日早暮可作二回。每回可行十餘次。此胸式呼吸法也。單簡功宏。最爲相宜。他若呼吸兼靜坐者。曰呼吸靜坐。呼吸且運動者。曰呼吸運動。呼吸時運動橫膈膜者。曰腹式呼吸法。呼吸時以口不以鼻者。曰吐納法。各詳專書。茲不備述。

衛生局公布管理醫士醫師章程

▲登記案已開始辦理

上海特別市衛生局局長胡鴻基君已將管理醫士（中醫）醫師（西醫）暫行章程呈准市政府公布施行。並定於即日起至十一月一日止。實行報名登記。本埠中西醫生均應前往該局依法登記否則須處以二百元以下之罰金並停止其營業。茲將該項章程分錄如下。以供滬埠醫界之參考。

▲管理醫士章程　第一條。在中央政府尙未頒布醫士法以前本市區內營業中醫。應遵照本章程辦理。第二條。凡未照章考試或審查不合格者。不予登記未經登記者。不得在本區內開業。第三條。中醫之考試或審查。由本局延聘中醫界中品學兼優經驗宏富者若干人。組織中醫試驗委員會辦理之。第四條。每年舉行試驗期兩次第一次六月一日始第二次十二月一日始。第五條。非有後列免試登記資格者。應自報名應試並於報名時繳納試驗費銀八元。其因第一次試驗未及格而於下次再請補試時得減半征收。第六條。凡經考試或審查合格者。每人應納登記及執照費銀三元印花稅費銀一元均於領取開業執照前繳納。第七條。受試驗人當於試驗期開始十五日以前。依照定式。將志願書履歷表及本人四寸半身照片一張連同試驗費一併繳局換領試驗證。第八條。考試分筆試口試兩種筆試及格者始應口試。口試及格者。准予登記給照開業。第九條。試驗之科目如左。（一）內難概要。（二）傷寒概要。（

(三)溫病概要。(四)痧症概要(瘧痢病)(五)女科概要。(六)外科概要。(七)兒科概要。(八)眼科概要。(九)喉科概要。(十)傷科概要。(十一)本草概要。(十二)古方概要。以上十二目內。其外科兒科眼科喉科傷科近皆號稱專科。然各科皆以內難爲本。皆用本草。皆有本科經方。故內難本草古方爲必考之目。至號稱大方脈者。(一)至(五)及(十一)(十二)之七目均須考試。第十條各科平均分數在七十分以上者爲及格。筆試及格者再行口試一次。以定去取。第十一條凡有左列資格之一者。經審查合格後。准予免試登記。給照開業。並免繳試驗費。(甲)曾在國民政府大學院呈准備案之中醫學校畢業領有文憑者。(乙)在特別市尚未成立以前。曾領有北京內務部或淞滬商埠廣州汕頭等處衛生局頒給開業執照者。第十二條審查時遇有疑惑情形。由試驗委員會函知本局通知被審查人提出補充證據。或調查或令委會面詢。以定去取。第十三條凡具免試資格者。應於試驗期開始十五日以前。依照定式。將志願書履歷表及本人四寸半身照片一張。連同證明資格之文憑證書執照等件一併繳局。以憑審查。第十四條凡經審查或攷試合格者。給予醫士開業執照。第十五條未經本局登記給照。擅自在本市區域內行醫者。得處以二百元以下之罰金。並停止其營業。第十六條各醫應備診療簿。記載病人姓名年齡性別住址及病名治法處方診察次數等類。以備查攷。並須保存至二年以上。第十七條各醫診斷傳染病人或檢驗傳染病屍體時。應指導消毒方法。以免蔓延。並速報告本局。遇有生產死亡。亦應隨時報告報告書式由局製備。各醫可預領備用。第十八條各醫應將本局所發開業執照。張掛易便衆覽之處。以資證明。而杜冒充。第十九條。各醫所領開業執照。應於每年一月中繳驗一次。驗明後將執照加印發還。

第二十條。如有因執照遺失得呈請補領。惟應照第六條之規定。繳納登記及執照費暨印花稅費。此外應登報聲明舊照遺失作廢。第二十一條。各醫遇有遷移時。應於二星期內報局備攷。違者處以十元以下之罰金。第二十二條。凡經核准給照各醫得在本市區內開業。第二十三條。本章程係暫訂辦法。俟中央政府醫士法規頒行後。即行廢止。第二十四條。本章程如有未盡事宜。得隨時修改。第二十五條。本章程由市政府核准公佈施行。

▲**管理醫師章程** 第一條。在中央政府尚未頒行醫師法以前。本市區內營業西醫。應遵照本章程辦理。第二條。凡未照章考試或審查不合格者。不予登記。未登記者。不得在本市內開業。第三條。西醫之考試或審查由本局延聘西醫界中品學兼優經驗宏富者若干人。組織西醫試驗委員會辦理之。第四條。每年舉行試驗期兩次。第一次五月一日始。第二次十一月一日始。第五條。非有後列免試登記資格者。應自報名應試。並於報名時繳納試驗費銀十元。其因第一次試驗未及格。而於下次再請試時。得減半征收。第六條。凡經考試或審查合格者。每人應納登記及執照費銀六元。印花稅費銀一元。均於領取開業執照前繳納。第七條。受試驗人須於試驗期開始十五日以前。依照定式將志願書履歷表及本人四寸半身照片一張。連同試驗費一併繳局。換領試驗證。第八條。考試分筆試口試兩種。筆試及格者始應口試。口試及格者准予登記給照開業。第九條。試驗之科目如左。解剖學。(醫化學附)生理學(醫化學附)病理學(法醫學附)診斷學。產婦科。內科(精神病小兒科附)外科。(皮膚花柳附)眼耳鼻咽喉科。衛生學。(黴生物學附)藥物學。第十條。各科平均分數在七十分以上者為及格。筆試答案限於本國或

英法日德等國文字任擇其一。口試對答應用本國語言。第十一條。凡有左列資格之一者。經審查合格後。准予免試登記。給照開業。並免繳試驗費(甲)曾在國內官立公立或私立而呈准備案之醫科大學或醫學專門學校畢業。領有文憑者。(乙)曾在外國官立公立或私立醫科大學或醫學專門學校畢業。領有文憑者。(丙)在本特別市尚未成立以前。曾領有北京內務部或淞滬商埠廣州汕頭等處衛生局頒給開業執照者。第十二條。審查時遇有疑惑情形。由試驗委員會函知本局通知被審查人提出補充證據。或調查。或令到會面詢。以定去取。第十三條。凡具免試資格者。應於試驗期開始十五日以前。依照定式。將志願書履歷表及本人四寸半身照片一張。連同證明資格文憑證書執照等件。一併繳局。以憑審查。第十四條。凡經審查合格者。給予醫師開業執照。考試合格者。給予醫生開業執照。第十五條。未經本局登記給照。擅自在本市區域內行醫者。得處以二百元以下之罰金。並停止其營業。第十六條。各醫應備診療簿記。載病人姓名年齡性別住址及病名治法處方診察次數等類。以備查攷。並須保存至二年以上。第十七條。各醫診斷傳染病人。或檢驗傳染病屍體時。應指導消毒方法。以免蔓延。並速報告本局。遇有生產死亡。亦應隨時報告。報告書式由局製備。各醫可預領備用。第十八條。各醫應將本局所發開業執照張掛易便衆覽之處。以資證明。而杜冒充。第十九條。各醫所領開業執照。應於每年一月中繳驗一次。驗明後將執照加印發還。第二十條。如因執照遺失。得呈請補領。惟應照第六條之規定繳納登記及執照費暨印花稅費。此外須登報聲明舊照遺失作廢。第二十一條。各醫遇有遷移時。應於兩星期內報局備攷。違者處以十元以下之罰金。第二十二條。凡經核准給照各醫。在本市區內開業時。得於必要時將病人大小便血液痰沫濃汁分泌物等。送請本局試驗所半費檢驗。而該醫得向病人徵收全費。以示優待。第二十三條本章程係暫訂辦法。俟中央政府醫師法規頒行後。即行廢止。第二十四條本章程如有未盡事宜。得隨時修訂。第二十五條本章程由市政府核准公佈施行。

The International Medical Journal

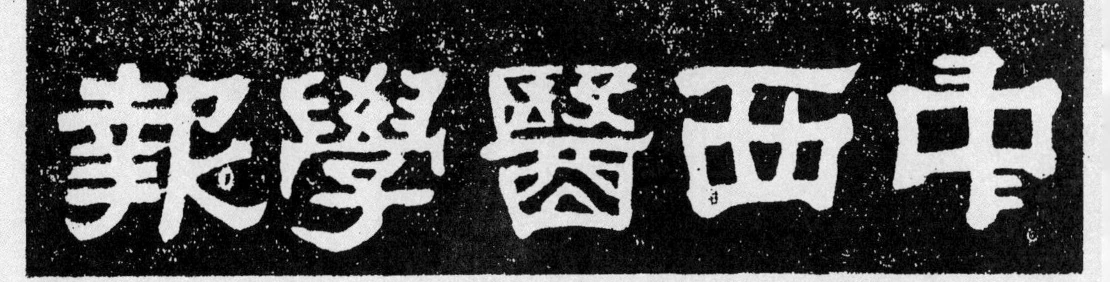

Vol. IX 九卷　　December, 1927　　十二號 No 12

Schriftleitung: Dr. med. M. J. u. S. R. Ting

Verlag: The E. Yoh Medical Press, Shanghai, Myburgh Road 121

上海梅白格路一百廿一號醫學書局印行

Registerd at the Chinese Post Office as a Newspaper

第十二期目錄

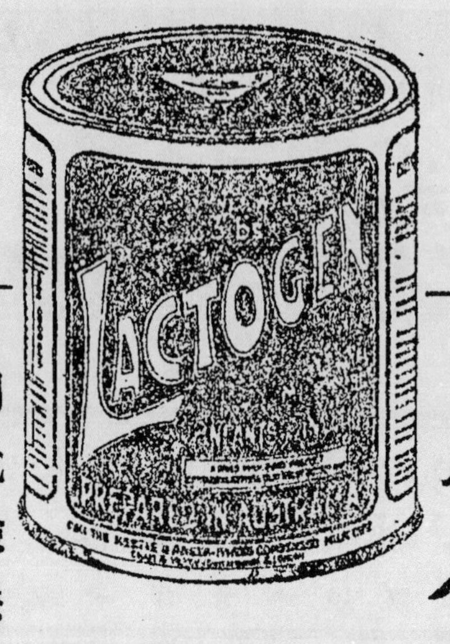

勒吐精代乳粉原料完全乳質別無他物

勒吐精代乳粉乃純潔鮮牛奶用最新科學方法將水份取出而成粉形

將勒吐精代乳粉之原質及成分用化驗法分析之可以證明其原料內完全乳質別無他物

勒吐精代乳粉用六份半水冲調後與康健母乳相同而爲嬰孩代乳聖品

咯血(肺出血)之處置

Behandlung der Lungenblutung

丁惠康
Dr. W. K. Ting

咯血(肺出血)之原因。不外乎血管壁起病理之變化。或肺循環發生異常之壓力。而大多數之原因。概由於肺結核空洞之周圍血管疾患而生。

此外吾人所當鑑別者。則患者所咯出之血。是否由於肺臟。抑由於口鼻或自胃中而出。既斷定血自肺臟咯出矣。則當鑑別其是否由於肺結核而發生。或由於他種原因。如肺炎、流行性感冒、中毒氣管枝擴張症、肺壞疽、肺癌、肺梅毒、出血性素因、膿腫等。

急性咯血之危險。並不甚劇。而再堪注意者。卽流出血之停留於肺內是也。蓋此非僅可以發生氣管枝肺炎。並能使病機轉入危途也。

咯血之調養法。最要者爲精神上之安慰。醫師必語患者。謂咯血之危險已過。安心靜養可矣。患者宜安坐靜室。偶有舉動。亦必穩重而勿輕率從事。若咯血劇甚者。(約半杯以上)則患者必須臥床。身體之上半部。位置宜高。其餘之體部。亦宜使其有適意之處置。醫師之檢察。如胸部之打診。在咯血時。不可行之。

咯血(肺出血)之處置 二

總之患者身體之適宜處置。於咯血之停止。可裨益不少。以克老氏 Grau之經驗。在肺下葉或右肺中葉之出血時。則背脊位置。(卽仰臥)再不相宜。因此位置。再易使血液停留。而再引起新咯血也。克老氏曾治愈數多之患者。均爲時常反覆咯血者。經克氏令其坐在椅中。變更身體位置之後。咯血均止云。——

此外身體之調養。亦不可少。若在佳良之天氣。最好開窗。口腔之洗滌。則宜謹愼行之。

在輕微之咯血患者。其食物儘可一如平時。但須嚴禁熱度相距過甚之食物。若口含之冰塊。亦可勿用。且久用後。亦將引起胃腸之障碍。在劇甚之咯血患者。則第一日之食物。當限制極嚴。卽予之亦以粥狀糊狀的爲佳。若流汁的則不相宜矣。總之每次之食物量宜少。而食物之次數則宜增多。其餘若刺激物。(咖啡、茶、酒精、)不易消化及極熱之食物。均宜嚴禁之。

嗎啡於咯血時。世人頗多用之。以其有迅速安靜之功用。而能使咯血停止也。但嗎啡能使咯血停留。有引起窒息之危險。或發生氣管枝肺炎之虞。甚且可以促進肺結核之病勢。故除劇甚之咯血外。以勿用嗎啡爲宜。不若用鈉氭鹽(一作臭化鈉) Natrium bromatum 能使血液凝結。並有安靜之功用。欲減除劇甚之咳嗽刺激時。可用科亭 Codein及其化合物。欲促進血液之凝結。以凡爾登氏 Velden 之經驗。則賞用冷刺激法。 Kaltereiz 或緊縛四肢。或靜脉注射。及內服過滲性食鹽溶液等。更有簡易之止血法。則當咯血時。可予以一平茶匙之食鹽。置於舌之上面。然後再飲以三分之一杯水。或將食鹽溶解於水中。而後令飲。亦可。但一點鐘後。其止血之功用卽失。故無論患者咯血之停止與否。隔三點鐘後。卽宜再予以半茶匙之食鹽。以後每六小時。應予患者以四分之一茶匙之食鹽。但鹽量不可過多。否則胃與腎將受其損害。若用靜脈注射法。則可用五瓩 ccm 百分之十之食鹽溶液。10%ige Kochsalzloesung 或用同量(五瓩)的百分之十之鹽化鈣溶液注射亦可。10%ige Ca Cl_2-Loesung 又鈉氯鹽 Natriumbromid 與食鹽有同樣之功用可予患者每日三次。每次一克。(1g) 溶於水中。雖連服多日無妨也。於臨床實驗上。若遇咯血患者。可先予以一茶匙之食鹽。或行注射亦可。然後每日三次每次予以一克之鈉氯鹽。1g Natriumbromid 此外每隔四至六點鐘當注射食鹽水溶液多次。又於頸部及胸部可置冰袋十五分至三十分時間。亦能促進血液之凝結。若冰袋放置過久。則有感冒受冷之危險。又百布頓 Pepton 血清 Blutserum 及阿膠注射等。Gelatninjektion 亦均有凝結血液之功效。再好注射四十克之怡默克廠出品之消毒阿膠溶液。40g Merckscher sterilisierter Gelatine 若他種之阿膠製品。不甚賞用之。以其有發生破傷風 Tetanusgefahr 之危險也。

若遇劇甚之咯血。則緊縛四肢。亦能增加血液之凝結力。於此時則毛地黃劑 Digitalis 與樟腦製劑 Kampfer 之應用。極爲相宜。因此時非僅肺循環過勞。而心臟將益復虛弱也。通常可予患者每日二次至三次。每次二瓩之百分之二十之樟腦溶液。或用海克賽通 Hexeton 筋肉注射卡地柴而 Cardiazol 皮下注射亦可。

凡欲防免咯血患者之窒息。當令患者軀幹之上半部向前方微曲。始可無虞。又屢次反覆劇甚之咯血患者。則可行氣胸術 Pneumothorx 治之。此爲療治咯血之最穩法則也。但於一次間導入多量之氣體。Gasmenge 實爲危險之舉。且有引起極甚之循環障碍或肺氣腫 Empyem 等之發生。普通第一次約可導入四百至六百瓩之氣體。然後在次日或第三日。再將氣胸擴大。庶無妨碍。

又凡咯血劇甚者。則一星期中嚴禁各種動作。若散步等。至少在二星期或三星期後。方可試行。至於咯血後之調養法。則當視其根本病源之如何而異。以大概而論。則患者必須有充分之休息。動作不可過勞。大便宜常通潤。於春秋二季。氣候有劇變時。則肺癆患者。更宜加意珍攝。此外如濃咖啡與酒精性飲料。當嚴禁之。阿膠劑 Gelatine 可久服。又鈣質劑。如乳鈣 Calciumlacticum 可日服三次。每次飯後服○。五克。但鈣質與咯血。是否有影響發生。至今猶未有定論也。

神經系之衛生

閻彝銘
Dr, M. I. Ye.

神經爲吾人全身之海陸軍大元帥。掌節制各機關之命令。實主要之樞紐也。一失常態。影響卽波及全身或局部。故保衛之法。最不可忽。爰分述之。以告國人。

(一)身體爲神經所依附。無康健之身體。決不能有康健之神經。其理至明。故欲保神經之康健。須注意全身之衛生。吸收清潔空氣。以新鮮血液活潑腦筋。更宜攝取適當養料。以營養神經。免其虧損。消化器有病。宜速療治。否則營養不良。顏色蒼白。精神卽因之抑鬱不振。頭痛發暈。思想遲鈍。或竟至發生神經衰弱病。

(二)腦力宜時加鍛鍊。當用而不用。則不惟智識學問。不能增進。腦髓之容積。且將因之消滅。作用愈形薄弱。成爲意志衰弱之人。

(三)運用精神。固爲勞動之神聖。然使用過度。易起腦病。致遺終身之大患。常見一般學生。因功課太忙。或考試將近。遂日夜勤讀。毫不休息。往往引起腦部充血。頭疼。失眠。眼花等症。而所學之事。則因記憶力與思想力消滅。不久仍然遺忘。惟頭疼症。則久留不去。以作用功過度之紀念品。殊憾事也。故不規則及過度之腦力運用。宜切戒除。

(四)少年之腦髓發育尚未完備。切忌過用精神。以消耗才智。老人精力已衰。過用腦力。則虛脫而難恢復。易患失眠症。故宜少用心思。

(五)食後因食物之壓迫腸胃充血。腦髓因之貧血。(體內血液有定量。多於彼。則少於此。至易明瞭)甚覺困乏。故西諺曰「腹飽不願讀書」此時若使用腦力。既妨礙消化力。復有害於神經。最不相宜。西諺曰。「飯後宜安靜。至多行走千步」不謂無見也

(六)休息腦力。睡眠最爲重要。行動言笑。閱書深思。均費腦力。用之過度。則新陳代謝之老廢物。滯積於腦之血液中。令人困倦思睡。睡則腦中之血液。散布四肢。排除老廢物於外。故精神肉體兩方面之困倦。均可借以解除。西諺云「睡眠爲天然之最良保姆」即此亦足見睡眠之不可缺矣。然睡眠亦不宜過久。過久則精神漸變遲鈍。思考力愈形薄弱。幼兒眠時較長。成年人日以七點至八點鐘爲度。尤以夜間早睡。黎明即起爲要。欲求安眠。須注意下述數事。(甲)晚飯不可多吃。免胃中宿食。感觸第十對迷走神經(N.V gus)。致做夢而擾安睡。(乙)將睡前。不可過用腦力。就寢後不可閑談或冥想。致礙沈睡。(丙)睡前不宜飲濃茶酒類及有激刺之食物。(丁)眠時之位置。以身之右側面向床。頭部少低於足部爲宜。所以防內臟壓迫脊髓神經。胃中滯積飲食。並腦部貧血。滋養不足。妨礙清睡也。(戊)寢室宜空氣流通。勿以被蒙頭而臥。

(七)運用腦力之久暫。因長幼強弱而異。然平均每日以六點至七點爲度。每一點鐘之工作中。須休息十分鐘。不可連用數點鐘功。毫不休息。使神經過勞。不易恢復原狀。影響全身之健康。致發生易感易怒

之現象。學校每課後。休息數分鐘。意至善也。宜利用之。行簡易體操。或窗外散步。

（八）作事有定時。養成習慣。卽少精神困乏之患。（九）冥想與同時思考數事。如在聽講時。分心外務。或偸看小說。或披閱他種課本。最能疲乏腦力。宜切戒。

（十）日光爲强身却病之要劑。亦健全神經之妙品。天朗氣淸。則精神愉快。陰雨綿延。則鬱悶不樂。西諺謂「日光所照之處。無需乎醫生」良有以也。故作事宜覓光線充足之地。暇時宜散步戶外。不可幽居暗室。然頭部亦不可受劇烈之日光。

（十一）頭骨。爲神經腦髓之保護器。至關重要。塾師及父兄。常怒打幼兒之頭部。幼兒頭骨尙薄弱。擊之最易震動其神經。致變爲呆痴。切戒。

（十二）打耳光。除能震破耳鼓膜外。尙能震壞內耳之器管及神經。宜戒除。

（十三）鄕學生。徒喜乘人就坐時。暗自背後撤去其椅櫈。使人坐空倒地。以玩笑之。此事甚易震盪神經。引起麻痺病症。甚或第一項椎骨脫臼。壓迫呼吸中樞。立致氣絕斃命。切戒。

（十四）酒。能麻痺運動神經。使血管擴張。感覺奮興。意志衰弱。判斷力錯亂。記憶力減退。若久飮不已。則酒精侵入腦髓之細胞膜。而破壞其組織。血管內膜。漸次變爲堅厚。由是彈力消失。血行遲緩。腦部之營養不良。精神遂因之恍惚。甚至血管崩裂。罹中風不語而死。至酒後之狂暴失德。及夜夢蛇蝎等毒虫。爬繞其身。猶神經。酒中毒之小者也。故酒萬不可不戒。

（十五）吸烟之害。除消化不良。心悸亢進。（因烟毒能麻痺迷走神經。）耳鳴目眩。痰多口渴外。尙能麻痺中樞神經敗壞血質。切戒鴉片之害。較此更烈。尤當戒絕。

(十六)手淫。早婚。及房中過度。均足擾害神經之康健。宜留心節制。

(十七)大便秘結。則糞中毒質。由血液輸入腦海。能引起頭疼發暈。故通便亦爲神經系衛生之要件。不可以等閑視之也。

(十八)狂喜暴怒。足使神經激刺過度。立時痲痺昏厥。宜戒。

◉西方名言錄

高適

藥令病者健。酒令健者病。(英諺)

食無過飽。飲無致醉。(富蘭克令)

甘於口者。未必宜於胃。(丹麥)

口務冷而足務暖。乃長生之法。(侯波突)

欲使健康。就寢前不可食物。(英諺)

食品少量而時進。可致體胖。(西班牙諺)

不潔之空氣。甚於刀劍。(司美士)

死於晚間進食者。多於死於劍者。(英諺)

健全之精神。必寓於健全之肉體。(洛克)

方今世人之病。半由於勞腦力而逸身體。(特蘭)

若醫生不能治汝之病。可以下三字代之。一曰休息。二曰快樂。三曰節食。(臘丁諺)

早寢早興。使人健康富裕而聰明。(英諺)

傳染病怎樣的傳染

梁燦英
Dr. C. I. Liang

急性傳染病。就是人人所常說的時疫。我國習俗。每遇時疫發生。看其蔓延的迅速。殺人的猛烈。而莫知其究竟。輒以爲神鬼的降災。羣相祈禳。以求免。及近世顯微鏡發見。醫學進步。始知傳染病的原因。並非偉大的神鬼來施虐。乃是極小的病菌。到人身上來作祟。所以預防傳染病。卽在預防病菌的侵入。但是預防病菌的侵入。必先明白病菌怎樣的傳染。因此才簡單寫這一篇。以餉讀者。

(一)附着食物入於消化器　我們平常的食品。對於許多病原菌。都是一個很好的培養基。病原菌以到那上邊。不但能斅生存。並且還能以迅速的繁殖。特別如牛乳、水、肉類、馬鈴薯、及各種儲藏物。(例如罐頭食物)皆屬於這樣的食品。但其外也有食品無培養病菌的能力。如青菜、果實、等類。不過僅能將那表面上附着的病菌。送到於人體內。

至於說病菌怎樣傳到食物上邊。則其所走的路徑很相差異。有的病菌。直接卽與食物混合在一起。如那羅痢疾、霍亂、或傷寒病人之糞便所汚的井水或河水。若作爲飲料。不但原地方同時可以發生很多傳染病。並且順着河流。還能傳播甚遠的地方。其次還有好些病菌。間接藉着汚穢的手。或帶菌的蒼蠅、鼠類。傳到食物上去。但是那蒼蠅底媒介。更爲重要。因他終日來往於廚房和廁所之間。所以最容易把病人的排泄物、附着在足上。帶到人的食物上邊。除此之外。那蒼蠅還能將病菌同他的食物。吃到他的肚內。如傷寒菌在他的腸內。能活到廿三日之久。再與他的糞便一齊排泄出來。傳播於各處。

附着食品上傳染到人身內的病菌。其種類很多。除了上邊說的痢疾、傷寒、和霍亂菌之外。還有結核白喉、脾脫疽、及各種肉中毒菌。都能藉着食品傳染於人身內。

(二)藉着吸氣入於呼吸器　許多傳染病。可以由吸入含有病菌的塵埃而患得。如那經乾燥隨塵埃飛揚於空中之痰。卽是這樣傳染媒介物。其外還可以直接由吸入於病人咳嗽、噴嚏、或說話之時。所衝出的微水滴而傳染。如白喉、肺癆、流行性感冒、和流行性腦膜炎。均是這類的傳染病。

至於那些病菌侵入人體內的門戶。大概都是在於鼻腔、口腔、和氣道之內。但特別還須注意的。就是吸到鼻腔或口腔中之病菌。有時也可以隨着食物咽下而達於腸胃。反之從食物中。藉着深吸氣亦能將極微的水滴。轉到氣管之中。如在那腸結核和肺結核。以及腸鼠疫和肺鼠疫。都發現過。

(三)藉着接觸入於外皮膚　吾人周身的皮膚。也爲病菌傳染的門戶。但那健全的皮膚。病菌很不容易闖入。大概都是藉着已有的傷口。或是經那不潔的指甲抓破的微痕。或是受那硬而窄的衣服摩擦。以侵入於皮膚之中。

病菌闖入皮膚以後。不但局部能喚起很重的膿性腫脹。並且隨之還能侵入血液之內。而周遍全身。他方面如在那鼠疫和脾脫疽。從局部一個極小的癤瘡。可以變成一個有生命危險的癰疽。

除皮膚之外。許多粘液膜也爲病菌傳染的門戶。但其中要以口峽扁桃腺之粘液膜爲最多。因爲他的解剖學的構造最容易使病菌侵入。所以大半的關節風寒濕痛症。和那猩紅熱病。起初都是先有一個扁桃腺炎。其次鼻腔的粘液膜。常爲丹毒和癩病的發源點。至於在鼻腔後面的咽頭扁桃腺。近來有許多學者都主張爲流行性腦膜炎病菌侵入於腦膜的門徑。

肺結核患者腹瀉之療法

丁錫康

結核患者常有腹瀉之合併症。有時在患病之初期卽發生者。惟大多數直至病深時方現腹瀉。此實爲結核患者最凶險之症候。腸壁多呈潰瘍或加答耳狀態。考其原由除腸臟患結核外。胃臟缺乏酸質亦爲一重要原因。依赫斯醫士之報告。彼曾驗六百五十八例之結核患者之胃液。第一期 Free Hcl 胃酸缺少者百分之念二。第二期百分之三十四。第三期百分之四十七。沉重之患者在六個月內死亡例其胃酸缺少者占百分之七十五。吾人對于非結核性之慢性腹瀉。用 Hydrochloric Acid 治之甚效。故結核患者有腹瀉時。亦宜用足量之 Hcl 以治療之。大約每餐服三十至六十滴。腹瀉卽可停止。此酸可與二兩之水同飲。有時加糖及檸檬或橘汁少許。以增加其滋味亦佳。

阿米巴痢疾治療法之進步

丁錫康

著名熱帶病專家孟蓀柏及賽耶二氏。謂口服衣必格（吐根製劑）Ipecacuanha Powder及愛米丁 Emetine注射。對于根本治療阿米巴痢疾。常不滿意。自用Emetine Bismuth Iodide藥粉後。其效果較爲佳良。患者每天服3 grains。計共服十二天。服時須留意飲食。服用此藥後。其痢疾有永遠不復發者。大都急性病狀之患者。尤易見效。惟有少數之阿米巴痢疾。甚爲頑固。雖服此藥。仍易復發。自藥特靈Yatren發明後。治療上又得一顯著之進步。此藥可內服。又可灌入肛門內。其對于患者急性症狀。瞬卽治癒。惟有時亦不能永遠除去病根。依彼等歷年之經驗。以爲取Emetine Eismuth Iodide與Yatren同時服用。常能消滅急性與症狀及永遠剷除阿米巴之傳染病者。每晚服Emetine Bismuth Iodide 3 grains共服十天。日間則用Yatren溶液2½%灌入肛門。科福敎授則謂從其九年治療患者之經驗。以Emetine Lismuth Iodide及Emetine Feriodide最爲有效。較之獨用Emetine, Yatren, 及Stovarsal等藥爲佳。總之Emetine Eismuth Iodide與Yatren並用。爲現時對于阿米巴痢疾最佳之療法也。

姙婦分娩時之衛生

顧毓琦
Dr. Y. G. Ku

我中國人民最衆死亡之數歲亦甚多。而其中婦女以生產死者尤爲不可勝計。推厥由來。蓋由於我國婦女墨守舊章。泥古不化。社會普通知識尚不能普及。講求。而尤於生產衛生。因害羞而玩視也。就大多數分娩言。均爲平產。（大約占百分之九十五。）蓋產育機能本屬造物所天賦。惟其致死及致病者。輒在產後頃刻間之不慎。例如產後熱等。是推其故。蓋因生產後身體上抵抗力薄弱。且子宮內粘膜破裂。微菌易於傳染蕃殖。如連鎖球菌。葡萄球菌。白喉菌。傷寒菌。猩紅熱菌等。均可由此入子宮創口。而至血內。爲極猛烈之發熱病等。甚致死亡。爲害至烈。頃刻生命係之。故欲免其害。惟先預防之。茲特詳述各種衛生。深望全國士女脫古化新。以重生命也可。

（一）姙婦產前之衛生

當婦女懷孕後。須保持其原來之習慣及攝生。凡對於身體上勞動操作。宜禁止之。刺激神經之游戲及理想。均須避免。身體之運動。須有次序。並以柔軟爲貴。宜常常散步於曠野花園中。吸新鮮空氣。如舞蹈騎馬。坐自行車。拍球。舉重物。上山登梯等。均宜禁絕。房事最宜禁止。因有害無益。易致流血流產。欲防微菌傳染。清潔爲第一要事。沐浴洗足。不可用過熱沸水。衣服宜穿寬鬆而輕暖者。俾免壓迫胎兒之生長。

緊襪帶等均以寬軟者爲貴。最好少穿。否則可阻滯血脈之循環。乳房凹進者。可漸漸吸出之。並可以火酒等多洗滌。俾清潔堅硬凸出。以便於嬰兒之哺乳。飲食則以易消化者爲良。少菜蔬多蛋白質及脂肪。姙婦有時雖甚講求飲食。然仍輒患便閉及尿閉等。則最好於每晨空腹飲溫鹽湯一杯。日以爲常。數月不間。自易收效。苟仍不可者。則用最和順之蓖麻子油及煆製鎂及瀉鹽等。然最好於平日卽習慣逐日定時之排泄。則姙娠時自易通便。極猛烈之瀉劑宜禁止。因易致胃血流產等故也。

（二）臨產前之預備

如上所言。難產者平均尚少。而其致病之原。輒由於產後。殊不知產後之疾病與否。實係於產前之消毒周詳如何。蓋無數產婦。均以此寶貴之生命。玩忽讓售與黴菌。因空氣。塵埃。身體。器具。手足上處處附着此神聖奪命之黴菌。當此生產後子宮成一大創口。爲黴菌易入之門戶。偶稍不慎。卽可潛侵傳染。重則致創口傳染。而來全身中毒之危症。死亡繼之。輕則可令子宮常患炎症。成慢性炎等。爲害終身。可不懼哉。是故產前之消毒與否。與婦女產後之生命及康健有關。奉勸全國士女。不宜玩忽視之。然消毒一事。言之甚易。行之維艱。蓋產手之消毒。較外科手術消毒爲尤難。因外科手術。可在一特別消毒手術室行之。並歷時僅一二小時。生產則不能常常入醫院手術室。習慣輒在自己臥室。並歷時須半日或一日不定。故欲消毒周詳甚難。僅力求安全足矣。惟耐心行之。自易周詳。其最要者。常常清潔少塵埃。凡未消毒之器具。不可近產婦。尤其要者。則在助產者之消毒。俾各種手術上均可消毒完全。無以上所述之各種危險。至於我國習俗。則輒延一穩婆。諸君試想。係一完全汚穢不堪。一無助產消毒知識的老婦。不經消毒。卽徒手扶摸子宮等。試以顯微鏡一觀。則其手背上附着之微菌。誠不可千萬計。其產婦之不病幾希。可不愼哉。茲列各種簡易消毒法於下。幸鑒察之。

(一)臥室宜擇多日光通空氣而未有病人住過者。汚穢患病之貓。犬宜禁止入內。室中陳設宜早日除去。以簡單清潔少積塵埃爲貴。於產前數日。水拭地板及各種用具桌椅等。桌椅之數僅足用卽可。

(二)陰部普通雖有許多微菌附着。然致重病者尙少。然安全法。亦以周詳消毒爲宜。如淨剃陰毛。免微菌之附着。外陰部用肥皂及淨水周密洗滌。然後用火酒。Benzin 或淡昇汞水洗拭之。有時再用淡昇汞水灌洗陰道。惟洗滌水宜煑透。否則反爲傳染之媒介。且產婦外陰部寬敞。未經煑沸之水。其中所含微菌易於竄入。反致疾病。

(三)肛門及會陰處及其他外陰部亦易附着許多微菌。於產時潛入陰道子宮。故亦宜周詳多次的依法消毒。

(四)助產人之手術消毒亦爲最要。因檢驗內陰道等。必須與子宮接近。其安全消毒法如下。

(甲)先用熱水及肥皂洗滌上臂及手指。指甲宜潔淨。至少須洗滌五分鐘。

(乙)換熱水肥皂並用軟刷洗刷上臂及手指。亦宜十分鐘。

(丙)用百分之六火酒擦洗。或可用淡昇汞水或列曹爾 Lysol 然不久因動作等有汗液泄出。故安全法莫如再套以橡皮手套。(已在昇汞中消毒過者。)

(丁)助產醫生對於陰部內檢驗胎兒。總宜於消毒後。尤以套橡皮手套後行之爲最要。最好檢驗次數不宜多。大約有經驗者至多二次已足。一次儘可於胞水破後。

(戊)生產時所用之器具及各種繃帶棉紗等等。亦以周詳消毒者爲貴。宜在百分之一硼酸水中沸煑之。或置在器中蒸煑之。牀被裹布等亦以經如此消毒過者爲安全。

(巳)最要者爲於產前大腸及膀胱均須縮小。俾產時胎兒排出無阻礙。故於產前必如廁一二次。俾均泄出。否則阻礙胎兒致難產等。如廁後則消毒肛門及會陰。

茲將產前之各種預備。詳述於下。

臥床宜居中。四面寬敞。便於行走等。(最好係西式床)於室之中間可置一方案。蓋一消毒的白布。各種應用消毒過之器具。均置其上。如

對於產婦者。盆一。灌洗器一。(用於灌洗陰道。)鴨嘴盆一。體溫表一。量浴水溫度表一。消毒過手巾一二打。桶一。消毒過保險針一。熱水瓶一。裹腹布一。脫脂消毒過棉花多磅。梵士林一小瓶。列曹爾一瓶

對於小孩者。洗浴盆一。包裹布一。繃帶四打。洗面盆一。包臍帶布一。

苟產婦大小便排泄者。卽可入浴。浴水不可過熱。當此之時。則令助產僕人淨換牀被。蓋以消毒過之被單。浴後產婦淨洗消毒自己手足。並換新潔衣服。然後助產醫生爲之消毒會陰肛門外陰部等。(如上述各法。)於是醫生周詳消毒自己手指。於是可行第一次內陰部之檢驗。檢驗後。於陰戶上蓋一昇汞消毒過之棉紗。俾免微菌之侵入。然後再自己消毒手指及上臂一次。苟生產歷時久者。則須時時用淡昇汞液。列曹爾及火酒消毒外陰部。及會陰肛門等處。苟於產時劇痛者。可用一口罩。注四五滴哥羅芳。

但不宜過十滴。或注射少量之嗎啡。產時頸向前俯。兩手互相緊握。可減痛楚。苟口渴。宜飲以開水或茶。不宜太多。

(三)產婦身體之位置

亦爲產時之一大問題。抑坐產抑臥產。中西各國均有討論報告。我國習俗生產時輒坐而不臥。須產後方臥。據醫理則以臥者爲善。蓋坐則胎兒固易於下降。然輒因此驟然而抛落。反致跌破頭腦等。又可撕斷臍帶致流血不止等。且胎兒未出子宮口時。苟產婦直坐。因壓迫可反使胎兒難產。故不如仰臥而上身墊高。則陰道與子宮之直徑適成直角。胎兒必易下降也。

皮膚上斑痕之外科的美容療法

胡天石
Dr. T. Z. Wu

皮膚上斑點瘢痕之外科的美容療法

欲抹殺膚上斑痕要皆以美容爲目的。現今通行之療法。均先切除膚之罹患部。進至皮下組織。而以其周圍之膚。引被其缺損部而縫合之。遇其缺損部過廣周圍之膚不能充足縫合時。則移植他處之膚被著之。此等方法。凡醫界中人類皆知之。無庸絮說。惟若是而行之者。縱使幸得縫合。而其縫合部上。依然瘢痕殘留。則猶不可免之缺點耳。

余本此意故作斯文。據梯兒虛氏 Thiersche 之表皮移植法。以美容爲主旨。而得抹殺顏面頸部手背前膊等處之膚上斑痕。茲將其各例概述如下。

色素性母斑之療法

是法乃以植皮刀或普通手術刀。削其罹患組織之表皮層至眞皮止（余意擇其彎曲度少。刀口長銳者刮削其患部爲最適）據梯兒虛氏之法移植表皮瓣於其創面。

如上述事實。雖甚簡單。而行手術時。對此表皮移植。却有一般之注意事項。茲擇其最重要者。述之於下。

1. 創面務令平滑。

2. 切離表皮瓣處之膚。宜擇與創面之周圍上膚。呈有同樣色澤。（如移植於顏面及頸部時。與其取上

腿上者。當取上膊上者爲合）

3. 移植之表皮瓣須應創面之深淺而考量其厚薄之加減。總以適應創面之厚薄者爲尙。卽在同一表皮瓣上。亦有厚薄不整不均之象。亦宜加注意焉。

4. 將表皮瓣移植於創面之際。生皺襞。至後則表面變粗。是以欲避此等現象。必須使表皮瓣之部分直至其邊緣處均善自伸展爲要。

此等注意之事項。凡下文所載之表皮移植均以此爲必要之條件。茲以避去其繁瑣。僅誌於此。不復反復述之。

如上所記之注意。苟按而行之。則移植之表皮癒著後。其表面平滑。而能達美容之目的。若移植時。忽於此等注意。則治癒後表面變粗。且須削其凸起部分。重行表皮之移植。若此凸起部分削去之創面能由周圍之表皮層。易於漸漸的發育而掩被者。則不必爲一一之表皮移植者也。

於雷克收爾氏 E. Lexer 所著之外科總論教科書中。以母斑之治療的目的而行表皮瓣之移植時。生一種隆起醜象之瘢痕。然苟能如上記之注意而行之。則必得良好之成績。痕跡亦能次第漸消。惟完全平復。總須手術後經五年之久。

血管性母斑之療法

此病可按上列方法而行之。削去其表皮層。直至眞皮。如病的組織悉行除去。如是於其極表在性者。雖收良好之結果。然其病達於深部。以其削去表面移植表皮瓣。故其病之色澤雖輕減。然於其患部上所有之腫脹。減退甚鮮。仍不得謂獲美滿之成績也。

血管性母斑於手術時出血稍多。是以刮削較削切爲佳。可使出血較少。其所出之血。但用棉紗壓迫之。卽能止。

瘢痕之療法

皮膚縫合部之瘢痕。或似此類之細線狀之瘢痕。可以鑷子或示指及拇指沿其長短而挾之。用植皮刀或普通手術刀之銳薄者。而削切之。其削去之瘢痕所生之創面。則行表皮瓣之移植。

廣闊之瘢痕療法。可據色素性母斑中已述之方法。削切其表面使於瘢痕組織面上成一淺平之創面。而後行表皮瓣之移植。於此所述之瘢痕抹殺法。乃使瘢痕面與健全之膚相同。專以達美容之目的者也。至於廣闊之母斑。當適應其狀況。於全部上施切除手術。俟其縫合創癒著後。再抹殺其縫合瘢痕亦可。

尙有患部廣闊。對於全部切除縫合均難行之時。或行之而起皮膚之牽引。以致容貌歪變等。均須就其適當之範圍上。行患部之切除術。其癒著後之其餘患部。或縫合所新生之瘢痕。亦可更行表皮之移植。此等手術方法之取捨。要皆以得其所宜爲貴耳。對於瘢痕上之白斑。則與前記之瘢痕療法同。削切其表面行表皮之移植。而抹殺其斑點。約過二年之久。無論何等之異狀。均得化爲烏有。

白斑病之療法

白斑病之療法。乃削切其上層之皮。直至眞皮層。移植其表皮瓣而抹殺之。

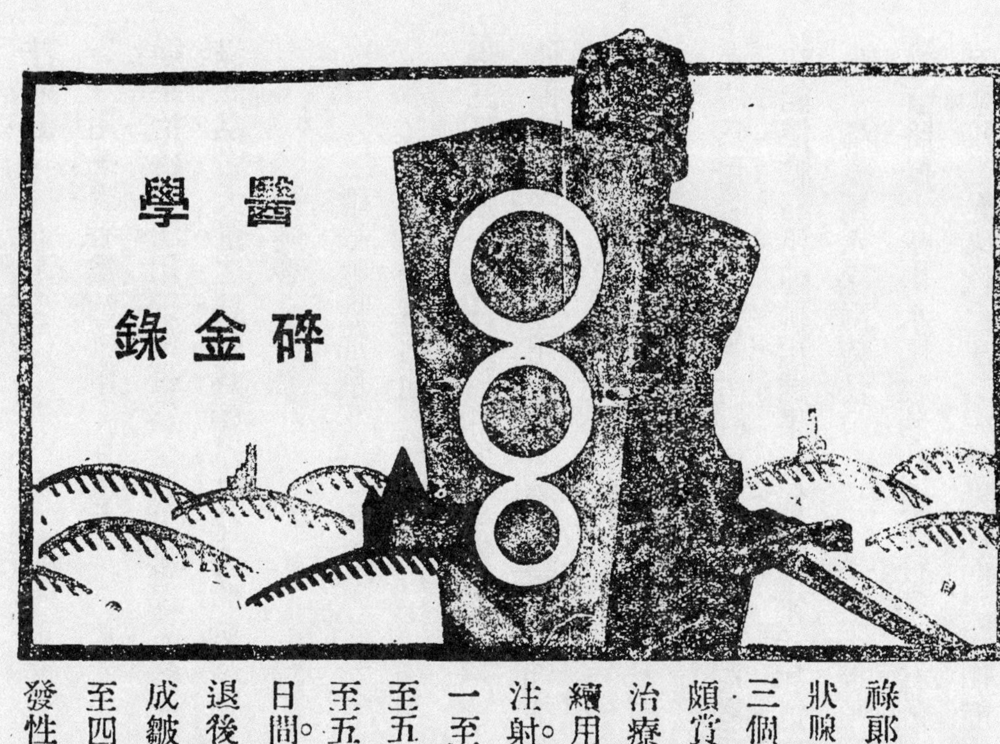

脂肪過多之療法

三昌

祿郎德及頷龍特兩氏謂運動及食物不加限制。以甲狀腺劑及蛋白體之合併療法施於脂肪過多之患者。三個月間得減去其體重二十五Kgr.。此法成後氏等頗賞用之。甲狀腺劑一日量給以〇・三至〇・六全治療期中間繼續用之。對於甲狀腺劑過敏者三星期續用後隔八日再用。不覺體重減少時。可併用蛋白體注射。如用牛乳（三至七cc於筋肉內）ATK（〇・一至〇・三mg於皮下）或用希不爾頭兒滿（三至五cc於筋肉內）。注射須經一定規則之間隔（三至五日）注射後翌日即發現減少體重約繼續三四日間。偶亦有起局部反應者。次期之注射須待反應消退後行之。可望減少至一〇Kgr.云。如不使皮膚急劇成皺襞形及避去心臟病之發生。則以一個月間減少至四五Kgr.最爲適當。急性慢性炎衝結核慢性再發性氣管枝肺炎及疑有結核病者。均宜禁用蛋白體注射云。

用鉍淡養爲治梅劑

三昌

近年治梅毒法。用鉍劑最爲全盛。其製品之多。不勝枚舉。冗納白兒克氏卽用鉍淡養治之。結果非常圓滿。該品含大量之鉍。且爲鹽基性化合體。刺戟極少。其處方如次

鉍淡養 一〇

硝酸腦敷加茵 一

殺菌甘扁桃油 一〇〇

隔三日間。用一cc注射於筋肉。(一cc中含鉍〇•〇七)結果佳良。奏効迅速。藥性並能長期繼續。不若他種鉍劑之有副作用也。且不論何藥局均卽能製造。雖藏數月。亦無菌。誠爲價廉物美之品。故氏頗推奬之。曾試過患者六百三十人云。

膽石之療法

三昌

本法爲用 Atophanyl 五cc注射。同時用 Hypohpysin 〇•五至一•〇cc注射之。然後連飲苦水。此法能使膽石迅速排出。結果頗佳。拉海爾氏曾述之。

癰疽用水楊酸療法

三昌

癰疽將發大時。用水楊酸酒精塗布後。頗爲有效。幷能去腫痛。消炎症。使膿點乾燥。可不使其破頭化膿而癒。較之從來軟化法。第一效果速而清潔。卽能止痛。依多年之經驗。額羅司蓄夫氏專以本法推奬之

腸結核用紫外光線療法

三昌

歐利格松氏報告八十一例之肺結核兼腸結核患者用紫外光線治之。八十五％頗能奏效。餘十五％則無效而終。其中全治者占二十五％。病狀減輕者占四十七％。大概輕快者占十三％。此症候於四個月間全癒或輕快者占八十五％。一年間全癒者占五十％。三四年繼續者占十二％。下痢雖難治癒。然疼痛嘔吐卽能消去。消化障礙雖久用本法治之。亦無效。如斯腸結核症用紫外光線治之。確能有効云。

非糖尿病性潰瘍用Insulin局部療法

三昌

非糖尿病性種種大小之潰瘍。(其中約有20糎大者)一日兩次用約10單位濕布綳帶施之。可卽速使其生出健全之肉芽。小潰瘍約一星期可全治。此種潰瘍固對百治無效者言之。然亦有一見而卽知其爲結核性潰瘍者云。

軟性下疳用自己血液注射療法

三昌

最初取五cc血液。卽注射於上膊之筋肉內。隔兩日或四日間行第二次注射。(血液一〇cc)注射後數時。疼痛大概卽止。炎症亦消。膿亦吸收。約注射五六次卽可云。

化膿性傳染病用鹽酸酸性Pepsin療法

愛海德爾氏謂瘡癤瘰疽膿腫等化膿性傳染病症。旭恩吧歐爾氏首唱用鹽酸酸性Pepsin注射於化膿竈中。如行開刀後。亦可用此溶液施行濕性綳帶。結果非常良好。用本法後。一方可不必行開刀手術。

他方可使其速癒云。

丹毒用 Chloraethyl 療法　三昌

歇等氏實驗四人之患丹毒者。於隔一手指闊之沿炎衝處用 Chlorathyl 使其結冰而生凍傷。行一兩次後。凍傷處成水疱形。丹毒沿此冰結帶停止其蔓延。卽能退熱云。生毛部位頗難應用。因丹毒境界不能判別。再經三四年後結冰帶尚餘褐色瘢痕。故本法亦不宜應用於面部。行此治療後。翌日皮膚上起水疱樣之隆起。并無疼痛。用軟膏繃帶塗之。可望卽癒。然用動物實驗觀之。因冰結後浸入皮下。起反應性炎衝。並認爲長時間持續云。

吃逆之療法　三昌

醫治吃逆。爲臨床醫家最困苦之事。普通用鎭靜劑 Luminal ○・一格頓服。或 Atropin ○・○○一格二回分服之。據最近之研究。吃逆時。並非單因橫隔膜關係。呼吸筋亦受影響。葛披司氏謂自前方甲狀軟骨上部緊握喉頭。頗奏奇效云。

小兒結核之診斷　三昌

小兒羅氣管枝淋巴腺結核最多。而於診察時極易疏忽。小兒之面色蒼白。元氣不盛。營養欠佳。體質瘦弱。目光無神。而睫毛頗長。腕背等部多毛者。結核性居多數。如斯用 Tuberkulin 反應檢查之。如察其病勢之輕重。必須觀其熱型。注意肩胛骨間行理學的檢查。屢於第五第六胸骨邊聞有氣管囁音。或上部聲音震盪之左右著明差異。肺部固不可不注意診察。尤宜注意於乳房之邊腋窩間調查有無病的濕性音。此概於肋膜炎時發見之。淋巴腺須十分探察。如腸部硬堅。查其有無腹水之存留。骨骼發育狀況。亦在細察之列也。

盜汗用樟腦療法　　三昌

樟腦之對於盜汗非常有效。僅因其內服後。刺戟胃粘膜。易起噁心嘔吐等副作用。不堪續用。今周爾葛氏用樟腦〇·一格。溶解爲膠狀。與 Gelatin. Glycerin 共製爲錠劑。Gelatin 被覆後。於胃內不起變化。至腸部始行吸收。並不起副作用。效果亦佳。晚間服一錠後。已覺盜汗減少。再續用則不論重症。可望全治云。

癰疔之水楊酸療法　　三昌

醫治癰疔等。用水楊酸酒精治之。非常有效。其濃度及用法。額羅司蓄夫氏最近於德國醫事週報上載之云。水楊酸溶入酒精內。濃度愈濃愈佳。即用飽和者可也。用時以手指強力塗擦數回。非僅行塗布而已。當時即可止痛。再痛再擦。如斯可使其速癒。最宜於初發時之應用云。

猩紅熱新療法　　三昌

夫利斗滿氏謂治猩紅熱時。用漸告回復之患者血清治之。頗奏奇效。較之用 Diphtheria 血清療法。並不遜色。且效果亦佳。即用此注射後。十二時乃至十四時間。發疹已漸消退。體溫亦降。全身病狀暫時復原。如犯血行器官之重症者。亦必一次恢復原狀。病若消失。患極重之小兒。用此後翌日亦已活潑。有出人意外之效果云。注射後無副作用發生。一回用四〇至五〇 cc 注射於筋肉內。病症過重者。翌日反復注射。一次用大量之血淸。若慮其發生過敏性者。則先用少量馬血淸試驗注射之可也。注射愈早愈妙。於三日以內治之。效力大概不變。四日以後治之。效力減少云。

痔核用毛地黃療法　三昌

受姆列爾氏謂患痔核者。用坐藥插入。同時內服毛地黃治之。可使其速癒。氏更繼續研究。用毛地黃與脂肪混合入坐藥。結果非常佳良。若用毛地黃製劑 Digipuratum 等。效果亦同。如斯若插入有炎症之痔核。無刺戟之弊。最初兩三日內一日用兩個或三個。然後每日用一個。續用五六日。其中起蓄積作用者。偶亦有之。此時改用海葱坐藥。初用一日三回。然後一日二回插入之爲最妙。於是痔核遂日漸佳良云。

瞽目重明之發明　三昌

據三月十八日之東方電報云。日本北海道帝國大學醫學部教授越知博士。用角膜術。使瞽目者可復見物。其詳細論文。聞將於四月中東京所開之醫學大會發表云。如此不特爲醫界之大發明。卽全世界盲人聞之。亦必欣喜可復睹光明世界矣。

直腸灌入之痲醉劑『亞慰丁』Avertin 又名 E107　天德

向來所行之痲醉法。皆爲吸入痲醉法。其法多傷害心肺兩臟。甚爲危險。且如喉鼻頸項肩背等許多手術。卽甚感不便。至於脊髓痲醉。刺入時甚爲痛苦。且其用僅可在下部行手術時。至於腹以上。則完全不適用矣。最近德國樞密顧問大學教授魏爾氏等 Geh. Rat Willstatter-Muenchen und W.

Duisberg jun; 發明一種有機性的溴酒精製劑。ein organisches Bromalkoholpraparat 由天德大藥廠製成。是名爲 E 一百〇七（E107）又名『亞慰丁』Avertin 能由大腸吸收入體。而起極充分之痲醉作用。是名爲直腸痲醉法。Rektal Narkose 其優點爲受術者酣眠。甚適毫無呼吸短促之患。入眠之初並無興奮昏亂現象。不咳不吐。雖痲醉並不深。但受術者於醉中經過。全不知覺。醒後不吐。亦無頭痛暈旋之患。心臟與呼吸器毫不受害。故對於患心臟病人及有肺病人。絕對不能用呼入痲醉者。尤爲相宜。於是病人應用大手術者。但須事先用 E107 一灌腸。卽可酣睡開刀檯上數小時。任行各種手術。毫不知覺。亦不須時時留心呼吸。而向來手術室中應用之一切上蒙藥及救蒙藥中毒之各種器械皆可棄而不用。是其破天荒之新發明矣。

此種新發明之直腸痲醉法。已經多數外科專家試用。據報告所述。已不下數千次。其成績皆至爲優良。惟因當在試驗期。故該藥未發售於中國。但按其優良之成績觀之。發售之期殆已不遠。是則外科室中之一大革命也。

百斯脫免疫漿苗 Pest-Impstoff

百斯脫或名鼠疫。或名肺炎疫。乃急性傳染病最險惡之疫症。向來苦無預防之法。最近天德大藥廠之赫斯脫血清研究部。發明百斯脫之免疫接種素。Pest—Impstoff,Hoechst,, 係用毒性百斯脫菌。調於生理食鹽水。用熱度殺滅之。製成漿苗。

此種漿苗內含〇·五成石炭酸。以爲防腐之用。並用培殖法及動物試驗法。反復攷驗。確定無生菌在內。

防疫接種宜用〇・五西西行靜脈注射。隔八至十日。再注射第二次。注射之先。須將漿苗之瓶用力震搖。使菌液和勻。

凡注射之後。針眼處必起紅腫反應。并兼發高熱度及病困情形。但不過一二日卽退。如服〇・三霹藍密篠。Pyramidon 其退尤速。此種漿苗。如貯藏至六個月以上。則其功效卽漸次減失。用者不可不知。

公衆衛生

丁惠康
Dr. W. K Ting

上古之世。人民散處。不羣聚於一方。故吸入之新鮮空氣。足敷供給。即如種種之汚穢。及人體之排泄物。所占之面積甚小。亦不至汚穢土地。蓋其容量既少。土地更能藉天然的方法。而自行清潔。空氣又爲一種流動氣體。有風之際。則流動更易。此方之汚濁空氣。悉驅而至於他方。不潔之空氣。一變而爲新鮮之空氣矣。若夫當今之世。大邑通都。人口稠密者。空氣與土地。當然不能自行清潔。若不研究所以清潔的方法。其危害於吾人何堪設想。夫個人衛生的方法。凡具普通智識者。莫不知之矣。然若社會上衛生設備未周。對於土地上水。下水。埋葬。建築。空氣等諸問題。均漠然不知講求。則雖研究個人衛生者。豈能保持其永久健康乎。況不具普通知識者。與夫不知個人衛生的方法者。在社會中尤佔大多數也。故欲促進社會全體之健康幸福。非研究公衆衛生不爲功。今略述關於是類之問題如下。

一　土地

植物均埋根於土地之中。因得以日漸長大。是以植物於土地。其關係至巨。若夫動物。則能自由行動。自外表觀之。一若不受土地之影響者。其實動物與土地之關係。有出於吾人意料之外者。蓋吾人生活最要之問題。爲衣食住三者。住之一事。即人類與土地相關係之點也。

土地中含有空氣與水分。空氣能不絕流動。其水則潛處土地之深部。或在土地之表面。土地中之空氣與水。與在地面上者。正復相同。均能影響於吾人之身體。

土地中之空氣於居民究有何種之關係乎。試舉一例以明之。都邑之街市中。大抵敷設瓦斯管。該管或於土地中破裂。爲冬間屢有之事。其時管內之瓦斯。即漏洩於土地之中。但街道之表面。輒敷設他物。或爲冰所凍結。故洩出之瓦斯不能放散於地面。遂向熾熱之部分（例如裝設火爐之處）發洩。此時住居於室內之人。便起瓦斯中毒。夫瓦斯放出一種之臭氣。一入室內。即能覺知。但自土地而來之瓦斯。臭氣已經消失。流入室內。無由推知。故於不知不覺之間吸入。而引起重大之疾病也。

就土地而論。初不慮其乾燥。但慮其過濕。故令潮濕之土地。化爲乾燥土地。亦爲衛生事業之一端。如栽種向日葵等之植物。培植梧桐等之樹木。則能減少瘧疾之流行。其原因不外種是等植物後。能吸收水分。使土地乾燥也。

此外關於土地者。尚有溫度之問題。土地之溫。大抵自太陽而來。極深之處。則受地球中之熱。此外則土地中蕃生一種細小之植物。因是等植物之作用。遂發生溫熱。三者之中。以太陽之溫爲主。而四季之寒暑。土中與土地表面及空氣之寒溫。大概相同。極深之處。溫度略有變化。

欲測知地中溫度。可掘一極深之穴。埋寒暑表於其內而驗之。或取井水泉水檢視。則更易測計。蓋土中之物。其所以腐敗者。胥由於濕氣與溫熱。又土地中之細小植物。亦能使物質腐敗。然是類植物雖有害於吾人。而土地之清潔。亦胥賴乎此。彼廁所下之土地。若啓掘之。則發一種安母尼亞劇烈之臭氣。若啓掘較遠之四圍土地。則不含安母尼亞而發現多數之硝酸鹽。安母尼亞劇烈之臭氣。固有害於吾人健康。然變成硝酸鹽後害吾人之健康者實少。土地中之硝酸。卽自污穢之物變化而成。此土地有自然清潔之功用之明證也。易言之。土地中細小之植物。能使阿母尼亞變成硝酸鹽。土地之自行清潔力。既如上述。然此種之作用。有一定之限制。苟小部分之土地。而積有多數之污穢物。則細小植物之能力不敷應用。此時非設法糞除穢物於他方不可。下章所述之上水與下水事業。卽討論此種問題。

二　上水

上水爲對於下水之名稱。約言之。上水爲現時使用之水。下水爲業已用過之水也。

水之應用不一。有作飲水用者。有作雜用者。飲水宜擇純良之水。用水則可略爲變通。此爲一般學者所公認。但自今觀之。飲水與雜用水。均須純潔之水。在細小之村落。井水已敷供給。若夫通都大邑。非敷設水道不可。上水名詞之意義。至水道而益顯。

水之爲物。循環不絕於天地之間。江湖河海等表面之水。受日光之熱。化爲水蒸氣。飛升空中。爲雲爲霧。遇冷則凝固而爲雨爲雪。降於地上。流入於河。彙集而流入於海。凡通過地中之水。因經土地濾過之故。非常清潔。如井水泉水是也。故當設法引是項清潔之水。流入住宅。以供應用。然在巨大之都會。自然之清水不敷供給。只得取求於附近之河流。此種河水。大都混合多數之雜物。故必先使其於沙中濾過。以清潔之。如各國之上水事業（吾國之自來水）皆是也。

每人所需之水量。究須若干。此問題爲設上水機關時所當研究者。昔英國實行移民主義之時。將倫敦居民移於他方用船載出。其時因人數較多。嚴定水之用量每人每日約須三立特。Liter 但此爲最少之數。若在普通人家有飲水煑食物洗濯及浴水等種種之應用。平均總計之每人每日須用九十立特水量。若用水廁則又須二十八立特之水。要而言之。水若汲取便利則需用愈多。故上水機關成立之後。較之未成立前。需用爲多。諺有之曰。開化之程度。可藉石鹼使用量而推測之。水量耗費之多少。亦可覘文明程度之高低。就美國華盛頓城而論每人每日須用四千三百立特水量。若非注重衛生。必不至此也。

水之良否。須自水中所含之化學的物質立論。蓋水中含有空氣。故炭酸輒與水溶合。是類之水。頗合衛生。尙有不含炭酸之水。卽煑沸而冷却之水。更有化學試驗所使用之蒸餾水。卽蒸氣遇冷而凝固者。水中之炭酸。及其他一切之雜質。悉數除去。潔固潔矣。但以蒸餾水供飲料者。實爲僅見。惟虎列拉流行之際。爲預防計。偶然使用蒸餾水耳。

普通之水。往往有固體物溶解其中。如鹽與硝石之類。鹽爲一種植物。吾人不可一日無之。既入身體後。復隨小便泄出。混入於土中。漸漸溶解於水。以故食鹽非清潔物。(海岸附近之鹽及山鹽不在此例)硝石與食鹽相類。由吾人小便中之物質。腐敗而發生安母尼亞氣。並受細菌之作用而變化。遂成硝石之類。故並此亦爲不潔之物。蒸餾水雖不含此等之固形物。而非常清潔。然不適於通常之飲用。普通之水。經土地與砂石等濾過後。鹽與硝石之類。均已漸漸減少。卽不得謂爲污水。若飲用之。其無害於吾人之健康。蓋可知矣。

水中所含之物。除鹽與硝石類外、尚含石灰質。但石灰之發生。不基於吾人之排泄物。而基於土地。飲水及雜用水。若含少量之石灰類。固屬無妨。若含量過多。則遇石鹼而生白色之沈澱。使用上遂起種種之障礙。

鑑定水中所含之物質。將水煑沸。令其蒸發。然後卽檢查蒸餾器內之殘留物。定其分量。

區別水之良否。除上述之鑑定固形物外。尚須檢查其中所含之細菌。檢查之法。須用細菌培養基。另有專家行之。茲不贅。山中之泉。自淸潔之導管汲取者。含細菌之量。大抵甚少。佳良之井水。含菌亦少。他如河水等。縱使行人工之濾過法。所含之細菌。仍屬甚夥。蒸餾水雖不含細菌。然貯留稍久。卽有細菌混入其中。

汚濁之水。令其淸潔。有種種之方法。例如寒冷之候。令水結冰。一次取其冰而使用之。誠以結冰之際。水分之上部。因凝結而爲冰。其他之雜物塵穢等。悉殘留於下方。故結冰部分之水。較爲淸潔。又蒸餾水若加入某種之瓦斯及食鹽後。亦可供飲用。

中國舊法。輒以明礬置於水中。取其上方澄淸之水。以供飲料。然終不如濾過之法爲佳。

濾水之法。不僅用砂。其他如石灰末及石綿等亦可。但均不能截留細菌耳。故市上之濾水器。若進而能截留細菌。則濾過之水。便屬無菌水。更爲安全矣。

汲取上水之大管。裝置於市街間者。可用石或陶器爲之。至於家中之吸水管。宜用金屬管。普通者大抵以鐵與鉛二者製之。但鐵管不能任意彎曲。故家庭間之普通吸水管。不用鉄而用鉛。因是而起鉛中毒症者往往有之。（鉛能溶解於水。吾人飲之易起中毒症。）若鉛管中塗以錫質。則可免此弊矣。

三　下水

古羅馬時代。人民惡水之汚濁。大興下水工程。後中輟而未成功。故古時歐州之大都市街。甚爲汚穢。居民往往處於不潔之中。近年始自英國。大修下水事業。實爲保障都會住民健康之首要之事也。不修下水。而爲掃除之說。爲一二學者所倡導。然倡此說者。實未細考都會之情狀也。若都市之汚穢。僅爲吾人之大小便。則運出都會之外。固無不可。但都會間之汚物。大小便僅居百分之一。其他如沐浴後之汚水。掃除屋宇之汚水。爲量更夥。若不講求除去此等汚物之方法。而欲冀市街之清潔。烏可得耶。達此等之目的。須修下水事業。下水事業。略如前述。然僅云下水。往往卽以爲市街兩側之溝渠而已。不知衞生學者之所謂下水。範圍較廣。住家之廁所及廚房。均須用水洗滌。其滌除之汚水。與來自浴室等處之水。聚於一處。流入地中之小管。該管次第相集。彙爲一大管。然後流入於下水貯藏所之大池中。此等之汚水。暫集於是處。待其中之固體物。悉行沈澱。然後取而棄之。貯此等不潔物之地方。初無一定。若直接流入海中時。則可無須待其沈澱。如英京倫敦。昔時市中之下水。悉流入泰晤士河。其中之固體汚物。悉沈澱於是處。某年烏斯海民司坦橋畔之議院開國會。卒因河之臭氣而解散。於是始知下水之流入河中。尙非衞生之道。遂於河側造一大溝。使汚水悉流入海內。

除上述外。亦有因種種特別之情狀。下水以流入河中爲便者。例如河旁無住民。雖有汚水。亦屬無妨。迷由黑城全市之汚水。悉棄於依賊而河內。絕無臭氣發出。此固不可一槪而論。然則汚物拋棄河中。何故能變成清潔乎此理與土地之自行清潔力相同。蓋水之表面與空氣相接觸者。日漸變易某種之物。卽沈於河底而成泥。

河與海之外。堪供貯留污水之用者。厥爲旱田。(種植野菜或烟草之田)德京柏林。卽於下水貯蓄池。裝一喞筒。將污水直接灌入田間。流於種植野菜或烟草之田中。初試驗時。尙疑污水培植之野菜。食之必生疾病。居住旱田附近之人民。必感染其毒。年來是等之疑慮。已焕然冰釋。食是等野菜者。依然保其健康。附近之居民。絕不起中毒症。中國與日本二國。本以大小便爲種植之肥料。初不疑是等物含有毒質也。

四 埋葬

清潔市街之法。以下水爲最良。前既言之矣。若夫掩埋人類之屍骸。亦屬緊要之事。如塵穢等物。尙必謀所以去之之法。故埋葬問題。不可以不研究也。

人類之屍骸。若露置於空氣中。則細菌侵入其中。而屍骸卽因之腐敗。埋葬之目的。在使竄入尸骸之細菌減少。且吾人不見其腐敗。不嗅其放散之氣。或可免病菌之傳染。其關係於衛生者大且深也。古時處置屍骸之法。初無一定。印度等處。盛行風葬。將屍骸拋棄於空氣中。任其腐敗消滅。至今日惟朝鮮尙有行此法者。先任其於空氣中腐敗。迨成髑髏之後。始行埋葬。夫屍骸之分解。以風葬爲最速。水葬次之。土葬又次之。在空氣中一週卽已分解。水中二週間分解。地中八週間分解也。

水葬。爲葬屍骸於水中之法。埋葬。爲葬屍骸於土中之法。但水葬行於秘密埋葬時爲多。不甚通行。惟法醫學家當研究之。

土葬之後。考屍骸之分解。須歷若干年而腐肉始盡。僅存骨骼。蓋分解之遲速。隨土地而異。就砂地而論。則小兒須四年。成人須八年。粘土則稍遲。在小兒則五年。成人則九年。

普通屍骸之分解。大概如前條所述。然亦有不能分解者。例如屍骸十分乾燥。遂變成木乃伊。(與埃及用藥製成之木乃伊不同)又高山之巔。空氣之壓力極薄。及沙漠地方。天氣酷熱。蒸發水分甚易。此處之屍骸。往往化爲木乃伊。而不能分解。

屍骸爲吾人所畏避之物。但自衛生學上觀之。則無須畏避。蓋屍骸之毒液。若自吾人身體上創口竄入。始能感染。他如放出之臭氣等。實非病毒。但傳染病者之屍體。始有非常危險耳

埋葬之時。必須將屍體納於棺中。在傳染病者之屍體。此事尤不可忽。各種傳染病疫。其病毒有附着於皮膚者。故屍體皮膚上之病毒乾燥後。往往與塵埃相和。飛散於空氣中。能感染吾人。發同一之病症。其預防之法。以濕布包裹屍體。其上復加以消毒藥液

棺之最佳者。其上面之蓋。須能抵拒自上而來之水。其下層之底板。須能疏通水分。何則。蓋棺木大抵埋沒於土中。苟平日之雨水。侵入棺中。卽不得謂爲上等之棺。因之衛生學家。創有一說。製棺之時。其上蓋須類似屋頂。如是則雨水易於瀉除。不至漏入棺內。然則棺下欲水分易於流通者曷故。彼屍骸分解之際。輒有水分洩出。若水分滯留其內。則分解不易。故必設法使之易於流通。蓋屍體在空氣中之分解速。而在水中之分解遲。棺中積水。則與屍體浸於水中者何異。因之某學者謂棺底宜有一種疏通水分之

格子。

藏屍於棺中。雖有種種方法。然大抵與衛生學理大相背謬。例如貯屍於棺。輒先舖一厚層之石灰粉。豈知此物有妨害分解之作用。使屍骸之保存。非常久遠。

埋葬之土地。以乾燥者爲佳。易言之。卽空氣流通之地。最屬相宜。

坟墓、與住宅相隔之距離。在歐州各國。有法律規定之。而吾人以普通之眼光視之。輒以爲墓地與住宅之距離。愈遠愈佳。過近則有害健康。然亦有謂吾人住居於墓地之附近。實無足憂者。故墓地與住宅之距離。以何者爲適當。尚無一定之說。總而言之。距住宅太近。不甚合宜。

埋葬屍骸。須有一定之深淺。蓋細菌在屍骸發育之際。輒放出一種之臭氣、埋葬尸骸。苟淺而不深。則地上之人。必不堪其臭。故埋葬不可不深。棺蓋與土面。至少須相距六英尺。如此則大抵可無臭氣射出、若除去前人之墓。而埋以新鮮之尸骸。其法亦屬至當。蓋成人之尸骸。越九年而分解以終。故埋葬越十年之坟墓。若發掘之。決無不堪入目之尸骸暴露。若在吾國。則法律禁止之。恐奸徒盜堀墳墓也。

墓地栽種草木。最屬適當。蓋自尸骸分出之有機物。草木能吸收之。并能促進尸骸之分解力。惟草木之種類。以根少者爲佳。不然。則堀土之時。非常困難。例如開花之灌木類。甚爲相宜。

除上述外。尚有火葬之法。土葬雖不致有害健康。然較之火葬。令尸骸成爲灰燼。分解之有機物。悉化爲煙。其清潔不可同日而語矣。故西洋各國。均有完備之火葬場、學者且謂日後埋葬尸骸。將悉用火葬法云。

小兒軟骨病

唐慶岳
Dr. C. Y. Don

患軟骨病者。多係小兒因其骨骼乏石灰質。比普通柔軟。故名。然是症往往隨年歲之增加而漸愈。由此症而危及性命者。殊不多見。惟對於婦女之害。則甚大。良以婦女於幼穉時。曾患此症。則其尾閭骨及薦骨部受尋常坐眠之壓迫。骨盤必因之減小。平時尚無大碍。至產育時。則胎兒因出道減小之故。不能下降。致有性命之憂。故凡患軟骨症之婦女若有生育必係難產。如欲免此危險。惟有限制生育之一法。最爲妥當。國人體質多弱。生育力甚强。每見貧而無告者。亦皆子女成羣。是不可不設法預防軟骨病。期無性命之虞。亦繁殖種族之一重要問題也。

軟骨症之發生期。大概於產後一月至六月之小兒爲多數。至遲至十二個月。其患部都在四肢。而尤以下肢爲甚。

原因　分爲內外二因

內因　半爲遺傳性。因於受胎時父母之生殖細胞。卽含有此症。又因在胞內之養料中缺少石灰質所致。（凡姙娠之婦女往往患牙疾。其原因卽所須之石灰質被胎兒吸收取用故也）

外因　如小兒不由生母哺乳。另雇一患軟骨病之乳母飼喂。因乳母之乳質不佳。故亦有患軟骨症者。或哺乳之期過久。且不雜給以植物質。致缺少石灰質及燐質。使小兒所須造骨之原質減少。骨部不能充分發育。故易軟化。或居住於人烟稠密之處。空氣及日光均不充足。亦易得此症。故熱帶地方極少患軟骨症者。而於英國患此者甚多。貧窮者尤甚。因其無力調養也。

症狀　其最初之症狀爲天穴不閉。（普通均於只七個月之小兒皆須嚴閉）往往有至二三年之久而始閉合者。乳齒發育較遲。且不完全。有遲至二三年後始出一二齒者。且多患齒疽（Zahncaries）等牙症。於各關節處又現有軟骨畸形。若用X光線反射。可詳細觀察。此外頭蓋骨軟化（頭蓋骨癆）爲一種發育不完全之症狀。且往往多在後腦骨部。骨骼之弓隆。以足部及頭部爲多見。甚多後腦骨較門面骨大者。

診斷　凡具上列之症候。加以夜間發汗。腹部高突。所謂蛙肚者。則可定爲軟骨症。幸無甚大之危險。若有他種連帶病症發生。則爲害甚劇耳。

治療　此症之治療。可分爲二。一由藥物之補助。使其成骨之素質充足。一卽天然之治療。總不外乎食物適宜。凡在產後七八月之小兒。不可獨給以乳汁。須外加各種動植物質如肉質（須去油質）及菠菜白菜等。使植物質加多。而造骨之質充足。所居之處。尤須空氣潔淨。而常見日光者。藥物治療之用意。在設法補足其缺少之石灰質及燐質。近有新藥名維剛土 Vigantol 者。內含D維他命極富。爲本病之特効藥云。

煙

黃元愷
Dr. Y. K. Wang

煙之名目甚多。其所含之毒質。亦略異。大都可分之爲鴉片煙香煙二種。香煙包括葉捲煙。紙捲煙黃煙水煙之類。此外則南洋羣島土人多吸食檳榔者。其害與吸煙同。特較輕耳。

鴉片爲鹼類植物。當罌粟未熟時。取其果汁使乾。製爲褐色之塊。卽爲市售之鴉片煙膏。內含嗎啡等毒質。其毒遠駕他種煙類之上。吸者久之成癮。稍一戒之。則覺精神萎頓。無力支體。吸者胃口銳減。面黃肌瘦。多半夜眠晏起。無力作事。志氣萎靡。暮氣甚深。直一未死之死人耳。

煙草有水煙旱煙鼻煙捲煙之別。其吸法因種類各別。故各不相同。水煙用水煙筒。旱煙用煙管。鼻煙則徑用鼻嗅。至捲煙可用煙管。或不用亦可。捲煙有紙捲及葉捲之別。卽俗稱之香煙呂宋煙是也。煙草內所含之質。有十餘種。其最毒者爲尼可定(Nikotin)煙草之毒。不及鴉片。其毒緩緩而來。不易覺察。然惟其毒來之不速。人多忽之。故吸煙之習慣。極爲普徧。而其爲害於民。亦極酷且烈。

煙草之損害身體。因人而異。吾固見有八十歲之老翁。自壯年吸煙。以至今日。未改其習慣者。雖然此固少數之例外。蓋煙草之毒質。曾經準確之試驗。其有害於普通一般人之身體。實爲不可掩飾之事實也。試視吸煙者。往往患燥烈眩暈。此其明證也。

吸煙者。因煙之醉性。初覺精神較爲暢快。久之成癮。毒質漸入人體。受害誠不淺也。茲將煙草有害於各器官機能之處。撮述如下。

「關於血管」　考煙之毒質。甚易使血管硬化。其損害血管之勢力。除梅毒之外。當首推之。血管硬化。苟在要害之處。豫後極爲不良。如硬化爲腦之血管。常致發生卒中症。如硬化爲營養心臟之血管。可使人瞬息氣絕。淹然長逝。然則煙草之害。可不懼哉。

「關於心臟」　久吸煙者。心臟衰弱。而血之流轉。以是不復靈活。細胞之營養。亦因之不足。故吸煙者不堪務服苦工。而人生事業及身體之健康。受累不淺焉。

「關於消化」　煙之毒質。刺激唾腺及胃腺。使胃液過剩。久之因腺臟屢受刺戟。操作過度。胃液遂漸漸稀薄。因之食物積滯不化。往往發生嘔吐泄瀉等症。而人身營養之功能。于焉失其常態矣。

「關於呼吸」　煙內所含之尼可定等毒質。能刺戟咽喉及氣管等處之粘膜。因此易致傷風感冒及肺支管加答兒等症。而凡此諸症。皆足爲發生肺病之誘因焉。

「關於排泄」　煙之毒質經入人身後。一小部分由肺臟呼出。或皮膚洩出。但其大部分由腎臟排泄於外。此種毒質經過腎臟時。間致餘留於腎。積之已多。腎臟之機能。遂受障碍矣。吸煙之人。往往大便祕結。因此而發生痔核者不少。

「關於神經」　煙之害神經系特甚。神經感受煙之麻醉性。始則奮興。終而麻痺。神經爲全身之主腦。主腦已受害。則全身自必大受其影響。無待煩言也。

〔關於五官〕久吸煙者。每致色盲。故對於彩色全部或一部分之彩色。如黃色綠色等。不復能一一辨別之焉。夫眼爲感觸外界重要之官能。乃因吸煙而致患色盲。將如此異彩輝煌之世界。頓變成灰色世界。人生興趣。爲之減色不少矣。吸煙者盍深省之

此外吸煙最足以阻礙機能生長。所以兒童未達完全發育。不幸而有吸煙之癖。則其精神及肉體。將蒙重大之損害焉。婦人或少女吸煙。其受孕能力每致底減。尤其是女人之官能組織。通常較男人爲弱。故其受煙毒之害亦特甚。且其皮膚往往因煙之毒質而易致粗糙。失其固有幼嫩柔潤之性質。近數年來。婦人吸煙之風浸盛。吾數覯女人身穿華服。面塗雪花膏。測其意固欲顯其青春美麗者。（此亦人之常情）然而口含紙煙而不知其適足以戕賊其美麗。此種矛盾舉動。可憐亦復可笑。吸煙在用腦之人。尤宜力戒。蓋吸煙而用腦不已。每致腦血管硬化。往往發生危險之病。如卒中及進行性痲痺等症。此外余每覯於稠人廣衆之中。如遊戲場戲園火車內。往往煙霧濃鬱。空氣齷齪。吾想每年因此而損其健康者。正復不少。吾望關心於公衆衛生者。於此處深致力焉。

治療遺精之法

旭萃

世人患遺精者頗多。患者身體孱弱。形容憔悴。因之百病叢生。成爲虛弱症者。亦不少。同治時。浙江蕭山縣令某君傳一治療之法。患者依之試之。均百試百驗。迄今仍有口傳其法者。今以其法甚驗也。特錄之。其法每夜（飯後一點鐘腹已漸飢時爲妥）坐於椅。兩手用力撑於腰際。兩足跟向地用力斜伸。以鼻孔緩緩吸氣。引至少腹。吸氣二次。兩足仍收回原處。靜坐十分鐘。再如前法伸足。吸氣二次。每夜行三回。經過一月後。病即霍然。久久行之。則其病永不再發。此法行者多效。故記之以廣其傳。

論生活藝術化與都市的藝術文化

仲子通

歐洲民族主義的發達。完全受希臘羅馬藝術思想的影響。自從文藝復興之後。這民族主義的趨勢。更爲變動。就是各處的民衆都向那都會去活動。將各處的文化集中一處。久而久之。愈聚愈衆。於是大都會從此產生。完成藝術文化之中心。如柏林·巴黎·莫斯科·紐約。都爲今日藝術文化之代表地。中國民族。素重禮教。文化受聖賢思想的束縛。數千年來的民族性。依然是保守的民性。沈靜的舉止。視孤獨生活爲清高。所以自命不凡的文人學士。都要覓那山清水秀的地方。做他的隱士。仰承聖賢之志。不屑和民間接近。以文化爲個人所操縱。不將文化同化於民間。所以中國的語言尙未統一。風俗依然簡陋。號稱地大物博的中國。沒有代表藝術文化的中心。且人民懈怠成性。安於苟且。不欲個人探求藝術。不謀都市集中文化。所以中國的民族主義。遠不及異邦民族的發達了。

中國民族因素重禮教文化的關係。故不注意藝術文化。甚有以藝術不知爲何物。即近年來之留學西洋的。雖經歷歐洲許多文化之邦。但他們在外國所見聞的。惟有人家製造器械的進步。經營商業的偉大。從沒有考察異邦民族生活的狀況。社會建設的情形。要知一國的藝術文化。常流露於民衆活動之下。故這般留學生的論調。認爲西洋文化是科學文化。商業文化。難怪不出國步的學者們視藝術文化。

爲一種遊戲了。講到藝術文化。範圍是很普遍的。有精神上的藝術文化。有物質上的藝術文化。狹義的如民間通話狀況。廣義的如社會風化。國家政治。無一不與藝術文化。有密切的關係。例如聽音樂會。觀繪畫展覽會。和跳舞及各項運動等。凡耳聞目睹。和感受肉體上的刺激。都是享受精神上的一種藝術文化。又如居住高大樓房。穿戴珍貴物品。坐汽車。乘飛機。及應用日常一切科學化的器具。都是享受物質上的一種藝術文化。中國今日的民生憔悴。社會黯淡。國家混亂。實無藝術的可言了。

中國民族。因素無藝術的傾向。故其個性弛緩。遇事退讓。無勇往直前的氣概。又以懶惰躐蹋。演成種種不良的習慣。所以民衆的慾望。但求飽食暖衣。已爲滿足。而普通人的求學。祇待立身社會。足以贍身養家。一生志願已足。再不圖別種發展。達到人間藝術化的生活。因此守着得過且過的觀念。事事因循就簡。卽人生最重要的衣食住三項。如平時一切飲食之料。不研究其滋養料若何。但圖價格便宜。所謂飲食。並非要山珍海味。須求適口和合衛生的原則。在服裝上面。亦不審視形式的美觀和衣服的清潔。故身有不端的姿勢。衣有不雅的氣味。住在鴿籠式的屋裏。器物雜亂。光線黑暗。不覺其空氣汚穢。住所爲一生休養的所在。當格外佈置清雅。能使一入其內。便油然發生一種美感。得着身心的快樂。不然在無形之中。精神和肉體上。不知要感受多少的痛苦了。民衆生活的優劣。原以各個環境而區別。但以勞工無產的民衆。亦有藝術生活的可能。祗不及有資產的完備而已。論其民衆的個性。如個人身體上指甲牙齒裏面。往往藏汚納垢。少事沐浴盥漱。工作業餘之後。不是在家聚衆賭博。便在茶樓酒館之間。高談闊論。呼三叫四。逗留公共場所。不管其清潔華麗和嚴肅的地方。便要任意吐涕。任意喧嘩。身入戲院臺上歌聲宛轉之際。臺下依然譚笑自若。聽到歌聲精采絕妙之處更爲怪聲叫好。乘坐電車似盲者行路。衝上衝下全無次序。偶或旁有虛座便作躺臥之狀。入覽公園任意摘取花木供一己之樂並在廁所以外隨地便溺。眞是醜相百出。不勝枚舉。這種情形都爲中國民間的惡劣習慣實爲下等民族的舉動也。若以這樣民族。一旦使他享受藝術文化的都市。給予他們很潔淨華美的生活。或者他們反覺有不便之感。所謂江山易變本性難改。總觀中國今日的文化。謂之賭博文化則可。謂之藝術文化則不可。願藝術界同志。努力從事於藝術運動。首先改善民衆的不良習慣終不難將藝術文化同化於民間也。西洋民族以感受藝術思想的融化。故民衆有熱烈的情感。有勇往的精神。遇事冒險百折不回有從容的態度。有週全的禮貌素稱禮教文化的中國民族。恐不及後起西洋民族之有完美的禮節了。他們在衣食住上專求華麗。適意。舒服。受盡人間物質的快樂。論到西人的衣服極爲注意內面的清潔。譬如中國人的衣服祇在外穿的長衣。華美潔淨便爲漂亮。而西人在羣衆面前。或接客時候。却先要換清裏面的襯衣。這算得是根本的清潔。而在服裝形式上。除幾種大禮服式外。尙有多種普通的服裝。甚有西洋的女子。不惜所有力求服飾的美。新奇異樣的服式。可常見之於交際場中。現在巴黎的女子。爲全世界講究服裝的先驅。動輒費了幾千幾萬個佛郎。製成一件很華麗的衣服。西洋民衆的愛美觀念。以中國的布衣粗食。焉能不爲望洋興嘆。論其飲食有一定時間。一定食量。不若中國人的一餐非飽嚼一頓不足果腹。而其對於飲食的滋養料。亦有精密的支配。關係餐事上的一切用具。却又精緻而美觀多矣。論西人的住宅。在建築形式上。各有特殊的式樣。並且多闢門窗。空氣得暢爲流通。而其室內的一椅一桌之類。

時有新奇的佈置。各種器物。亦有整潔的陳設。壁間掛以美術的畫架。一望而能引起人們的美感。不若中國的建築上。無新穎特殊的式樣。而又少開窗戶。空氣不得流通。室內佈置。更無藝術的色彩。眞使人感覺煩懣。少得人間樂趣也。西洋的民衆個性。因其有好動尙潔的習慣。個人衞生。當然是十分講究。且間常作室外的運動。如打球·騎射·游泳。鍛鍊身體的美化。晚間都作室內的娛樂。如跳舞·音樂·電影·歌劇。充滿熱烈的情感。人生的怡情悅意。調和疲勞精神。莫有過於此也。民衆生活上。感受藝術化的影響。致養成健全的體格。和藹的情操。個人私德不虧。公德無損。所以西國社會的公衆秩序。不論如劇場公園。羣衆娛樂場所。輪埠車站。旅客往來之處。都井井有條。民衆以有藝術化的生活。故能享受藝術化的都市了。

所謂都市的藝術文化。是一種民族精神的表演。凡都市市政上。一切應有的設施。和藝術上各類的建築物。如美術館·博物院·圖書館·音樂演奏廳·運動場·跳舞場·劇場·公園等。都是藝術文化上需要的建築物。故歐洲文化之邦。莫不耗費資財。經營都市的美化。發揚民族的精神。若中國的省城中。如能在市政方面。將學校·警署·衞生·消防·交通·水電·街道。設施完備。已屬不可能的事情。要在生活享樂方面。有一切藝術化的設備。時機相去尙遠。除却省城中略具粗陋的規模以外。其他各處鄉鎭。尙不能享到設施完全的市政。故以中國民衆之不知生活的享樂。不知創造的民族。要活動在藝術文化的都市之中。不知要等待何時。現就都市藝術文化上重要的建築物。略述如下。

一·建築·

建築關係都市美化最大並可顯明一個時代的精神。歐洲古代。一切藝術•政治•道德。都受宗教勢力所支配。故以教堂建築爲中心。又意大利文藝復興時代的都市建築物。可知當時商業的富豪。如近代紐約。往往以數十層之建築。聳入雲霄。表演其工商業的精神。近年以來。又以高層的建築物。有害都市的美化。故若巴黎等。都在商業區域。定有建築物高度的限制。現在日本的都市中。亦有建築的規則。中國各省城的建築物。高度•式樣•材料。無一定的規則。而又以汚穢惡劣的招牌。和粗俗文字的廣告。充塞於店鋪面前。表明老店的商標。都市的美化。無足言矣。

二美•術•館•

美術館是藝術結晶的集中處。表演一個民族藝術文化的地方。關係代表時代精神的藝術品。都陳設館中。與民衆有鑑賞美術的機會。各國的都市鄉村。常有美術館之設立。去年紐約。完成個美國最大的紐約都會美術館。New York Metropolitan Art Museum。經過十年的籌備。方克告成。其內容的完備。亦可想而知。中國現在全國之中。尙無美術館的組織。望藝術界努力以提倡之。

三博•物•院•

博物院之範圍。是網羅一切動植物和鑛物等類。凡自然界的出產品。或人工的製造品。都陳列其內。標其名目。說明其類別。院中每日規定時間。任人遊覽觀摩。推廣民衆的眼界。增進人們的常識。亦爲民族的文化之一。各國都會中。都有建設。中國的通商大埠。却還少見呢。

四圖•書•館•

圖書館性質。不似美術館之有富於地方色彩。可稱世界文化集中之處。爲民族文化上最要的建設。凡規模偉大的圖書館。中外古今各類的書籍。莫不收藏其內。人們可仗圖書館之力。而得深造其學識。對於圖書館的需要。中國學界方面。却已注意及此。故有學校組織的圖書館。有地方公立的圖書館。但設備完全的圖書館。尚未多見。並願於各鄉村之間。亦廣爲組織之。

五音樂演奏廳

音樂是佔西洋藝術文化中最重要的地位。因西洋民衆。於音樂上有深刻的嗜好。故都市中。對於音樂的設施。亦格外完備、一年中規定一個樂節。舉行定期的音樂演奏會以外、尚有許多臨時的音樂演奏會。所以音樂演奏廳。是一種不能缺少的建築物。在西洋一個都市之中。常築有數處的演奏廳。尚有公園裏的音樂亭。爲夏季演奏時所用。中國民衆因素無音樂的傾向。故這樣專司音樂的演奏廳中國境內。尚無蹤蹟。

六運動場

歐洲民族有好動的習慣。故民衆對於體育的觀念。有普遍的趨勢。有學校運動場。有公衆運動場。有街路交叉點的兒童運動場。場內設置各種器械。使羣衆得以鍛鍊軀幹。西人對於運動場的印象。幾視爲第二的家庭。故民衆都有健全的體格。現在中國各處。公立的運動場。雖有設立。但一處僅有一所。不能收體育上普及的效果。注意國民體育的。當設法擴充之。

七跳舞場

西洋民衆以有熱烈的情感。視跳舞爲人生唯一的生活。不若中國之有男女受授不親的古訓。故男女老少都能作舞。遂演成社交公開的習慣。於是跳舞場爲西洋民衆安慰精神的場所。故一到晚間。無論男女。便欣然往舞。若旅館。咖啡店。餐室。及其他公共場所。都有舞場。中國以保守古訓。無男女跳舞的風俗。故無舞場的建設。

八・劇場・

劇場爲表演民族藝術文化之所。凡文化國家的都市。必有華麗莊嚴的劇場。在中國各處的省城之中。亦有建設。惟各國民衆視劇場爲嚴肅尊敬之地。故甚有穿着禮服而入座。場內秩序井然。無喧嘩之聲。中國的劇場。建築簡陋。民衆以劇場爲游戲之所。場內漫無秩序。雖爲發揚藝術文化之地。然環境所在。毫無藝術之可言。藝術界同志。亦當負矯正之責。

九・公園・

公園是羣衆業餘的休息之所。人們歷一日工作的勞苦。精神不免疲乏。散步其間。足以怡悅身心。亦可調和精神。各國的都市中。常闢有森林。嚴密的公園。供民衆的遊散。又在馬路之交叉點。設置廣場。飾以花壇。林園。噴水池。彫刻像等。儼然一小公園也。中國人民以無公衆道德。人們雖有廣場之地。亦不願開闢公園。故地方上唯有私人花園。而缺少公共花園。所以藝術文化的都市。是給予生活藝術化的民衆所享受的。

健全的公民

應該具有豐富的醫學常識

▲生理衛生學書類

- 衛生學問答　五角
- 丁氏生理衛生學教科書　五角
- 生理衛生學講義　五角
- 人體生理圖五幅　一元
- 無藥療病法　四角
- 胃腸養生法　八角
- 食物新本草　六角
- 實驗却病法　三角
- 普通衛生救急治療法　三角
- 衛生學文庫　六角
- 衛生碎金錄　五角
- 衛生叢刊　五角
- 萬國衛生博覽會章程　一角
- 衛生格言　實價五分

▲醫學門徑書類

- 醫學指南正續三合編　九角
- 新內經　一元四角
- 醫學綱要　一元二角
- 新醫學六種　五角
- 實驗衛生學講本　一元二角
- 普通醫學新智識　四角
- 家庭新醫學講本　四角
- 公民醫學必讀　二角
- 醫學問答　五角
- 醫學小叢書四種　五角
- 丁氏一家言　八角
- 生命之花（一名康健真詮）實價一元二角五

▲基礎醫學書類

- 胎生學　一元
- 組織學總論　一元三角
- 人體解剖實習法　九角
- 新撰解剖學講義　八元
- 生理學講義　六元

▲內科學書類

- 內科學一夕談　六角
- 內科學綱要　二元五角
- 內科分類審症法　七角
- 漢譯臨牀醫典　二元二角
- 近世內科全書　四元
- 內科錄要　五角
- 維納內科學　六角
- 新傷寒論　五角
- 赤痢實驗談　四角
- 赤痢新論　四角
- 瘧疾新論霍亂新論合編　二角
- 脚氣病之原因及治法　六角
- 中風之原因及治法　五角
- 神經衰弱之大研究　三角
- 倍氏神經系病學合編　二角
- 馬氏精神病學
- 僂麻質斯彙編　六角
- 實用經驗治療學　一元二角

▲肺癆病學書類

- 癆蟲戰爭記　四角
- 新撰虛癆講義　七角
- 肺癆病學一夕談　三角
- 肺癆病救護法　六角
- 肺癆病預防法　五角
- 肺癆病學叢刊　五角
- 肺病問答　三角
- 肺癆病之天然療法　實洋五分

▲傳染病學書類

- 傳染病之警告　四角
- 豫防傳染病之大研究　五角
- 急性傳染病講義　一元二角
- 喉痧新論　二角
- 發疹全書　六角

▲外科學書類

- 外科學一夕談　三角
- 創傷療法　一元四角
- 簡明外科學　一元
- 瘰癧之原因及治法　七角
- 外科總論　五元
- 外科診療要訣　六角
- 安氏外科學
- 皮氏外科學合編　六角

▲花柳病學書類

- 花柳病療法　七角
- 花柳病學叢刊　四角
- 花柳病救護法　五角
- 伍氏泌尿器病學
- 諸氏花柳病學合編　四角
- 人類的性病　二角

醫學書局印行

新六〇六療法　三角

▲皮膚病學書類

- 美容法　四角
- 皮膚病學　二元二角
- 加氏皮膚病學　四角

▲病理學及診斷學書類

- 臨牀病理學　二元四角
- 病理學一夕談　三角
- 新撰病理學講義　四元
- 診斷學一夕談　四角
- 應用診斷學　四角
- 初等診斷學教科書　七角
- 診斷學實地練習法　一元
- 診斷學大成　四元
- 新脈學一夕談發熱之原理合編　四角
- 丁氏臨證指南　二元

外科學大綱（續）

丁惠康

第十篇　下肢外科 Untere Extremitaet

第一章　股關節部外科 Hueftgeleuk

一　股關節之解剖及生理

股關節之筋肉深厚。故觸診最難。僅在巴排爾獨氏韌帶中央之下。股動脈之外方。能觸知前側關節囊與大腿骨骨頭而已。

A解剖　關節囊上方以髀臼邊緣與髀臼橫韌帶爲界。下方包括大腿骨頭全部與大腿骨頸一部。前方附於轉子間線。後方連於轉子間櫛之上方。故大腿骨頭與頸之大部分。幾包括於關節囊內。凡此等部分所發之骨病竈。常破潰於關節之內。又或骨折於囊內。非破開關節囊。不能取去之。附屬韌帶有左之三種。(一)腸骨大腿韌帶(倍爾氣氏韌帶)三者之中此爲最强。(二)坐骨大腿韌帶。(三)恥骨大腿韌帶。此三韌帶連絡於關節囊。其强弱各部不同。

B生理　本關節運動之種類有三。(一)屈伸運動(以左右爲軸)範圍凡百二十度。屈時大腿與腹壁相遇。大腿頸部與髀臼邊緣相衝突。伸時以倍爾氣氏韌帶緊張滿足爲止。(二)內外運動。(以前後爲軸）運動範圍凡九十度。(三)內外旋。(以垂直爲軸)運動範圍凡五十一度。此三種運動之範圍。雖因體格肥瘦而略異。然其大體不外上述。

C 大轉子之位置　大轉子之位置。於診斷諸種關節疾患有大關係。今述其決定位置之法共有三種。(一)坐骨結節、大轉子尖端、腸骨前上棘三者。必在一直線上。是名祿在爾納拉獨氏線。(二)從大轉子向腿骨軸大延長。又從腸骨前上棘作一線與之垂線。如是取大轉子與腸骨前上棘相連。必成一個二等邊三角形。若大轉子昇高。則大腿骨軸延長之一邊。必小於垂直線。是名巴拉阿氏三角形。如此圖。

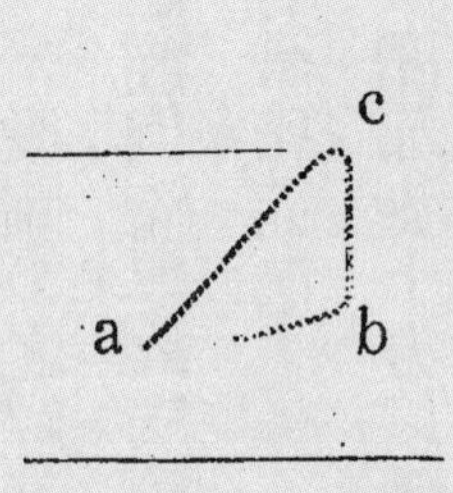

a 爲大轉子　c 爲前上棘　cb 垂直 ab

大轉子正常時　ab = cb

大轉子昇高時　ab < cb

此法可以不變換患者之體位。決定大轉子之位置。故外傷與炎症強盛之患者適用之。(三)大轉子與前上棘相連之線。若延長之。必在臍窩或臍上與腹部正中線相交。若大轉子昇高。則該延長線與腹部正中線會於臍下。

D 測尺法　命患者左右下肢居同位置。測腸骨前上棘至膝蓋骨下緣(或下腿內髁)之距離。若左右距離不相等。則大腿位置必有變化。例如骨折、脫臼等診斷時。必要測量凡二種。(一)腸骨前上棘與外髁之距離。(二)大轉子尖端與外髁之距離。此兩距離左右同長時。股關節概無變化。若有一距離不等。

即為骨折或脫臼之證。(一)短於(二)者為脫臼與大腿骨頸骨折。(一)(二)俱短縮者為大轉子尖端下方骨折。

E關節部診斷上注意　(一)患者若能步行起立。宜命之裸體。比較左右足之位置與骨盤形狀。

(二)患者橫臥於手術臺。比較左右兩足之運動能否相同。比較膝蓋骨之位置有無移動。比較兩足距身體中線之長短有無異同。又注意左右兩腸骨前上棘與體中線之關係。注意患者之背能否密着於床上。

(三)虛性短縮與實性短縮足之別　令患者背部密着床上。左右兩下肢居同位置。　若一足屈曲或向外伸開他足必倣之)　再令左右腸骨前上棘相連線與體正中線相直交。然後以測尺量兩足之長短。若一足較短者。即為實性短縮。但兩足長相差在一公厘(約三分左右)內外者。雖健全人不能免之。

從上述可知股關節深居於體內。欲檢查其機能障碍與病症。只有間接法以判知之。而其所當檢查之事項不外下肢位置異常、運動障碍短縮有無等。然機能障碍與位置異常二者。未必盡限於關節自身疾病。往往關節附近之疾病。亦有之。故觸診亦必要。

二　關節挫傷及捻挫

股關節挫傷與捻挫者。關節內常出血。然機能障碍少。關節部位深。苟非用試驗的穿刺。極難診定之。故小兒與少年者。股關節受挫傷。局部障碍過甚。概為骨端線骨折。年老人犯此者。概為不全大腿頸骨折。今日借X線之力。雖能獲確實之診斷。然在X裝置不能利用之患者。一切股關節部挫傷。先用骨折治法。(安靜、牽引繃帶等)後再分別治之。

三　股關節脫臼

診斷　本症殊少。例有廣大泥土崩壞。壓於股面。始發本病。列舉其主要徵候如(一)下肢之縱軸。不貫通於關節內面貫通其近旁。(二)大腿骨骨頭脫於關節外。(三)患肢固定機能障碍。(四)患肢短縮或伸長。或轉位。(五)關節部變形等。從大腿骨骨頭之位置。分爲此三種。

A 後方脫臼。(腸骨脫臼與坐骨脫臼)

B 前方脫臼。分恥骨上脫臼(恥骨脫臼及腸恥結節脫臼)與恥骨下脫臼。(閉鎖脫臼及會陰部脫臼)

C 上方脫臼及下方脫臼。

脫臼時骨頭之位置與脚之方向相反對。爲通例。腸骨脫臼者。下肢內旋稍屈曲。腸恥脫臼者。患肢外旋。幷向外開放。腸骨脫臼、腸恥脫臼、恥骨脫臼者。骨頭移轉於髀臼之上。故常下肢短縮。若骨頭移轉於髀臼之下。則常下肢伸長。閉鎖脫臼者。骨頭與髀臼同高。故下肢不長亦不短。坐骨脫臼、恥骨脫臼亦然

A　後方脫臼

症候　股與膝屈曲。患肢內旋。並短縮。大轉子居祿在爾納拉獨氏線之上方。約寸許。股關節前面有凹所。臀皺襞移轉於上方。臀筋之下。可觸知骨頭。股關節堅澀。不能運動。

腸骨脫臼之症候。不及坐骨脫臼顯著。患肢雖微屈。仰若臥時腰椎前屈。不易見之。或兩足能取平行之位置。立於地上。足趾得密着於地。是爲腸骨脫臼。反之腰椎前屈而患肢屈曲。仍易見者。仰臥時患肢置

健肢之上。且立於地上。足趾不密着於地。是爲坐骨脫臼。

鑑別　大腿骨頸骨折與本症之區別如次。

股關節後方脫臼	患肢內轉向裏開放	股關節與膝關節輕屈	臀筋下有骨頭	股關節堅澀不能爲他動的障碍
大腿骨頸骨折	患肢外轉	股關節與膝關節微伸	骨頭位置如常	無

豫後　佳良。脫臼未久者易整復。脫臼久者先試整復術。然後用手術。

療法　速行整復術。命患者仰臥。固定骨盤。不令移動。又曲患肢爲直角。然後用力向上牽拉。卽可納入骨臼。若不納入。則先以股關節內旋。幷向裏擺蕩。次迅速外旋。幷向外方開放。行此術。不可不全身痲醉。或脊髓痲醉。脫臼既復原。用牽引綳帶一週至十日間。（患肢稍向外方開放）或用固定綳帶。或以砂囊置於患肢之兩側。十日後練習關節運動。

B　前方脫臼

症候　以運動障碍。患肢外旋外轉、（向外開敗）及大轉子接近正中線爲主徵。

a 恥骨脫臼腸恥恥臼　關節屈曲。外旋、外轉。骨頭在腸恥結節上。（鼠蹊部附近）患肢短於健肢。可以測尺量之。

b 閉鎖脫臼、會陰部脫臼　患肢外旋。強度外轉。（向外方開放）屈曲。（閉鎖脫臼三十五度。會陰部脫臼九十度）骨頭在大腿上端前內側。可從直腸內觸診之。大轉子部陷凹。

療法　與後方脫臼同。將患肢曲爲直角。向上牽拉。大抵可治。（此法在一切股關節脫臼皆可用之）若無效。則先行外旋。幷向外開放。再內旋及內轉。（向裏方攏靠）

四　先天性股關節脫臼

症候　初爲股關節上方脫臼。及患兒漸長。能步行地上。則骨頭漸向後方。變爲腸骨脫臼。骨頭在腸骨部大轉子在祿在爾納拉獨氏線之上。患肢短縮。左右兩側俱脫臼者。骨盤偏於前方。腰柱前屈。步行蹣跚。一側脫臼者。爲跛足。本症多見於女子。

豫後　由畸形之輕重。不一樣。髀臼完全。僅有一側脫臼者。易治癒。癒後亦無醜態。

療法　治療宜早。否則症候漸惡。不可救。療法不外用無觀血的整復術。與觀血的整復術。然非有特殊經驗與熟練。不能行之。

五　股內翻症及股外翻症

症候　大腿骨頸延長。而彎曲。骨頭居大轉子之下。（大轉子在綠在爾納拉獨氏線之上）下肢減短。略屈於內方。足部外旋。患肢難開放於外。是爲股內翻症。反是者爲股外翻症。

療法　少年患股內翻症者。初練習外轉運動。（以足向外開）或以患肢外轉。再用石膏繃帶。（然不宜接連用之、須常脫去繃帶試行運動）病久者安靜休養。同時行按摩運動。更久者可用內轉筋切腱術、轉子下切骨術。再以患肢外轉。施石膏繃帶。

六　股關節急性炎症

股關節爲結核易發部位與他關節同可分急性慢性二種但其部位深居體內症候無一定是爲異於他關節之處。

診斷　股關節之炎症概以發熱、關節運動時劇痛、關節壓痛腫脹、位置異常（屈曲、內旋、內轉等）等爲主徵。此等症候若同時發於其他各關節。則爲僂麻質斯性炎症。若爲青年之人僅發於股關節。則或爲大腿骨頭及大腿頸之急性化膿性骨髓炎。又若患者有猩紅熱、腸窒扶斯、痲疹、痘瘡、產褥疾患等現在症（或既往症）則當疑爲是類疾病之轉移症。更若徽毒、淋病之患者。發上記症候則必爲徽毒性關節炎及淋疾性關節炎。

急性股關節炎往往誤爲大腿骨上部骨髓炎。然後者之關節運動。非完全障碍、最高壓痛點不在關節部下肢之位置不若股關節炎居特異之位置。

療法　輕症用牽引繃帶（小兒重三公斤至五公斤。大人重十公斤。每公斤重二十六兩）石膏繃帶。熱氣浴、穿刺、及石炭酸注入。（穿刺部位、在大轉子上緣之中央）重症切開關節。（在股鞘張筋與縫匠筋之間、行切開爲便若求排膿充足宜在大轉子後上緣切開）若爲骨髓炎之股關節炎。宜切開關節。兼切除骨病竈。

七　結核性股關節炎

原因　股關節炎之大部分。屬於本症。脊柱結核、膝關節結核之次。即推股關節結核爲多。十歲以下之小兒常犯之。有骨性、（大腿上端、髀臼等）滑液膜性之二。骨性比滑液膜性爲多。

症候　可分爲四期。(一)初期、(二)第二期、(第一開花期外轉期)(三)第三期、(第二開花期內轉期)(四)終末期。

(一)初期。(a)患肢易感疲勞。患者常欲庇護患股。患肢成輕度之跛足。(b)膝與大腿全部。有疼痛。若在二三歲之小兒。則疼痛部位不明。惟興趣枯乏而已。(c)患肢廻轉時。向外開放時。俱感困難。

(二)第二期。以患肢外轉、外旋及微屈、假性延長爲特徵。關節前面腫脹最早。其次爲大轉子部、大腿頸部。最後爲關節後面。卽臀部。是時患肢筋肉瘦削。疼痛與機能障碍更甚。

(三)第三期。以患肢內轉內旋及屈曲假性短縮爲特徵。股關節之屈曲。較前期愈甚。雖仰臥。彎曲腰椎。尙不能掩蔽之。故患者仰臥床上。患肢之膝與股。俱不能密切於床。

(四)終末期。有化膿。膿瘍在大腿內面或前面、腸骨窩、大轉子周圍。(大臀筋之下緣尤多)及骨盤內。犯此者大抵衰弱而亡。然亦有成强直之關節。變爲廢人者。

上記開花期之異常位置。雖爲普通方式。然有時患者臥於床、第二期卽變爲內轉。或常扶杖步行。第三期仍取外轉之勢。亦每有之。

若患肢爲眞性短縮。(大轉子在綠在爾獨約拉氏線之上)概因於骨頭、骨頸崩壞。骨端線離開。及髀臼崩壞。髀臼遊走。等。患者體溫無定。間有弛張熱。

今舉患肢三種異常位置。與骨盤及脊椎之關係如次。

	立位			仰臥位
	骨盤	腰椎	胸椎	矯正患肢之異常位置與他肢平行時
患肢屈曲時	前傾	前彎	後彎	腰椎前彎（伸直患肢令爲水平時）
患肢外轉時	垂下	向患側彎	向健側彎	假性延長
內患內轉時	上舉	向健側彎	向患側彎	假性短縮

診斷　已有機能障碍與位置異常者。其診斷甚易。然在初期。小兒單有跛容或步履異常。則極難決定其果否爲本症。蓋腰椎結核腸腰筋炎小兒痲痺等疾患。皆與此相似也。當此之時。一面檢查股關節之諸種運動。一面注意脊椎有無變化、腸腰筋有無攣縮。小兒痲痺之他種症候有無發見。方可診定本病。又或先試以濕布繃帶石膏繃帶等。觀其成蹟如何。以決定之。

鑑別　（一）腸腰筋膿瘍。雖患肢屈曲、外旋。然關節運動無障碍。可痲醉之後檢查之。又有脊椎結核之症狀。（二）臀筋大轉子間粘液囊炎。雖有外轉外旋。然關節不痛。關節運動較爲自由。（三）神經性股關節炎（歇斯的里）不腫脹。患肢亦不短縮。（四）先天性股關節脫臼。無運動障碍無攣縮。（五）化膿性股關節炎。有高熱及劇烈之炎症。關節攣縮無定。（六）畸形性股關節炎。關節攣縮不著。運動時有軋轢音。不化膿患者。多爲年老者。皆異於本症之處也。

豫後　本症在關節結核中。豫後較良。少年及早治療之。尤易治癒。若化膿。則豫後不良。病已久者。亦有治癒之望。但癒後患肢減縮。運動障碍。永遠不治。

療法　全身療法與患局處療法。宜同時並進。局處療法安靜爲要。患部必用石膏繃帶及重錘牽引法。爲固定。石膏繃帶用法自骨盤起至膝關節上方止。疼痛甚、者用長統式繃帶自帶骨盤直至足背更甚者。連足部纏絡於內。僅露足尖。外患肢之位置異常甚者施痲醉藥。矯正位置然後用石膏繃帶。（位置異常不甚者、無須用痲醉藥）繃帶用過一二月。卽宜解去。以視患者狀態如何。牽引繃帶雖能防局所之壓迫。然固定之點不完全。患者用之。不得不臥於床。故於外結核者之戶外運動極爲不便。今日罕有用之。此外如拉伊利伊氏機械、海此欣克氏鞜狀副木裝置。雖比石膏繃帶輕便易用。然價昂不適於一般病者。近來用假象牙製成。較爲廉價。故頗合用。

此等固定療法所用之繃帶。若一日解去數時間。不覺疼痛。則可逐漸棄之。若棄後仍有微痛。卽不可不再用之。從賽尹樂氏說。患者病症漸輕。步行不痛。則以石膏留於膝上。練習步行。可防骨骼萎縮。然反對之者謂不能早日運動。以靜養爲貴。要在視病症如何以定之。

此外當行沃度仿謨倔利攝林注入法。

八　非結核性慢性股關節炎

A　多發性僂痲質斯

以股關節屈曲及患肢內轉攣縮爲主徵。左右兩肢患同症者。步行困難。

B　水腫

股動脈之前外方有膨隆。（間或後方臀筋部亦膨脹）

C　畸形性關節炎

症候　以骨頭與髀臼之變形、大腿骨頸部彎曲、及大腿骨頸部消瘦爲主徵。青年者有外傷一兩年後多起此症。關節部疼痛。運動障礙。骨變形。如股內翻症。老人患此者。膝與髀腸部有放散疼痛。易誤爲坐骨神經痛。朝起症候稍重。至日中則逐漸減輕。患本症既久。關節運動不自由。外轉運動愈困難。兼有大轉子昇高、眞性短縮、臀筋萎縮等。然完全變爲强直者極少。本症雖不易治。然性命之危險殊寡。

療法　用熱氣浴、水浴、鬱血療法、按摩術、關節運動、沃剎內服、手術的療法（劇痛者切去大腿骨頸、位置異常者施猛劇矯正法）等。

D　神經性關節疾患

脊髓癆、脊髓空洞症等患者犯之。

九　大腿骨頸骨折

原因　本症在大腿骨上端骨折中最多。老人跌於地。大轉子與膝或足部受衝突。則屢成此症。有關節囊內骨折、關節囊外骨折之二。又分離開性與楔合性兩種。

症候　(一)患肢短縮　囊外骨折者與骨折過久者。患肢短縮。囊內骨折與楔合性骨折者不短縮。

(二)患肢外旋　離開性骨折者外旋最甚。楔合性骨折者不著名。（第四十六圖）

(三)大轉子昇高　離開性者大轉子居祿在爾納拉獨氏線上方約寸許。楔合性者大腿骨頸部短縮。大轉子退居於內方。大轉子與腸骨櫛之間有陷凹。

（四）機能障碍及疼痛　離開性者最甚。

（五）腫脹　在轉子部最著明。囊外骨折者尤甚。其他如軋轢音、運動異常。皆離開性骨折爲甚。楔合性骨折則無之。

診斷　由上記症狀。易診定本症。且能識別其爲離開性或楔合性。但楔合性骨折診察較難。易誤作股關節挫傷。若骨折在囊外或囊內之區別。須從患肢短縮之度以知之。例如囊外離開性骨折者受傷後約短寸半至三寸許。囊內骨折者受傷後至多短一寸。

鑑別　易誤爲股關節後方脫臼與下方脫臼。若恐大腿骨楔合骨折與股關節挫傷相混。則當注意軋轢音與患肢短縮及大轉子不昇高、大轉子附近不腫脹、機能不障碍等。爲股關節挫傷。否側爲楔合性。

豫後　老人患本症者。若有沈下性肺炎、褥瘡、假關節等。則豫後不良。

療法　（一）離開性骨折者。用上下相對牽引法。整復折片。以絆創膏牽引綳帶（十五至二十磅）固定之。（牽引綳帶見次章）有合併症之治法。尤宜注意食物。取易消化富滋養分者。一日之中深呼吸若干次。病漸治則每日下床一二時間。越五六週。練習步行。凡十二週而全治。（二）楔合性骨折者。除折片位置不便宜用離開性骨折療法治之外。其餘以砂囊挾於足旁。防足部向外旋。卽得。但總不如用牽引綳帶爲便。牽引之重量。不得過五磅或七磅。（三）關節囊內骨折者。骨之癒着困難。易成假關節。若有機能障碍及神經痛。則用手術摘出骨頭折片。或以骨頭行縫合術。

第二章　大腿部外科　Oberschenkel

一　大腿骨骨幹部骨折

原因　本症常見於小兒及勞働者。通常折線自外面上方斜走至後下方。或又自內上方斜走至外下方。橫斷之骨折則罕見之。

症候　上方折片疊於下方折片之上。如亻狀。同時下方折片略向外迴轉。患肢外轉、外旋。并短縮。橫斷骨折者、短縮較少。斜骨折者短縮最大。此外有機能障碍、(下肢不能上舉)軋音、(筋肉腫脹不易發見)等。

豫後　良、凡十週治癒。

療法　重錘牽引法最良。因其法可以矯正折片之轉位。且防患肢之短縮。較石膏繃帶爲善故也。重錘之分量因年齡、短縮及轉位之深淺。自八斤至三十二斤不等。有時折片移轉於側面。兼用側面牽引法矯正之。小兒用垂直懸吊法。

石膏繃帶之用法。先痲醉患者。猛烈牽引患肢。伸長其彎縮。然後纏絡繃帶。連骨盤與足共縛於繃帶之內。或先用牽引繃帶二三週間。俟患肢不短縮。改用石膏繃帶。又或用長統式之石膏步行繃帶。亦可。

今述絆創膏重錘牽引繃帶術式之梗概。將下腿軟毛剃淨。取寸半闊之亞鉛華絆創膏一條。折爲二。以其兩端貼於大腿內外兩側。從下方折片貼起。至下腿內外踝上方。剩餘帶頭數寸於足蹠。另取一絆創膏從兩踝上方貼起。卷於前貼之兩側絆創膏上。向上至大腿上方爲度。(此帶不可通過腓骨小頭、恐壓迫腓骨神經也)由是用卷軸帶從患肢足尖起。纏於已貼絆創膏之上端。並固定於絆創膏之起點。

(絆創膏之起點宜少翻轉以便固定)再用有環之足板。連於前剩帶頭。(在足蹠)緊繩於環。掛於床旁之滑車。以重錘懸繩端牽引之。卽名重錘牽引繃帶。用此法宜取較闊之足板。板中央固定於絆創膏繃帶。繃帶部分恐生褥瘡。必敷綿花少許。若因臥床與繃帶密着。牽引不完全。可以霍爾庫買氏副木。置腿旁。用卷軸帶固定。(副木長與腿長同)其下復裝三角柱二條。分置腿左右。如撬狀。則臥床之間摩察減少。牽引完全。

或又以繩從患者之會陰部。繫於患肢。向頭端牽引。名曰相對牽引法。此法不如將床之後方稍檯高。單用前述之一面牽引法爲便。凡用牽引繃帶。不可怠於監獲。

二　軟部損傷

動脈幹損傷者。有生命之危險。損傷之部。鼠蹊下窩爲多。(結紮法見小手術)鼠蹊靭帶之下方三分至一寸二三分處。有深股動脈、靜脈。爲極重要之血管。

三　炎症

淋巴管炎、淋巴腺炎、蜂窩織炎、急性筋炎、(化骨性筋炎生於內轉筋部)急性化膿性骨髓炎、骨結核、骨橡皮腫等。爲大腿炎症中之屢見者。

橫痃者。巴排爾獨靭帶上方或下方。卽卵圓窩部位所生之淋巴腺炎症也。有花柳病性與非花柳病性之二。後者之原因。概因下肢及陰門、肛門附近。有傳染創。發生汲濕疹癤等而成。然不化膿。若在下肢有炎症。則股腺亦腫脹。

花柳性橫痃可分三類。(一)軟性下疳性橫痃。一個鼠蹊腺或數個鼠蹊腺腫痛。皮膚潮紅。各腺癒合爲一團塊。外部觸之有波動。易化膿自潰。患者皆步行困難。(二)黴毒性橫痃。許多鼠蹊腺腫脹。堅硬不癒着。不疼痛。又不化膿。不與皮膚癒着。(三)淋毒性橫痃。雖如(二)症許多鼠蹊腺腫脹。不互相癒着。然比黴毒爲軟。不易化膿。每在恥骨縫際與腸骨前上棘之間。成大腫瘤。

療法　安靜與濕布罨法。灰白軟膏塗擦。皆可用。化膿者行切開。再吸去膿汁。又以十%沃度仿謨、倔利攝林一%硝酸銀等注入之。

四　坐骨神經痛

診斷　從大轉子與坐骨結節之中間。經大腿後部中央。至腓骨神經、脛骨神經等處。有持續性疼痛。在坐骨孔、大轉子後方、大腿後部正中、腓骨小頭下方、內髁後方。能觸知壓點。今若舉起下肢如水平。(屈股伸膝)與體垂直。則大腿後面之中央。發劇痛。患者又有脊柱側彎症及患肢知覺異常。患肢筋肉瘦削等。當診斷本病之際。必詳考其原因爲何。(例如骨盤腫瘍、薦骨結核、糖尿病、黴毒、淋疾、關節僂麻質斯、脊髓癆、中毒、外傷等。)

鑑別　(一)筋肉僂麻質斯。惟在筋肉運動之時。或該筋肉被壓迫之際。始有疼痛。(二)股關節炎。有機能障碍及關節疼痛。其位置亦異於本病。

療法　先察明原因。然後用對症療法。

五　腫瘍

(一)軟部腫瘍中結締織腫瘍爲多。例如肉腫發育最速。原發於鼠蹊淋巴腺及內轉筋神經纖維腫發於神經幹形如紡緌狀。動脈瘤發於各動脈。

(二)骨部腫瘍中外骨腫生於下骨端附近。爲結節狀之腫瘍。質堅硬與骨等。肉腫生於大腿骨。或在骨端部。(多爲骨髓性)或在骨幹部。(多爲骨膜性)病初起。極難診斷。易成骨折症。妨害膝關節運動。每誤作膝關節病。故宜鑑別之。肉腫治法。先試行切除術。無效則改除用切斷術。(或關節離斷術)

第三章　膝關節部外科 Kniegelenk

一　膝關節之解剖及生理

膝關節由大腿骨、脛骨、膝蓋骨三者合成。脛骨之關節面扁平。由內外兩半月板成爲關節窩。關節囊內用兩十字靱帶與大腿骨、脛骨相連。

粘液囊之與關節相通者。(一)膝蓋骨上粘液囊。(四頭股筋下粘液囊)(二)膝膕筋粘液囊。(膝膕筋腱之下關節後壁之旁)　(三)半膜樣筋粘液囊。(在關節囊之後內方。半膜樣筋之下)　三種中惟(一)在小兒期或不相通。

粘液囊之與關節不通者。(一)膝下粘液囊。(二)膝前粘液囊。(有皮下筋膜下腱下三種)關節囊之境界。雖發源於關節軟骨之上二分至六分處。然膝蓋骨上粘液囊與關節腔相交通。亦可視爲關節囊之一部。故關節囊最上界在膝蓋骨上方二寸左右。下方達於髁間線爲止。在關節囊之前方含脂肪組織觸之感波動。

本關節之機能。以屈伸爲主。迴轉極少。(僅三十九度)伸直運動。由後十字韌帶之緊張。屈曲運動。由前十字韌帶之緊張。若半月板、大腿脛骨互在後部接觸。則屈曲停止。

二　膝關節部軟疾患

膝蓋骨之部位。最易外傷。例如膝前粘液囊遇挫傷。則成血腫。近傍皮膚有小創傷傳染。則膝蓋前粘液囊發炎症。其始僅在粘液囊。久則膝之前面旁面俱生皮下蜂窩織炎。療法切開或吸膿。(切開在膝蓋骨旁、與膝蓋骨邊緣相平行) 膝蓋前粘液囊又易生水瘤。前已論之。此外則膝蓋前面之皮膚每每表皮剝脫及生癤。

膝膕部常有續發性膿瘍。又易被局部淋巴腺。傳染急性蜂窩織炎。膝膕部膿瘍切開時。不可損傷血管及神經。宜逐層切破。細心行之。該部又常有萎縮、屈曲、攣縮之弊。故凡病已治癒。即宜早行運動。(自動的或他動的) 以免後患。

膝膕部之瘻管。爲膝關節及關節端之骨疾患源泉。除去是等病竈之手術。必熟諳而細心。始無流弊。

膝膕筋之急性粘液囊炎。雖多與關節疾患有關係。亦有單獨發生者。如膝膕筋粘液囊水瘤、半膜樣筋粘液囊水瘤等。他如腱鞘瘤。易生於膝部任何軟部。(切開之後、摘出囊壁) 膝膕動脈瘤。亦屢見之。

三　膝關節挫傷及捻挫

挫傷與捻挫。最多見於膝關節。關節中出血多者。常有關節內損傷之處。例如十字韌帶斷裂、骨軟骨破損、半月板損傷、翼狀皺襞血腫等是也。此類病狀。非用X線診斷。不能確實。(除非經過長久始得知之）關節內溢血者。屢變爲慢性再發性關節水腫。其症如關節腫脹。及輕微之自覺症通常十日或二週。即吸收治癒。然其經過長久。苦痛不減輕者。當疑爲關節內損傷。（關節囊損傷、靱帶斷裂骨軟骨皸裂等）

療法　用壓迫繃帶。從足趾起。至膝上方。高舉患肢。安坐靜養。常行按摩之術。與自動他動運動。若滲出物瀦溜。永久不消退。則消毒穿刺。注入三％石炭酸水。或暫用石膏繃帶一兩日。至多不可過八日以上。（恐起彎縮萎縮也）老人尤然。骨軟骨斷裂及半月板損傷者。必以手術治之。

四　膝關節脫臼

膝關節之脫臼較少。最多者爲脛骨前方脫臼。其次爲脛骨後方脫臼。再次爲外內側脫臼、迴轉脫臼。

診斷　劇烈之外力。始生此症。小兒罕見之。用觸診視診。即可診斷。本症關節囊內之十字靱帶常破裂。前方破臼時。膝後方皮膚破碎。膝膕動脉屈曲。下腿筋肉變爲壞疽。又或神經幹破壞。痲痺永不能治。

療法　宜速整復之。否則神經血管。有上記之危險。行整復術之初。並不必需痲醉。用牽拉與直壓即得。若有複雜脫臼。宜在創口內插入防腐的綿紗。不宜行切斷術。

五　膝蓋骨脫臼

診斷　本症最多者。爲側面脫臼。（外側）患此者。關節部加闊。下腿輕屈。足向外開放。運動困難。此外有脫臼二種。（一）依縱軸旋轉九十度。移動於後方軟骨面。名垂直脫臼。（二）後方關節面反向前方。名翻覆脫臼。

療法　整復之術。宜令患者舉平患足。與體垂直行之。新鮮脫臼者。單以膝蓋骨用力壓之。毋庸麻醉。然陳舊者非麻醉與手術不可。若有關節溢血。速行防腐的穿刺術。

六　膝蓋骨骨折

原因　本症較前症爲多。概因於直接外力。間或由於四頭股筋收縮而成。

診斷　橫斷骨折者。能在外面觸知橫折線。認出折片之運動。及四頭腿筋弛緩。(下腿不能高舉)囊韌帶斷裂。關節內出血。縱斷與斜斷者最少。粉碎骨折。間或有之。

豫後　折片相離。成假關節者不良。否則豫後佳良。

療法　(一)非觀血的療法。行於皮下骨折。先吸去關節內出血。用壓迫繃帶。又用絆創膏帶。貼於膝蓋骨四周。防其移動。若欲更安全。用石膏繃帶。(穿長襪過膝。塗石膏最佳)常令患者屈股關節。伸直下腿。防折片離開。四頭股筋萎縮之時。將來機能障碍必大。故宜早用按摩之法。活動筋肉。(二)骨縫合術行於複雜骨折與皮下骨折之折片分離者。及骨折過久。折片已轉位者。

此外有皮下腱縫合術。(以細線通於膝蓋骨上下之四頭股筋腱。連結於膝蓋骨。使兩折片互相緊接)膝蓋骨周圍縫合法。副木釘合法。(置副木於膝蓋骨上。整復折片。從皮面釘合之)等。

七　膝關節骨折

診斷　下腿向內方(或外方)劇烈運動。則大腿骨、脛骨髁節斷裂。其結果成膝內翻或膝外翻。(二)跌倒時膝部受衝突。則大腿骨下端破裂。籍入骨折。形如T或Y(三)下腿長軸受外力之作用。則大腿骨端、脛骨端成壓迫骨折。凡此類骨折。必兼關節內出血。欲定骨折之種類。必用X光線。
豫後　常爲重症。如動搖關節、膝內翻症、膝外翻症、攣縮、畸形等。皆本症之結果也。
療法　痲醉而整復之。再以丁字狀副木或石膏繃帶固定。將癒時。徐徐練習關節運動。

八　膝關節炎

A　膝關節內滲出物及其診斷法

關節內滲出物者。不獨關節炎症時所應有。即外傷、腫瘍之際。亦必發之。甚者關節部之外形變化。一見即知爲本症。然若有水腫生於關節周圍軟部。則診斷極難。
膝關節內有滲出物時。膝蓋骨與大腿骨關節面相離。易移動。膝蓋之外形消滅。此因關節囊側面與關節上窩壁膨出。膝蓋骨兩旁之生理的凹窩消失故也。更要者。患者仰臥於床。伸直膝關節。一手按膝蓋骨下部。他手按膝蓋骨上部。兩手自上下相對壓迫。聚滲出物於關節內。及兩手相遇。乃以示指壓膝蓋骨向下。暫時放手。則該骨忽浮起。如球浮於水面然。是爲膝蓋骨跳動。有時膝蓋骨與大腿骨關節面衝突。發一種音響。凡膝關節有滲出物。必有此現象。又以手按其處。常有波動之感。然必與健側膝部比較。以定診斷。方爲確實。
滲出物多量者。下肢瘦弱。膝膕筋粘液囊與關節腔相通。膝膕窩瀦溜出物。
膝關節內有凝血、纖維素性滲出物、滑液膜絨毛、米粒體等者。膝蓋骨、四頭股筋腱、膝蓋韌帶等旁面有一種握雪音。然在膝膕部觸知之則甚難。

關節囊全體腫脹。滑液膜下有水腫樣浸潤。則觸診時覺該部柔軟溫厚。如坐於墊褥然。同時膝蓋骨上方現孤狀線一條。爲上方關節窩之翻轉部分。

膝關節能發生一切炎症。臨床家不可不注意之。

B　急性膝關節炎

原因　關節外傷之後所起者。爲原發性關節附近骨炎、急性傳染病膿毒症敗血症之後所起者。爲續發性。

症候　以發熱關節變形、關節周圍腫脹、機能障碍、及關節疼痛爲主徵。漿液性者。關節部內外與關節部上方（四頭股筋下粘液囊翻轉部卽膝蓋骨上緣二寸許）膨隆。膝蓋骨跳動。化膿性者。症候劇烈。高熱、劇痛。關節部皮膚潮紅。關節附近浮腫。關節機能障碍。關節屈曲攣縮。然膝蓋骨之跳動不易見。膿汁多者。在四頭股筋邊緣附近破潰。或流注於筋間結締織隙。關節部之骨與軟骨。亦被傷害。

鑑別　（一）或爲急性關節水腫。或爲蓄膿症。雖可由症狀之輕重分別之。然確診則非試驗的穿刺不可。

（二）急性骨端部骨髓炎。與本症雖可由機能障碍之大小決定之。然非歷長久之經過。不能區別。

（三）淋毒性關節炎。在淋疾經過中。突發劇痛。全身症候與局處症候輕微。然與關節炎不易分辨。

（附）本症在大都市亦如結核性膝關節炎。發生甚多。或僅發於膝關節一處。或發於各處。易以鬱血療法、熱氣療法治之。

(四)急性關節僂多痲質斯。爲或發性。不化膿。可以撒曹治之。病勢或輕重。爲其特點。

(五)膝蓋骨前粘液囊炎化膿者。膝蓋前面腫脹、發炎。膝蓋骨外形消失。膝蓋面有波動。然關節運動障碍少。關節衝突痛輕微。膝蓋骨不跳動。膝蓋面雖有波動。然僅限於一處。

豫後　漿液性者豫後較良。化膿性者常有性命之危險。卽能治癒。必成殘廢之人。

療法　擡高下肢而伸直之。保膝部安靜。保守療法如鬱血療法、穿刺及石炭酸注射。雖可見效。然化膿者概無用。宜行關節切除術。不得已時用大腿切斷術、

C　慢性膝關節炎

最多者爲結核。其次卽黴毒、畸形性關節炎、關節僂痲質斯等。次述結核性膝關節炎。

結核性膝關節炎

原因　多發於二十歲以下之人。男子比女子尤多。其誘因恐爲跌打、捻挫等輕微之外傷。常發於大腿骨髁部、輕骨骨頭。

症候　(一)結核性水腫　無疼痛與機能障碍。而有滲出物瀦溜關節之內。滲出物雖爲漿液性。然富有纖維素或米粒體。外面得觸知握雪音。及關節囊肥厚。四頭股筋略萎縮。

(二)肉芽性炎　前者腫脹形狀與關節囊一致。本症腫脹境界不明。關節外形消滅。然髁部與關節隙腫脹著明。關節之形如紡綞形。四頭股筋萎縮。皮膚緊張、蒼白。形成白腫。腫脹之性初軟有彈力。後則帶强靭或又合併化膿。與水腫之症有波動。關節囊肥厚。比前更甚。關節運動障碍、關節微屈。兼有外轉、外

旋（膝外翻）然關節之內側有骨破壞者常變爲膝內翻又或脛骨爲後方半脫臼。

（二）化膿性炎　外形與水腫性相似與肉芽性難分別惟有穿刺試驗以決定之關節周圍膿瘍與瘻管或在後期形成或永不形成瘻管作成之時期概在關節周圍膿瘍之後屢發於關節之內外側（四頭股筋下粘液囊之側面與膝蓋韌帶之兩旁）及膝膕。

診斷　關節囊腫脹關節全周疼痛機能障碍關節內有滲出物骨軟骨變化（如限局性壓痛、衝突痛等）等爲診斷本病之緊要事項。

鑑別　（一）黴毒性關節炎多在關節之兩旁官能障碍與疼痛不及結核之甚有時病症息然減輕用X光線診斷之可見骨膜之肥厚然極稀有故與結核相區別不易也。

（二）慢性關節僂痲質斯爲多發性或僅發於左右兩側患部體溫不上昇（結核之體溫常昇高）疼痛強直及關節囊肥厚不及結核性之甚。

（三）畸形性關節炎常發於老人關節之變形著明易與本症區別。

（四）神經性關節炎自覺症狀不著滲出物與骨之變化多易發見原因的神經疾患。

（五）血友病性關節炎患者有出血素因可從其已往症探求之。

（六）肉腫限於一處其發生部有壓痛關節運動之障碍少無疼痛患部體溫不上昇。

（七）膝蓋前粘液囊水瘤在膝蓋骨前方有波動無膝蓋骨跳動現象。

豫後　常有自然治癒者然實際甚難故其豫後不良大人尤然化膿則更甚每死於弱衰或內臟結核

之下。縱能治癒。然多屈曲强直。貽後日之患。少年患此者。肢節發育阻害。或骨骼變形

療法　少年與水腫性治法。保存療法爲宜。（石膏綳帶、牽引綳帶、沃度仿謨注入等）石膏綳帶用法。上起大腿中央。下達下腿中央。劇痛者加用長統式綳帶。疼愈烈者。綳帶纏至坐骨結節部。與足尖附近。或連骨盤纏於綳帶中。固定法宜伸直膝關節。行之肉芽性治法。試行鬱血療法、X光線等手術的療法非不得已不可用。

第四章　下腿外科 Unterschenkel

一　下腿潰瘍

原因　下腿潰瘍之成立。有二原因。一爲全身病之一種症狀。（結核、黴毒、癲、動脈硬變、神經病、糖尿病等）二爲局處之原因。（局部之慢性炎症與循環障碍）今依後者述其成立之狀態。不外左之原則。例若下腿有輕微之外傷。（例如表皮剝脫）處置不得其宜。則創傷周圍發炎症。數週之後。結爲瘢痕治癒。然此瘢痕菲薄。（與骨癒着者更薄）色褐。一遇外傷。卽破潰糜爛。其周圍更成浸潤炎症。而治癒益難。如此反覆數次。瘍底、瘍緣之炎症浸潤愈大。乃變爲潰瘍。同時在瘍面分泌汚液。發生濕疹於四周。下腿之血液循環不良。常有靜脉瘤。故創傷治癒最難。（原因爲靜脉瘤者。名靜脉瘤性下腿潰瘍）他如濕疹、丹毒、蜂窩織炎等。亦爲下腿潰瘍之原因。

症候　下腿下方三分之一及中央三分之一間。爲其好發部位。形狀大小無定。常發於各處。（靜脉瘤性者多在髁部）瘍緣爲不規則形。扁平而紅色。浸潤硬而呈胼胝狀。周圍之皮膚有細小靜脉密集。不

能移動。往往呈褐色。瘍底之肉芽弛緩。漏洩膿液有惡臭。潰瘍之狀、或環繞如圓形自覺症以疼痛爲主、有時下腿與脚背肥厚如橡皮病足關節剛强步行困難。(參照總論潰瘍之條)

療法 主眼在除去原因。例如原因於循環障碍者。擡高患足安臥原因於靜脈瘤者。用彈力帶及薔薇靜脈結紮法潰瘍部分用防腐繃帶。(軟膏、乾棉紗醋酸礬土水濕布等) 保清潔。極頑固之症在瘍緣五六分外圍與瘍緣相平行。切爲環狀。潰瘍之爲壞疽性與極不潔者以銳匙搔爬再用腐蝕、燒灼之術。或將潰瘍切去。行植皮術。潰瘍過大及有癌腫之疑者。用切斷術。下腿潰瘍癒後。仍宜細心保善 (纏佛蘭絨以防外瘍) 兼防不潔之物污染。(每日以酒精拭滌) 否則易再發。

凡下腿面之小創傷治愈時日極長。一有不愼卽成潰瘍故當診察下腿創傷之際。必勸患者安臥靜養。高擧患部。否則變爲潰瘍極不利於患者

靜脈瘤之原因、症候等見總論。

二 下腿骨骨折

A 骨幹部骨折

原因 下腿爲骨折易發之部位。原因由於暴劇外力。普通所見者。爲複雜骨折與斜骨折。小兒患此者。易成橫骨折及不全骨折。

症後 下腿骨幹部骨折多在中央或距中央稍下方。原因在間接外力者。腓骨爲續發性骨折。脛骨折斷之部位。不與腓骨同高

診斷 極易。但欲定骨折線之方向。骨轉位之種類。及骨折之部位。則甚難。常有雖轉位而已治愈。不用X線診之。不知其究竟也。斜骨折者。下方折片常向外旋。欲矯正足之位置。可依腸骨前上棘經膝蓋骨內緣。達於足。觀其延長線是否通過第一足趾內緣。若能通過者。爲合於生理的。又前脛骨櫛之延長線。宜在第一足趾與第一足趾間。否則矯正之。

療法 劇痛且不能整復者。用痲醉劑。斜骨折者難固定。折骨癒合之後。前方凸形者少。不如凹形少障碍。

整復之術。用牽引及廻轉固定之術。先用霍爾庫買氏丁字狀副木。腫脹既去。改用石膏繃帶。（膝與足關節、皆縛於帶內）或在骨折最初二週間。用重錘牽引繃帶（十五磅至二十磅）自骨折以至完全治癒。至少須兩月或五月。癒後下肢不時浮腫。一年後治無之。

B 單腓骨折

脛骨或腓之單獨骨折爲較稀。縱有亦易治癒。（六週至七週）宜以石膏繃帶固定。

C 髁上骨折

症候 與髁骨折相似。精細觸診之。髁部上方有彎曲於側面（或後面）之骨轉位。骨折之形爲橫斷狀。連足關節破裂。恰成T形或Y形。有時成複雜骨折。足關節化膿。宜切除之。療法同髁骨折。

三 下腿骨疾患

急性化膿性骨髓炎。好發於脛骨上端。在腸窒扶斯回復期內。脛骨發上表性骨炎。成扁平腐骨片。其診斷甚易。徵毒與結核二症。亦屢有之。過勞性骨膜炎。因于[illegible]體過勞。脛骨前面骨膜腫痛。故常以踵部跛行。療法宜安靜高舉患部處用[illegible]三週內可望快復。骨膜肥厚[illegible]貼水銀軟膏。用按摩術。腫瘍常發於下腿上方。下端較少。

第五章　足關節及足部外科 *Fuss*

一　足關節之解部及生理

(一)脚距關節司屈伸運動。(二)兩距骨關節。(距跟舟關節與距跟關節)司內外轉、前後旋等運動。(三)脊排喜 Choparsche 氏關節(距跟舟關節與跟骰關節)(四)利斯甫拉 Lisfrancsche 氏關節。在蹠骨與跗骨之間。

二　足關節部挫傷及捻挫

挫傷及捻挫現於足關節部者。僅有輕微之腫脹。關節部無大變化。若疼痛劇烈。(患部安靜之後。仍有疼痛者)概有韌帶與腱斷裂之疑。大抵一週左右治癒。有時兼罅裂骨折、踝部裂縫、蹠骨突起裂縫、脚距關節溢血、距跟關節溢血等。

療法　用壓迫繃帶(常保足關節屈爲直角)及按摩術等。骨折與脫臼不能分別時。暫以骨折處置法處置之。

三　足關節部及足部骨折

足關節部最易受外傷。尤多成骨折。每有不知其轉位在何部。而骨折部已治癒。永久機能障碍。不可復原者。

A　踝骨折

原因　最多起者爲外踝骨折。因旋轉運動過度而成也。

診斷　折片轉位及有軋音者易診斷。僅有溢血斑者。常誤爲捻挫。(足關節捻挫、每兼有踝骨折) 若骨折痛劇烈。(外踝下端寸許最甚、以足背拗屈時、痛愈甚) 下折片搖動。足形扁平。則尤不可不注意診察。

療法　完全整復折片之後。注意折片固定。再就適當時期練習運動。以防永久機能障碍、折片整復之術先以足關節曲爲直角。矯正足部與下腿之位置。以石膏繃帶固定之。下腿與足俱宜納入石膏繃帶內。惟足踵可外露。十日至十二日後。用第二回矯正石膏繃帶。防足部向外彎曲。(外翻足) (折片離開者、整復最難)

折片癒合。須四週或六週。然二三週以後。卽宜按摩運動活動筋肉。

B　跟骨及距骨骨折

診斷　X線診斷本病最爲確實。(一) 跟部腫脹壓痛者。爲跟骨骨折。(二) 跟骨壓迫骨折者。踵却短平外轉不能起立。(三) 跟部結節斷裂骨折者。骨折片與阿喜利斯腱 Achillessehne 移至上方。足向底屈曲。膝關節彎曲難伸。(四) 跟骨骨折者。關節運動時有軋音。劇痛。不能起立。常與捻挫、(折片不轉位時) 脫臼(折片轉位時)相混淆

療法　最初二三日間。用丁字狀副木。其後以石膏繃帶固定。約二週至四週。老人患壓迫骨折者。數月始治。治後宜休養。不可使足部過勞。恐成扁平外翻足也。若不能休養。可用彈性扁平插足板。跟骨結節斷裂骨折者。在足尖與膝部用繃帶或行骨縫合術。

C　蹠骨骨折

診斷　頗難。全蹠骨骨折時。骨片轉位。運動異常。發軋音。其診斷尚易。若僅有一骨折斷。則診斷不易。苟外傷後局部過度腫脹。（因內部出血之故）而外力之程度。確能使骨骼折斷者。（例如載重之車輪、輾過於足上）大抵有骨折之處。如患者自知劇痛存於何處。則可在足背足蹠兩方觸診之。行軍時蹠骨部突發腫脹。（足腫）不外蹠骨之骨折。

療法　足部絕對安靜。三週卽癒。

四　足關節部脫臼

A　足關節脫臼

診斷　本症不常見。罕有成複雜脫臼者。其種類不外左之三種。

（一）後方脫臼　足前部短縮。足部突於後。阿喜利斯腱成弧狀向後。足背有脛骨可觸知。

（二）前方脫臼　足部延長。足踵短縮消失。阿喜利斯腱之前方。有下腿骨、距骨可觸知。

（三）外側脫臼　足部迴前。若有髁骨折之症狀。

療法　後方脫臼者。足向前（足尖）牽引。再以足尖向足背屈曲。加直壓。（宜痲醉行之）前方脫臼者。與後方脫臼反對方向行之外側脫臼療法同髁骨折。

足關節外傷之例甚多。治失其宜。每遺永久之機能障碍。故如切骨術等手術須熟練者始可行之。

B　距骨脫臼

診斷　距骨突出於下腿與跟骨之間。易以手指觸知之。然脫臼不全者。診斷極難。

療法　用手術切除距骨。爲最佳。

C　距骨下足脫臼（距跟關節脫臼）

診斷　從脫臼之內外前後不同。有廻後足、廻前足、背屈足、蹠屈足諸特異位置。故其診斷甚易。

鑑別　常與足關節脫臼相混。然內外兩髁與距骨之關係異常。能屈伸運動不能廻前廻後及內轉外轉。爲本症之特點。

療法　使患者痲醉。用力伸展脫臼部分。然直壓整復之。若無效。行觀血的手術。

五　足關節炎症

足關節發炎症及外傷。則滲出物瀦溜於關節。或在伸筋腱之兩旁腫脹。而關節部加濶。以關節向背屈曲。腫脹之部可觸知波動。滲出物加多時。內外髁下方、後方阿喜利斯腱兩旁。俱腫痛。化膿性者。膿汁沿腱旁流注。炎症長久不治。軟骨即壞死。療法在髁底之前方。注射或切開。

A　足關節結核

原因　足關節之慢性炎症。大多爲結核。多發於脛骨前下部、距骨頸部、骰子骨等。易侵害附近之關節。

症候　病初起關節微痛及跛足。次伸筋腱兩旁幷關節後面腫脹。足關節向足底彎曲同時稍有內翻。本症從其腫脹限於何部。可知病竈屬於何處。例如（一）腫脹在踝下至伸筋腱兩旁者。爲足關節（脚距關節）結核。（二）腫脹在內外踝後方阿喜利斯腱兩旁者。爲距跟關節結核。（三）腫脹在喜育排氏關節部者。爲喜育排氏關節及其近旁之結核。（四）腫脹在跟骨兩旁及跟部者。爲跟骨結核。他如瘻管與壓痛點之部位。亦同。

療法　將足關節屈爲直角。用石膏繃帶。從趾根纏至腓骨小頭。及繃帶硬化。卽練習步行。（須以杖步行）若此法無成效。或見關節周圍有膿瘍。瘻管。則改用手術療法。

B　其他足關節炎

足關節亦如其他諸關節。有各種急性慢性炎症。例如淋疾、僂麻質斯、黴毒、畸形性關節炎等。但比結核較少。「附」肉腫及諸腫瘍之症候。亦如關節炎症候。非用手術不能確診之。

六　足部炎症

足部之急性軟部炎症。爲吾人所習見者。例如淋巴管炎、蜂窩織炎、丹毒等。多由足部損傷所傳染。同時及於下肢他部分。故鷄眼、爪傷、針刺、靴傷等。輕微創傷。處置不得其宜。則危險殊大。

足關節蜂窩織炎。往往誤爲急性足關節炎。然足關節炎之足關節機能障碍甚。關節四周腫脹强。關節面有衝突痛。蜂窩織炎則不然。又蜂窩織炎起始時。皮膚腫脹發赤。而關節炎則然。

足部軟部之蜂窩織炎。其療法與發生於手者同。然不及手發生容易。切開部位宜擇足蹠中央。足蹠內側。忌在足蹠支面如趾球腫部、足蹠外側等。恐發生瘢痕。障礙機能故也。

急性骨性炎症。原發於跟骨、蹠骨。由骨關節之傳染。使足部腫脹。則形成腐骨。故此部所見之慢性結核。往往誤爲急性骨髓炎。（骨髓炎之發病情形經過、及膿汁之性質、全身之檢查與結核異、且骨膜新生物巨大化膿期早、亦異於結核症）

急性骨炎之療法。與結核異。但以腐骨摘出。卽癒。無庸切除及切斷。若有結核之疑。則必行切除術。

阿喜利斯腱附着部前方之粘液囊中。往往生血腫。有急性、慢性炎症。似結核症。阿喜利斯腱痛 Achillodynie 因淋疾、僂麻質斯、過勞而成。

他如腱鞘水瘤之診斷。可依解剖位置決定之。足痛風恆生於蹠骨與第一趾骨間。結核症易發與前方小蹠骨與附屬關節。初有壓痛點。（舟狀骨、鵪子骨等尤甚） 繼則喜育排、利斯甫拉氏關節與距骨跟骨等關節。皆被侵犯。風濕病多發與蹠骨、距骨。（拇趾更多）壞疽屢見於足部。其原因不定。凍瘡壞疽之療法。須以患部高舉。有分界線。則在線周切去之。最多遭遇者。名特發性壞疽。初趾尖厥冷。皮膚變蒼白色。Cyanose 有時腓腸部疼痛。跛行。足背動脈與後脛動脈搏動微弱。及生壞疽。則疼痛不可言狀。每日以食鹽水注射皮下多次。稍覺輕快。潰瘍面常保清潔。有分界線。則切斷之。疼痛劇烈之患者。雖用麻醉劑。無良效。不如在下肢適當高處截斷之。

七　足畸形

足之畸形。如尖足、踵足、扁平足、內翻足等。其診斷甚易。然必詳審其原因爲何。方可施合宜之療法。今分論如此。

A. 尖足(馬足)

原因　常爲一側性。罕有先天發生者。原因或由於伸展筋麻痺。名麻痺性症。(脊髓性小兒麻痺。神經炎等)或由於腓腸筋痙攣。腦性小兒麻痺、利獨衛氏病、壓迫性脊髓炎等。名痙攣性症。其他尙有習慣性、(長久臥蓐)瘢痕性(腓腸部瘢痕攣縮)筋性、靱帶性關節性、(俱因其炎症之結果)外傷骨、(踝骨折)代償性(脚短者)等。

症候　重者骨與關節皆有變化。或兼有內翻足。

療法　新鮮者用重錘牽引法。或以他動的運動矯正之。經久者麻醉而矯正之。其時必用切腱術。矯正後將足尖上舉。以足背彎曲。縛石膏繃帶。四週至六週。及完全治愈。尙須豫防半年以上。苟見背屈筋麻痺。必行腱成形術。

B　踵足(鈎足)

原因　多爲後天性。(麻痺)屢併發外翻足。或因瘢痕變爲是症。

療法　先天性者。不用麻醉而矯正之。縛石膏繃帶爲固定。後天性者。移植伸展筋腱。縮短阿喜利斯腱兼用各種機械。

C　內翻足(蹩足)

原因　先天性內翻足最緊要。後天性內翻足。由於各種原因。如髁骨折、足關節脫臼、距骨關節脫臼、脛

骨缺損、跗骨缺損、瘢痕伸趾筋截斷、腓骨筋切斷、神結中樞疾患。(利子獨爾氏病小兒痲痺等)

症候　足部後迴內轉步行時足之內緣上舉外緣着地

療法　一歲左右之小兒患此者用副木或一種靴。其他見小手術。大人及一歲以外之小兒用矯正器。及手術的療法(脛骨筋、內足緣足蹠腱膜、阿喜利斯腱等切斷。跗骨剔出跗骨下腿骨楔狀切開)惟極重之症。始用之。後天性症之療法。從原因不同。

D　外翻足(扁平定)

本疾病精細檢查之有次之三種。(一)扁平足。足穹窿部消失。關節無異常。亦無何種痛苦。里人與猶太人患之。(是爲形狀變化)(二)外翻足。足部轉於外方。(位置變轉)(三)扁平外翻足。前二者混合而成。以上三者實際大同小異。一般名曰扁平足。其變化不外足部廻前及外轉而已。

原因　後天性者較多。(一)外傷性。如髁骨折、外髁骨缺損、外方足緣骨缺損、(骨髓炎、骨結核等)外髁部瘢痕之類。(二)痲痺性。如背屈筋痲痺。廻後筋痲痺。(多因于脊髓性小兒痲痺)(三)佝僂病性。(四)重力性。春機發動期爲多。一名成年性扁足平其原因過爲筋力虛弱。及長久起立體質負重鉅鉅所致。近來各種工業勃興。患本症者曰衆。如理髮師、僕役等。尤易犯之。故左右兩足同患此症者爲多

症候　(一)他覺的　足闊而長。足背扁平。足蹠圓凸。如半球狀。足內緣凸出而垂下。足外緣凹進而上舉。足踵向後凸。阿喜利斯腱張緊。內髁突出。鉅骨骨頭與舟狀骨結節亦突出。足部皮膚冷而多汗。靜脈怒張。若以墨或水塗於蹠。踏地面。則地面現扁平足蹠之形。

(二)自覺的　不時發足痛。易疲勞、初惟步行起立之、際爲然。稍加休息卽恢復。在狹義之扁平足。雖無運動障碍。然外翻足、扁平外翻足二種。廻後運動較難。患者於一定部有疼痛點。例如舟狀骨結節、距骨骨頭、距骨舟狀骨關節、足背中央、外髁下方、第一蹠趾關節、踵部、腓腸部、下腿下側等。皆是有一種炎症性。(强直性)扁平足。常發於過勞之後。疼痛劇甚。筋肉攣縮。不能廻前廻後運動。能屈伸運動。

診斷　(一)立於患者後面觀足跟形狀。跟骨不在下腿長軸之延長線內。而偏於外方。然令患者踏於斜面上觀之。則居下腿長軸之延長線內。

(二)立於患者前方觀之。脛骨前櫛線延長線。不過第二趾。而通過其第一趾之內邊。又以兩踝結爲直線。與此線垂直作成另一線。則足縱軸不與此線相當。而居此線之外方。

凡直立步行時覺疼痛。坐臥則消失者。大概可斷爲扁平足痛。(九十五%)

鑑別　須與足部結核、(X線診斷)僂麻斯質(爲多發性、與天候有關係)神經痛、靜脉瘤等細心區別。

療法　先天性之治法。與內翻症同。宜及早練習按摩術與矯正法。必要時用副木、石膏繃帶等。重力性之治法。豫防爲最要。若有扁平之傾向。起立時間切忌過長。步行時用力於趾尖。注意足部攝生。旣成本症。常按摩脛骨筋、腓腸筋等。又以兩足尖互相接觸。兩足跟竭力離開。然後足踵一上一下。練習長久。可治本症。或用扁平皮鞋(鞋之內側高、外側低)與扁平足插板。(假象牙製成之靴式、形與絲瓜相類。

本症重者可行手術。(如距者剔出、舟狀骨剔出、或楔狀切開)痲痺性者行腱移植術。强直性者注射古加乙湼。夜於距骨舟狀骨關節內。他如安靜、布濕繃帶、按摩、矯正、高舉患部等。亦不可少。

八　補遺

茲所述者。雖爲徵細之外科。然治療不得其宜。每變爲重篤之疾病。故常保足部清潔。以防腐制腐爲原則。乃處理足部所必要者也。

A　鷄眼及胼胝

多見於足趾與足蹠。痛甚者。須用手術。僅有疼痛。無炎症狀者。常以撒里矢爾、乳酸、（〇・五比一・〇比二〇・〇）混合物。十%撒里矢爾酸、塗之。十餘日卽可治癒。然不能斷根。（斷根必用楔狀切除）

B　穿足症

診斷　好發於趾球、踵部。不疼痛。宛似慢性瘻孔性粘液囊炎。療法用防腐的處置。或切除之。

C　拇趾外翻

診斷　常着不合宜之皮鞋。則拇趾偏於外方。療法在拇趾旁。置副木。夾緊。以絆創膏固定之。外翻過甚者切除之。

D　四肢之損傷

先檢查其損傷之程度如何。次觀其損傷在何組織。如爲神經與腱斷裂。宜行縫合。如爲關節與骨創傷。宜開放創口。徐待其經過。有無變化。大概之皮膚創傷。易受傳染。不可縫合。若有土壤塵芥相混。宜注射破傷風抗毒素。豫防破傷風傳染。

四肢損傷之治療。以保存的處置爲最要。非經過中有壞疽傳染。不可遽用切斷術。

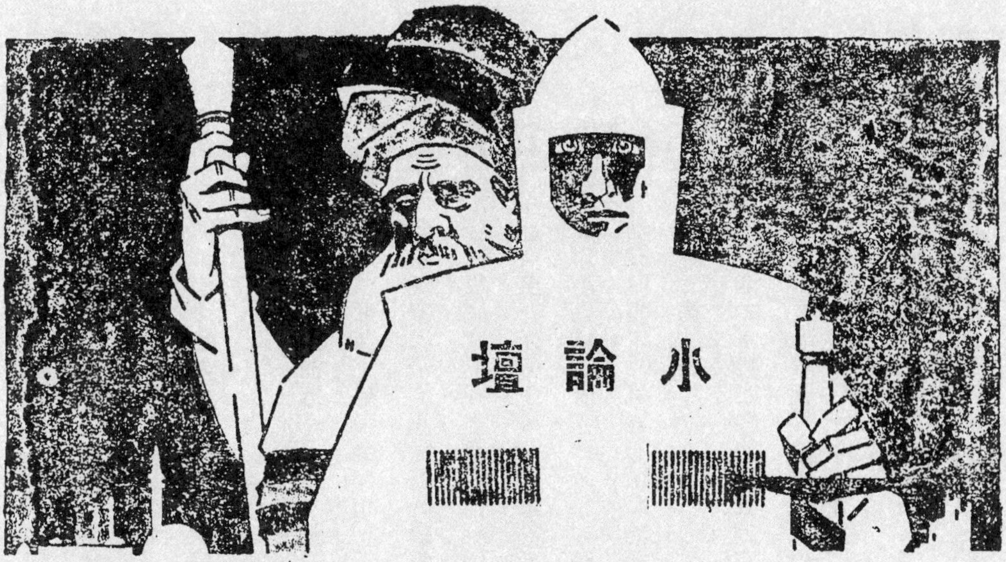

小論壇

水之研究

沈仲圭

總說　水爲無色無味之液體。往昔認爲一種元素。十八世紀之末。有拉瓦阿栖氏經種種試驗。發明由輕氣養氣合成。迄十九世紀初葉。更有爵爾夏撒苦氏精心研究。確定爲輕氣二原養氣一原之化合物。千載疑團。一日大白。二氏之功。洵非細也。水在地球。佔全面積五分之三。在人類。佔全體重十分之七。爲人類及一切動植物不可缺少之物。（西國學者。取小動物試驗。知少水十分之二。則此動物立斃）幾與日光空氣。同其重要。孟子曰。人非水火不生活。信哉斯言。純粹之水。薄層無色。厚層則呈碧色。略含炭養二。味甘可口。且不論四季。常保四度至六度之溫。故欲知水之清淨與否。檢查其色味溫可也。（驗色之法。用長玻璃筒一個。鋪白紙於筒底。盛水而自上口觀之。甚易鑑別清濁。驗味而熱而嗅之）

種類　天然之水。可分下降河海地內三類。下降水（即雨雪雹）爲地面之水。受日光蒸發而上升。遇驟寒凝結以下降。猶齊家所用之蒸溜水。本極清潔。所惜當降下時。經過空氣。不無異質與之融和。海水含鹽分及固形分。（化學上謂之硬水）河水含有機體與無機體。均不清潔。若城市之河。浣衣滌器。惟此是賴。微生物充滿水中。取作飲料。危險何堪設想哉。地內水經數層之濾漉。而聚於不泄水之一層。潘登科發所謂地內濾水器也。或向地面湧出爲泉。或由人工開掘成井。其水細菌甚少。溫度適宜。誠佳良之飲料也。然無論何水。必先煮沸。方可入口。以水中微生物。一遇高溫。不能保其生活。一切雜質亦悉沈澱。飲之自無危害。

小論壇

清潔法　人可數日不食。不能數時輟飲。蓋不食則體中積蓄之脂肪。猶可暫供消耗。若輟飲。縱有脂肪。無由分解。勢必暫發停止。危險立見。世人徒知食物爲養命之源。不知無水以輔佐之。仍難維持其生活也。然飲混濁之水。非惟無益。反爲疾病之媒。此清潔之汁。所以不可不講焉。茲分蒸溜沙濾藥清三種。述之於次。

(一)蒸溜法　此法須購蒸溜器一具。方可施行。所得之水。至爲純粹。久藏不腐。可供工藝醫藥等用。

(二)沙濾法　此法及下法。最適用於家庭。以設備甚簡單也。取大號木桶一隻。底穿一孔。下承以缸。桶中厚鋪砂石三層。約厚半迷突至一米突。下層用如馬鈴薯大小之石。中層用如黃豆大小之礫。下層用如米粒之砂。水由此桶濾過。凡浮游物有機體等。均爲砂石所阻。清澄透澈。可供飲用。惟宜時時清潔其砂石耳。

(三)藥清法　凡不潔之水。投明礬而攪之。則汚物爲礬所斂。而沈澱缸底。其水自清。若用礬過多。水味變濇。加蘇打即解。

水與茶之比較。世界各國民族之飲料。類以茶或咖啡。未有以水者。不知茶之成分。爲茶素。著里夏登。揮發油。單甯等。單甯入胃。與

二

蛋白質凝固而碍消化。揮發油食之過多。能起頭痛眩暈失眠諸證。在精神不振。好夢方回時用之。固足提神醒睡。若以之爲日用品。豈所宜乎。然水入於胃。散佈全體。究有何種作用耶。以余所知。約有五項。試述如下。

(1)水入於胃。能使胃之動作活潑。分泌液增多。稀釋食物。俾易消化。

(2)能使臟腑筋肉組織間之老廢物。與水混和。隨血液循環。排除體外。

(3)血液不至太濃。循環倍覺暢利。

(4)凡病而無汗之人。飲水(溫湯)則能助津液而發汗。

(5)人常精神不振。體力疲乏之際。飲水則能恢復。(本節所謂水。皆指沸過之水而言。)

水在醫學上之價值　水之功用。猶不止是。其於醫學。更有重大之價值。請一一舉出之。

(1)壯熱神昏之熱病。施以冷罨法。有解熱清神之効。

(2)瑞士某醫士發明腦病治療法。謂神經衰弱。胆怯等一切腦系病。用雪水煮茶飲之。可立起沈疴。

(3)患夢遺之人。以冷水洗滌前陰。摩擦脊柱。有鎮靜神經之

效。

(4)使秘症用微溫水灌腸。(或加萆蔴子油)爲老人虛體最安全之療法。

(5)偶病感冒。不必服藥。以藥物雖足治病。但同時發生之副作用。反於身體有害。最佳之法。莫如溫腿浴。取細長之木桶。入以攝氏四十至四十五度之溫水。置桶於床。令病者仰臥。伸腿其中。覆以厚衾。俟全身溱溱汗出。取出木桶。拭乾兩足。復安睡片時。厥疾霍然矣。

(6)衄血不止。用新汲水洗足。及冷水噀面。冷水浸紙貼顖上。以熨斗熨之。(見本草綱目)(此係古法。恐意宜以熱水濯足。血液方能下行。)

(7)燒酒醉死。急以新汲水浸其髮。外以故帛浸濕。貼其胸膈，仍細細灌之。至甦乃已。(見蘋湖集簡方)(按所灌之水。宜用沙濾缸濾之。或冷開水亦可。)

(8)胃弱之人。恆苦消化遲緩者。於食後用熱水袋熨其胃部數分鐘。能使胃酸增多。食物易化。

(9)臨臥以溫水洗足。導血下趨。復靜聽鐘聲。統一精神。爲催眠良法。

(10)清晨起床後。以冷水摩擦全身。并用毛巾拭乾。(以皮膚紅潤爲度)功能鼓舞神經。堅強皮膚。預防感冒。對於夢遺。神經衰弱。均有卓效。且爲不能行冷水浴者最佳之強身法。

(11)凡服毒未久。亟以洗胃器用砂濾水灌洗胃脘。輒得救治。

(12)腹疼牙痛。及各種痛症。可用熱水袋注以熱水。置于患處。則有減殺之効。

(13)霍亂而至脈伏螺癟目陷筋抽。此脫水之徵也。亟宜注射生理食鹽水。(此水最簡之製法。用上等外國食鹽一英錢。化蒸溜水一水磅即成)於靜脈或肛門腹穴皮下。其分量視病之輕重年之老幼而定。大率男子四磅。婦女三磅半。孩童二磅。注射之先。宜將鹽水熱之。與體溫相等。并以濾紙濾過。

疾病與遺傳

鍾鳳

疾病之原因有二。一爲先天的。由父母遺傳之生殖質。有所缺陷所致。一爲後天的。受外界影響。及微生物之侵入而發生。

所謂生殖質有所缺陷者。乃具有易罹疾病之素質之謂也。如具有肺病素質者。與健康者在同一境遇之下。健康者有抵抗力。細菌侵入。不能活動。有肺病素質者。抵抗力薄弱。細菌侵入。易起疾病。解剖學家由死體解剖之結果。知中年以上之人。其肺臟中大概皆有結核菌侵入之跡。然人類未必皆患肺病者。蓋抵抗力強弱之不同也。有肺病素質者。體中有所缺陷。白血球之力不足以撲滅結核菌。遂患疾病。故謂疾病遺傳。不如謂疾病素質遺傳。蓋疾病不能直接遺傳。其遺傳於子孫者。惟疾病之素質耳。

遺傳源於父母。而子不能選擇父母。故素質之遺傳不能避免。然具有疾病素質者。非受外界影響及微生物之侵入。不致生病。例如某肺病家族中。家人全體有病。惟一人在外為水手者得免。後歸故里。亦罹肺病。由此觀之。先天雖具有劣質遺傳。後天善為調護。不與以生病機會。亦可避免。此衛生之所以可貴也。

煮食物所需時間久暫表

志華

食物煮之過久。足以毀壞生活素。以減少其營養價值。并使之不易消化。然煮之過暫。則又常因其不能殺盡各種微生物。而有生病危險。間有含澱粉者。因不熟而不能消化。猶其小事也。故烹調食物所需時間久暫學識。實甚重要。茲為范馬爾氏 Farmer, F. M 所著之烹調學中所列的表摘譯於左。以供家庭及飯店之參考。

品名	所需時間
咖啡	一—三分
卵煮軟	六—八分鐘
羊肉腿部	二—三點鐘
卵煮硬	三五—四五分鐘
火腿重八—十斤	四—五點鐘
醃牛肉或舌頭	三—四點鐘
火雞重六斤	二—三點鐘
家禽重三—四斤	二—三點鐘
小雞重二斤	一—一·五點鐘
蝦	二五—三〇分鐘
海魚重二—三斤	二〇—三〇分鐘
鱸魚重三—四斤	四〇—四五分鐘
比目魚重一—二斤	三十分鐘
小魚	六—一〇分鐘
番薯白者	二〇—三〇分鐘
番薯甜者	一五—二〇分鐘
豌豆	二〇—六〇分鐘

茄	一五－二〇分鐘
各種帶莢豆類	一－一•五點鐘
蘿蔔嫩者	四十五分鐘
菠菜	二〇－三〇分鐘
蘿蔔老者	三－四點鐘
白菜	三五－六〇分鐘
米	二〇－二五分鐘
葱	四五－六〇分鐘

肌肉

歐陽慧淵

人身之肌肉分兩種。一爲橫紋，二爲直紋。橫者動作自如。直者則否。肌肉之成分曰蛋白質。脂肪質。炭水酸化物。鹽氣體是也。神經受劇烈刺戟。無倦之日。而肌肉經劇烈動作有倦之時，緣肌肉中所含之乳糖變而爲乳酸，酸質易使其凝硬而失其本能也。肌肉約佔全身斗量百分之四十五。右半身之肌肉較左半者強而重。乃常人多以右半身肢體操作有以致之也。肌肉之形頗複雜。心胃之肌肉與腹背者不同。眼嘴之肌肉與手足者亦各異。肌肉所司之動作人可得見。恕不贅述。謹擇其關於運動者。略述於下。

肌肉經運動而增其動作之能力。肌肉發育盛則筋骨血絡亦因而固其機能。三訓曰智仁勇。三育曰德智體。是則體操運動成爲人生所不可缺之要端矣。

設一部分之肌肉因久乏相當之運動而失應有之機能。則吾人須行人工之救助。有如瑞典法之治療。或摩挲法之促進。種種不一。

瑞典法不外置身入不由不動作之區域。例如另闢一室。滿懸沙包一二十枚。高約與肩頭相齊。先後以拳擊之。然沙包復作反擊如衆弩齊發。斯時也。患者急再迎之以拳。使勿受其反擊，如是不容作片時之停頓，至確實無力抵禦爲止。此法固佳。然非人人所能設備。余謂至簡易而節省之法。不如具一副自決力。每日早起作規定時刻之運動。拳術技擊柔軟體操均所宜也。

摩挲法。(Massage)有用電力有用人力。用電力須具器械。人力則磨擦抵捺是也。如臥病日久。軟弱羸疲。無力行瑞典法或簡易操練。則施以此法爲最妙。此法雖平日壯健時用之。亦甚有効也。

肺癆病中之運動與靜養

張伯玉

欲知在肺癆病中應如何運動及靜養，須當先查驗其病徵已在何期。方可行其運動及靜養功夫。蓋緩性時期宜運動。急性時期宜靜養也。

夫運動之益。在加深其呼吸。增益其心搏力。並加速其血管中之循環。率若於急性期中。遽行其運動。則此三項勢必陡變。最易發生危害。是謂本欲治病。反招重疾也。按之治瘵專家言。即深長呼吸一事。亦當僅可施諸常人。或在未患肺瘵之先。大可借以補助呼吸之不足。或矯正其駝背傴僂之宿習。以爲預防染病之臂助。若施諸急性期中之肺瘵病者。不但能使其全身陡失其平均之常率。並足使其病域之毒質及細菌。散佈游行而蔓延之。且不獨此也。即新愈之人。其肺臟或有萎縮處。或結成疤痕處。倘驟然強行大力以呼吸。則疤痕迸裂。爲害非淺。在緩性期中。苟不按時從事運動。則病軀之健康。亦殊難期其進步。即從事運動。亦不可隨意而爲之。例如登山疾趨體操等。俱所切戒。總之以不疲其身體疲勞爲度。方合肺瘵中運動之法。

凡在熱度上升。脈搏加速。吐血不止。咳嗆劇烈之急性期中。務專意靜養。萬不可稍事運動。從此宜日夜安臥於床。或倚於椅中。一切動作。凡他人能可臂助者。須請他人予以助力。蓋瘵者。勞也。既得瘵矣。即宜戒勞。勞心與勞力。在常人能可勝任者。在患瘵瘵之人則萬不可。

瘵症最忌心思煩亂。使腦無間息。病必因是而轉深。予有同學張君。留德有年。因專攻肺瘵一課。勞而成疾。後在瑞士養病。醫生切囑其勿用腦力。然伊因治學甚殷。惟恐光陰之不我待。是以每於無聊之際。輒取其書籍披讀。因是日漸不支。竟歿於學。聞者莫不悼惜。歐美之肺瘵療養院中。每有規定病人專心靜養之時間。務使病者安睡。以平心平氣爲治療肺病之功夫。

若當天氣和暖之際。靜養地點。宜常在屋外。南向。開懷坦胸。以就日光。因日光爲殺菌之利器。是故病者雖在室內。亦當採足光線。流通空氣。務使通身舒適。方合肺瘵病中靜養之法。

療痔須標本兼治

林潔之

中國現時患痔之人甚多。考其原因。半由於體質薄弱。半由於不講衛生。試證之東西洋各國。此症獨少。即可知矣。本病如在初期。每次通便之後。稍覺灼熱。患者因其輕微。多不介意。及遷延數年。痔核脹大。痛苦不堪。乃遍試藥劑。急欲全愈。至此地步。勢非施以手術。決難見功。惟割治後之成績。亦不能一律。有不再發者。有愈後不久。忽又發生者。有收口極其遲緩。或竟不能收口者。如有此種種不良之結果。大概可爲有兼症之徵。即可從事檢查。果有兼症。斷不可再省手續。僅治其本病。致延長患者之病期。倘係割後復發。除再行割治外。更須從原因療法入手兼治。俾既愈之後。不致有續發之虞。

蓋本病之原因有種種。或因常習便閉。努力過甚。糞毒蓄積。或因遺傳梅毒。宿娼染毒。或因慢性淋病。遷延不治。或因腸內有寄生蟲。排泄毒質。刺戟局部等而成。以上各項。皆能釀成本病。總之有無兼症。一經詳細檢查。自不難明瞭。檢查之後。如覺有異。則須另定治療之方針。以爲一勞永逸之計。庶本兼各症。同時完全脫體。則患者之目的達。醫生之責任盡矣。

檢查乳媼有無梅毒之必要　林潔之

今日女界體質多弱。因此凡有嬰兒之人。乳汁分泌。類皆不足。或因疾病關係。難以自哺。或因家境寬裕。畏憚自喂。原因既甚複雜。於是僱用乳媼。日益增多。大有求過於供之勢。不知親自哺乳。母與嬰兒。兩有裨益。若果身體康健。終以自哺爲佳。倘有不得已之情形。非僱用不可。但須於乳媼之乳汁之優劣。年齡之大小。體質之強弱。性情之善惡。加意講求。未可草率從事也。

此外檢查其有無梅毒。更屬重要之問題。以今日梅毒之盛行。蔓延之廣速。凡置身醫界者多能言之。況通都巨埠。娼妓既衆。患者尤多。倘不注意此點。遽行僱用。難免不危及嬰兒之生命。檢查梅毒之法。雖有數種。而常人斷難實行。此症在第一期。不過俾生硬核橫痃。病狀尚不甚顯著。至第二期。全身淋巴腺俱覺腫脹。梅毒疹遂發現於皮膚之外。至第三期。則毒益深入。皮膚表面之梅毒疹。有時反能消滅。此期發作。即異常險惡。與前兩期大不相同。有此種種之變相。故用目力檢驗。亦甚是不易也。

如須僱用乳媼。在有醫院之處。最好請西醫檢查。其法甚多。有用顯微鏡檢。接種試驗。血清診斷。以上三法。皆極其確實。無論採取何種。用以供診斷之用。均足以證梅毒之有無。花柳病專家治療梅毒。能根本鏟除者。固賴有種種良藥。亦恃有此法。以作參考之用也。請西醫檢查一事。在有力之家。必須實行。即係經濟困難。亦當勉力爲之。不可惜此小費。貽嬰兒以莫大之危險。是爲至要。至花柳病。計有三項。（梅毒。淋疾。軟性下疳）皆傳染極易。一人患此。往往他人亦被波及。實最妨碍名譽可厭可怖之症也。

攝生珍言　晚成

慎風寒。節飲食。是從吾身上卻病法。寡嗜慾。戒煩惱。是從吾心上卻病法。（史搢臣）

敗德之事非一。而酗酒者德必敗。傷身之事非一。而好色者身必傷。（李邦獻）

小論壇

木有根則榮。根壞則枯。魚有水則活。水涸則死。燈有膏則明。膏盡則滅。人有元氣保之則壽。戕之則殀。（呂新吾）

節食優於醫師之診治。（英諺）

寒暖無失適。飢飽無失平。（董仲舒）

無病之身。不知其樂也。病生始知無病之樂。（史搢臣）

酒之溺人。甚於海。（英諺）

起居時。飲食節。則身利而壽命益。（管仲）

人之幸福。心神快樂為上。資財次之。（德諺）

古人以懲忿。（少惱怒）窒慾。（知節嗇）為養生要訣。（曾文正公）

早起有無限安處。於夏日尤宜。（申涵光）

忿怒時，要耐得過。嗜慾生。要忍得過。（呂近溪）

養生之道。一在節慾。一在慎飲食。一在慎忿怒。一在慎思索。一在慎煩勞。（張敦復）

飯後走數千步。是養生家的一秘訣。（曾文正公）

一年來靜坐談

洪文賢

我有個族伯。年紀已有七十多了。健康得很。[illegible]我回家才有五天。便是清明那日。照族例大家都要到祖掃。伯亦在內。祖瑩離村有六七里遠。伯來往都是步行。抵家吃過午飯。依舊出來玩耍。沒有絲毫疲倦的樣子。我暗暗奇異。後來問他。才曉得伯練習靜坐多年。纔有這樣的康健。回到店後。待打過二更。便上樓實行練習起來。初坐時。但覺心潮起落不定。半月後。便很自然了。且練習此法。不過一年多。不但精神比從前好得多。連那看書善忘腦痛諸病。都與我脫離了關係。唉。我真不料靜坐有這樣的效果。

今將靜坐的方法。寫在下面。

未坐之先。須寬衣解帶，然後再以右足抱左足而坐。兩手即互握置於下腹。坐好行深呼吸十五六次。如覺胸中氣不舒暢。可用右手摩擦小腹多次。氣即舒適。氣既暢適。可閉目坐定。呼吸一任其自然。但坐要正直。更要排去思慮。坐久如腳酸難忍。可輕輕伸直。略事休息。再坐無礙。

Deu Hua Medizinische Monatsschrift

德華醫學雜誌

Verlag: E. Yoh Medical Press, Shanghai, Myburgh Road 121

德華醫藥學會出版 上海梅白格路一百廿一號醫學書局印行

I Jahrgang 第一卷 | Januar 1928 | No. 1. 第一號

編輯者 Herausgegeben von: 醫學博士丁名全 Dr. med. M. T. Ding 醫學博士丁錫康 Dr. S. K. Ting M. D. 德醫學士丁惠康 Dr. W. K. Ting

撰述者 Unter Mitwirkung von:

醫學博士尤彭熙 Dr. med. B. C. Yuh; 醫學博士王畿道 Dr. med. C. D. Huang; 醫學博士江俊孫 Dr. med. T. S. Kiang; 醫學博士朱仰高 Dr. C. K. Tsue; 醫學博士李元善 Dr. med. Y. C. Li; 醫學博士李梅齡 Dr. med. M. L. Li; 醫學博士李中庸 Dr. med. C. J. Li 德醫學士杜克明 Dr. K. M. Doo; 醫學博士金問祺 Dr med. W. K. King; 醫學博士胡定安 Dr. med. Ping Hu; 醫學博士周景文 Dr. med. K. W. Chow. 醫學博士周綸 Dr. medL. Chow. 醫學博士周君常 Dr. med. C. T. Chow, 德醫學士張森玉 Dr. S. N. Dschang; 醫學博士俞鳳賓 Dr. med Voonping Yu 醫學博士[illegible] Dr. med. L. K. Tschen; 醫學博士曹芳濤 Dr. F. D. Zau M. D.; 醫學博士趙志芳 Dr. med. C. F. Chao; 醫師蔡禹門 Dr. Y. M. Tscha; 醫師陳邦賢 Dr. P. I. Chen; 醫師孫祖烈 Dr. T. L. Sun; 醫學博士屠開元 Dr. med. K. Y. Do; 醫學博士顧祖仁 Dr. med. T. C. Koh

E. MERCK Darmstadt

德華醫學雜誌

（即中西醫學報十週紀念號）

▲革新內容▼

中西醫學報自十卷一期起○改名德華醫學雜誌○頃行改組○長篇文字○均行結束○擴充篇幅○名家撰述○登載專家論著○諸希 公鑒爲荷○

本誌是新醫學識之無量寶藏

是業餘課外的良好讀物

是研究醫學者之唯一捷徑

是定價最廉之醫學刊物

費有限的金錢和時間

博得畢生受用的知識和技能

何樂而不爲

請即預定本誌不啻充君常年醫事衞生顧問

（每册零售大洋三角預定全年特價二元四角郵費在內國外加郵九角六分）

醫學書局謹啓

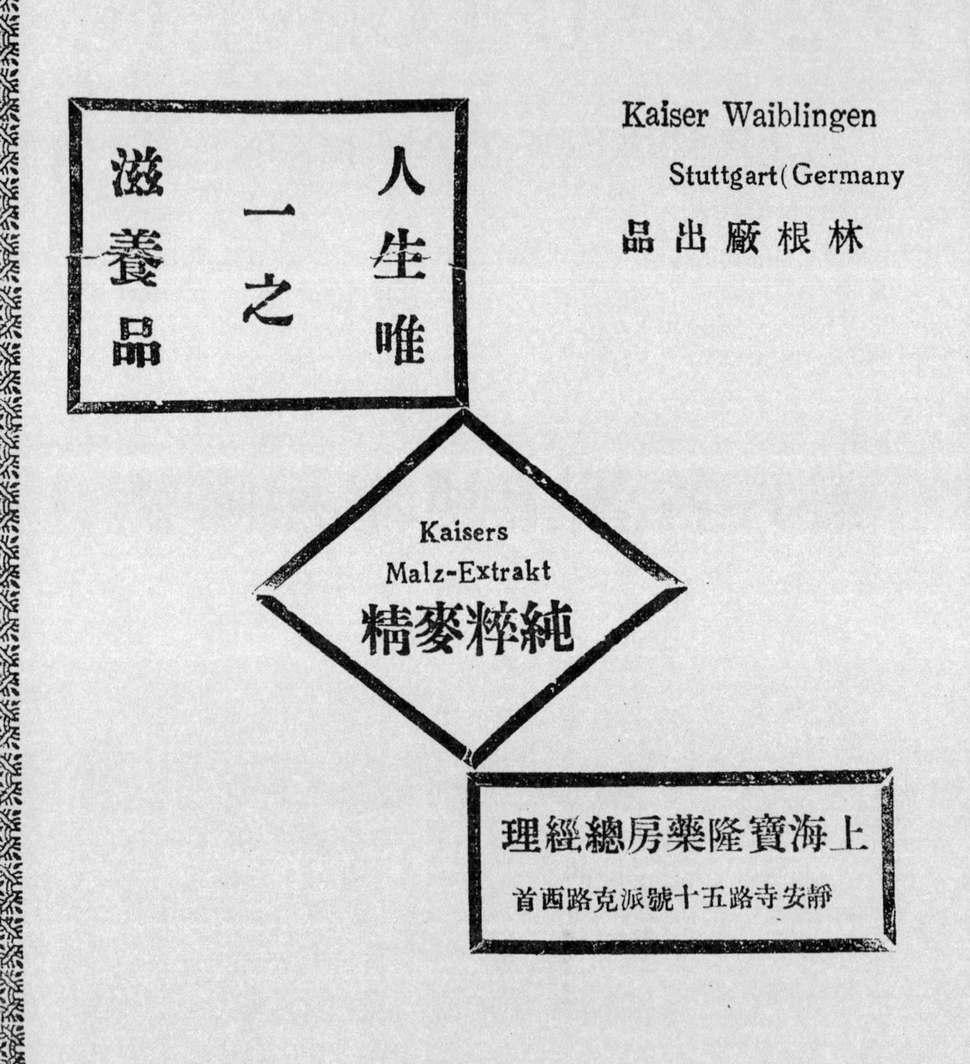
Kaiser Waiblingen
Stuttgart(Germany
林根廠出品
人生唯一之滋養品
Kaisers
Malz-Extrakt
純粹麥精
上海寶隆藥房總經理
靜安寺路五十號派克路西首

SIEMENS CHINA CO.

Simple Roentgen-apparatus

for

Radioscopy Radiotherapy and Radiography

for Direct Current.

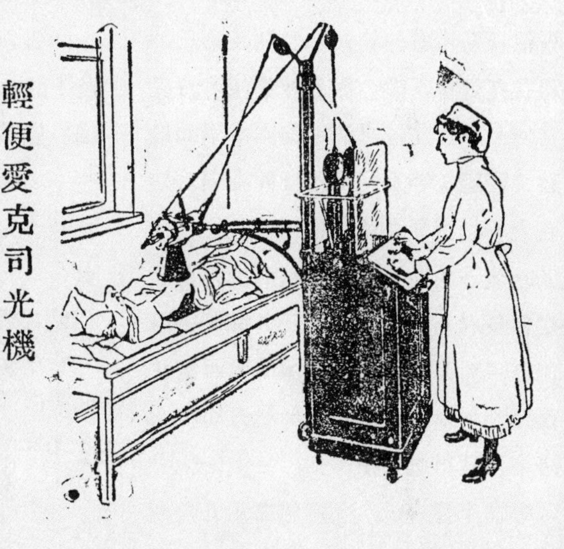

輕便愛克司光機

此機爲敝廠最新發明者運用靈便裝置極易旣可診斷骨骼心肺腸胃各症及攝影又能用以表面治療各式皮膚症誠醫界不可不備之器械也敝廠備有暗室以便隨時試驗之用倘蒙
惠臨參觀不勝歡迎之至

分行 天津 北京 濟南 重慶 南京 奉天 漢口 成都 香港 廣州

上海江西路二十四號 西門子電機廠啓

選購愛克斯X光器械須知

凡醫生。或病院。欲裝設愛克斯X光器械。應將以下諸端詳細指明之。

甲 所需電氣來源之情形。

乙 對於裝設此器之要求。

愛克斯X光裝設之價値。卽全繫于此。

對於甲項。計有以下問題。

(一)或直流電。電壓力幾何。日間或夜間發電。

(二)或交流電。電壓力幾何。循環次數若干。日間或夜間發電。

以上一二兩條。係由公共電氣廠。供給電氣而言。

(三)或係自備發電機。與愛克斯X光器械。一同購之。

乙項計有以下問題。

(一)係欲透照。與時間治療。及時間照像。

(二)或係欲時間。兼速治療。與透照。及時間。兼速照像。

(三)抑或係欲時間。兼速。併兼片刻治療。與透照。及時間。兼速。併兼片刻照像。

此器之價値。按其要求而有增加。並按其所帶附屬品之多寡。而有不同。如附帶愛克斯X光筒。三脚架。安裝件。療病台。與療病附屬品。各若干是也。

玆請按照以上諸端。詳細註明。俾可具單開列價値

上海西門子電機廠啓

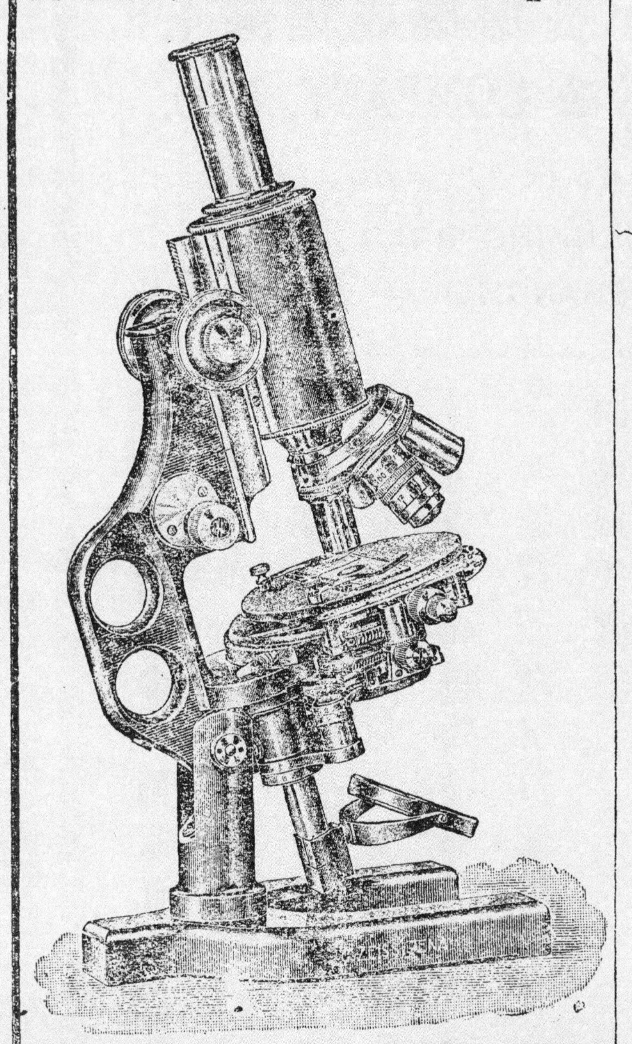

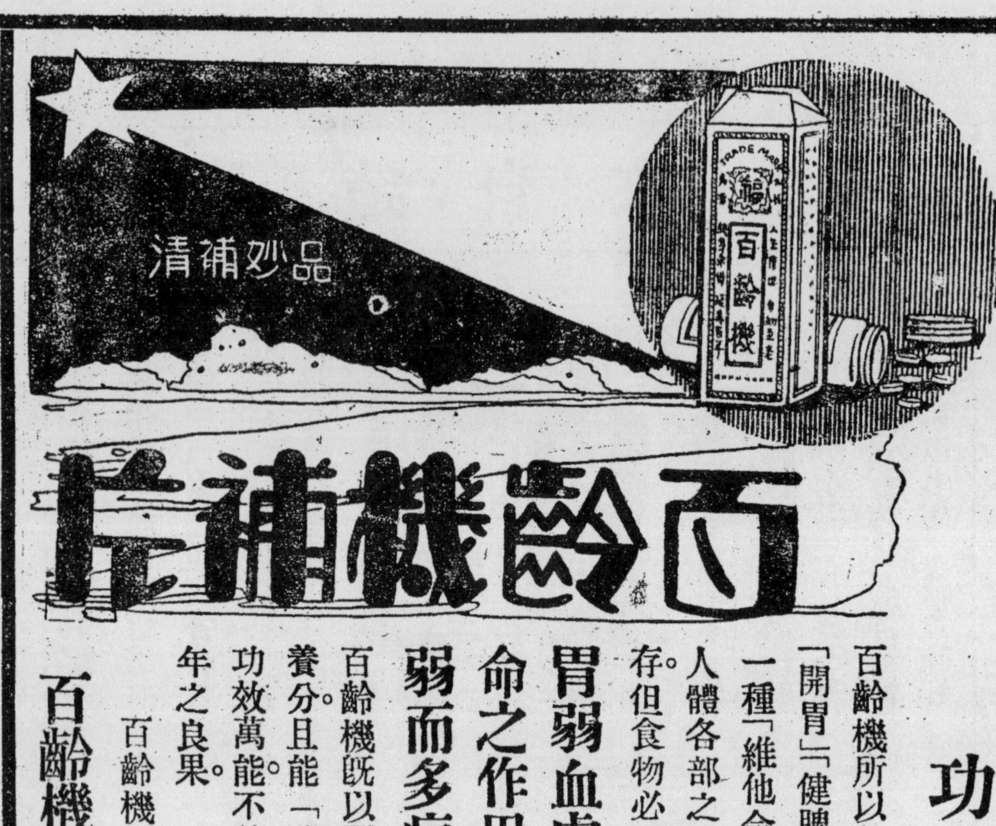

功效說明

百齡機所以能通達六臟六腑。奏其「補血」「補精」「補腎」「開胃」「健脾」「潤腸」「利氣」「補腦」等非常功效者。賴有一種「維他命」之特殊作用耳。

人體各部之生活機能。專賴食物中之「維他命」以滋養生存。但食物必經胃液之消化與處置。然後由血液運輸各部。

胃弱血虛之人。失卻處置食物與維他命之作用。於是退食貧血。體質日益虛弱而多病矣。

百齡機既以「維他命」爲主劑。又能健胃增食。儘量吸收滋養分。且能「補血利氣」。促進運輸「維他命」之速率。所以功效萬能。不論男女老幼。服之俱能起衰補弱。而收卻病延年之良果。

百齡機：大瓶二元小瓶一元各大藥房均有出售

百齡機總發行所　**上海**愛多亞路　**九福公司謹啓**

LEHRBUCH
Der
Anatomie des Menschen

新撰解剖學講義

丁福保譯　醫學書局出版

此書爲日本慈惠醫院醫學專門學校之講義原本譯自德國全書分爲八編第一編爲上肢之解剖第二編爲下肢之解剖第三編爲背部之解剖第四編爲頭頸部之解剖第五編爲胸腹部之解剖第六編爲會陰部之解剖以上各部之骨肉靱帶內臟血管神經系無不各隨其部位分條縷述之第七編爲感覺器及總被詳記眼耳鼻舌及皮膚之構造第八編爲中樞神經系詳記脊髓腦髓腦脊髓膜及神經中之血管附圖六百餘幅精刻入微學者隨讀隨解隨處可以按圖實習體例嚴整學說緻密過於舊譯之全體闡微全體通考體學新編等不可以道里計爲吾國僅有之譯本有志研究新醫學者不可不一讀此書

◉每部四册◉

◉定價八元◉

LEHRBUCH
Der
Physiologie des Menschen

新撰生理學講義

孫祖烈譯　醫學書局出版

共分三篇首緒論凡細胞之形態生活現象分化細胞之化學皆詳焉第一篇爲物質交換凡血液血液循還呼吸消化吸收排泄皮膚與黏膜之所產動物體之物質交換食物皆詳焉第二篇爲作業論凡體温檢温法運動筋之生理統論各論音聲及言語神經之生理總論各論脊髓延髓中樞大腦腦幹腦神經交感神經知覺味嗅聽視神經皆詳焉第三篇爲生殖論凡種族之保存方法卵細胞精液精蟲受精後之卵細胞姙娠分娩皆詳焉全書九百餘葉取材宏富條例精當剖晰入微深中奧妙圖畫亦精緻絕倫譯筆簡而不俚繁而不蕪學者隨讀隨解隨處可以按圖參考吾國之生理學書當以此書爲最詳備最精博矣

【每部二册】

【定價六元】

Deu Hua Medizinische Monatsschrift

Vol.1 Januar 1928 No. 1

德華醫學雜誌

第一卷第一號目錄

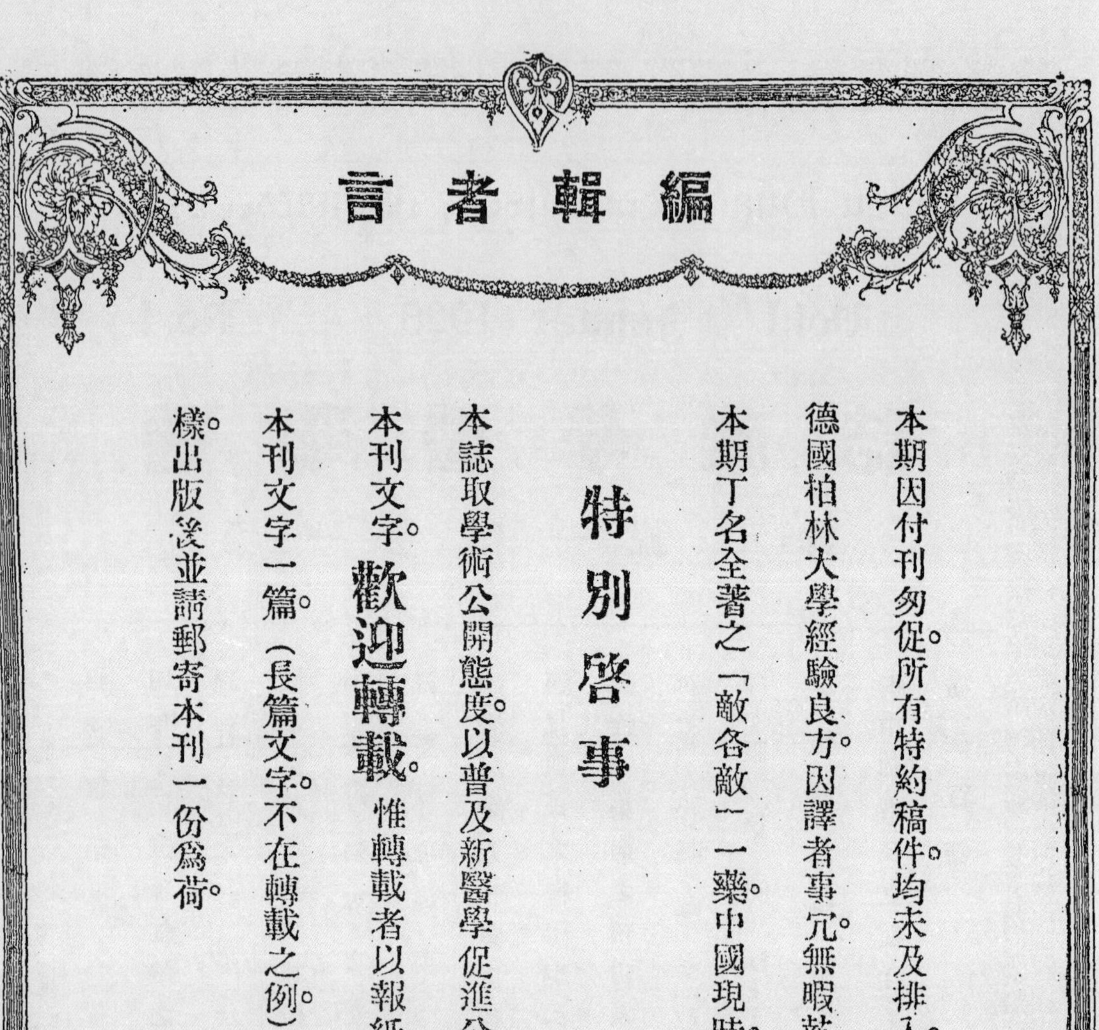

編輯者言

本期因付刊匆促。所有特約稿件。均未及排入。讀者諒之。

德國柏林大學經驗良方。因譯者事冗。無暇執筆。下期起當可按期登載。

本期丁名全著之「敵各敵」一藥。中國現時。尚未運到。

特別啓事

本誌取學術公開態度。以普及新醫學促進公共衛生之實現爲宗旨。故本刊文字。歡迎轉載。惟轉載者以報紙雜誌爲限。每期僅可轉載本刊文字一篇。（長篇文字不在轉載之例。）並須載明由本刊轉錄字樣。出版後並請郵寄本刊一份爲荷。

本報沿革史

丁名全

德華醫學雜誌、原名中西醫學報。自發行以來。蓋已十有八年矣。當一九一〇年。我國雖在帝國專制之下。而人民稚有維新之思想。會無錫丁福保先生奉江督端忠敏命專使赴日本考察新醫學。既歸國、鑒於我國舊醫之腐敗而振興新醫學之不容緩也。爰自籌經費糾集同志。就上海派克路昌壽里發起中西醫學研究會。並刊行中西醫學報。藉供遠近醫界之觀摩。而謀公共衛生建設之實現。登高一呼。全國風從。醫風爲之沛然一變。而我國之新醫學界至是始有蓬勃發達之象。嗣後入會者日衆。醫學報亦日見其推廣。基礎已立。因自建會所於派克路十八號。歷在前清民政部並兩江總督江蘇巡撫等處立案。(民政部批 據稟及章程均悉該生等精研醫理設會講求萃中西之學說謀醫學之普及熱心公益深堪嘉尚所請立案自應照准 兩江總督部堂張批 據稟已悉該生等聯合同志設立中西醫學研究會係爲維持公益鄭重衛生起見志甚可嘉察閱章程亦尚妥洽應准立案即由該會自刊鈐記開用以資信收仰上海道轉飭遵照仍候撫院批示此批粘抄發 江蘇巡撫院寶批 吾華醫學迄無進步皆由不能集思廣益使然所見甚是該生等自籌經費糾集同志組織醫學研究會將以中西學說供遠近醫界之觀摩用意至善所擬章程亦尚妥洽應准如稟立案仰上海道查核明確飭縣妥爲出示保護至此等會所近來有無由官發鈐記成案所請能否照准並即由道查議詳復飭遵仍候督部堂批示繳摺存稟抄發)至一九一二年。共和初建。民國肇造。遂重行呈准內務部立案。(內務部批 稟及章程均悉該生等專攻醫理精研生理博採中西之學說合謀醫業之深邃設會講求實堪嘉尚所請立案之處應予照准此批 中華民國元年)時海內外同志已達數千人。會務日形發達。原有會所不敷辦公。因遷至靜安寺路三十九號。爲總會事務所。會務進行。更不遺餘力。繙繹醫典。都數百種。由醫學書局發行。

實開吾國醫學界之創作。亦未始非我國醫學界之好現象也。醫學報出至第八年時。因丁福保先生編纂說文詁林一千餘卷。不遑兼顧。於是醫報暫告停頓。迨去年其哲嗣惠康畢業於同濟醫科大學。臨診於寶隆醫院。遂出其餘緒。重續第九年中西醫學報。適名全畢業於德國衞慈堡大學。歸國行醫海上。丁錫康君自聖約翰大學醫科畢業後。在工部局醫院。臨診亦已有年。遂相約將中西醫學報改名德華醫學雜誌。而柏林大學屠開元君。徐光裕君。亦馳書相勉。謂祖國醫學。陸沉久矣。振興之責。端在吾儕。會本誌記者蔡君適存。吳君堯祥。將於二月上旬赴德實地考察醫學。並爲本誌搜羅材料。並荷　同志諸公。賜以匡助。而本誌始得呱呱誕生。以第一卷一號。遽與　讀者諸君相見。以其沿革之歷史而論。則本誌適爲中西醫學報第十年第一號也。而空前鉅著之說文詁林。亦於此時告成矣。噫。本雜誌一赫蹏書耳。顧其使命實至重且大。惟同人才疏學淺。心餘力絀。所希海內外　同志諸公。不吝　殊玉而教正之。幸甚盼甚。校閱既藏。略記本報之沿革史如右。　民國十七年一月

Die neuste Pharmakotherapie der letzten Jahren

Ueber Ephedrin, Cholin, Neucesol, Stryphnon, Acethylen und Aethylen

再近醫藥界之新發明

丁名全

Dr. med. M. J. Ding

治療病人的藥品。一年多如一年。其中最大的原因。便是專門治病的藥品很少。而各種新藥大都只能醫病之一部。其他一部份。又須用另外一種藥品。這樣一來。各藥廠的出品。加多了奇異的名字。每天總出數十種。因此藥的效用。和眞實的的果。和長期的經驗。醫生很少知道了。所以實際上藥物的應用。却又減少一半。

新出世的醫生。看見了這許多藥的名字。已經毫無頭緒。不知用那樣藥是好。老年的醫生。更其難了。他對于新的藥品。已是不懂。外加各種名詞。應用很是困難。若是不精于藥理化學。當然更其難了。茲將最近年來新出的藥品。（不是新出的藥名。因為同一種藥。各廠有各廠的藥名。這是述不勝述。并且也不是醫者的責任。）現在將下各種藥品寫出。均為年來試驗有成績的新出品。

（一）安佛特林 (Ephedrin) 中名麻黃精。此藥是一八九一年由秦次半氏 Guensberg 在 Ephedra Vulgaris, Var. helvetica 中(卽麻黃)提出來的。他經過試驗後。說此藥之效用。與可卡英 (Cocain) 相像。可以使眼洞放大。但是此說後來。也便冷落了。無人去專門研究。數年前北京協和醫院內的藥理學家陳君。和史米得氏又把這藥。從新的根本試驗。在德國有那敢耳氏。繼而作精密的試驗。其所得之結果。方知此藥之藥性。與副腎精 (卽腎上腺精 Suprarenin) 相似。能夠刺激交感神經。(Sympathische Reizung) 但是互相比較。各有不同之處。譬如副腎精是阻止腸之動作。而麻黃精則反之。因爲麻黃精能直接刺激腸之直性筋肉。(Glatte Muskulatur) 在治療上以及實際上的功用。麻黃精是比副腎精要好上幾倍。一則因爲麻黃精毒性微弱。二則功用可以持久。三則易于消毒而使無變化。四則最有一層好處。便是可以內服。而使腸胃易于收納。

麻黃精在治療上的功用。大約可以醫治下列幾種病。

麻黃精是可解釋肺部各葉直性筋條的收縮。故遇氣逆症的人。每覺呼吸不暢。就因爲有直性筋肉收縮了。不能復原。若用此藥療治。病者呼吸。就可以復原。副腎精也有這樣的功能。然而他的效用。專門注射才行。非常不便當。此外副腎精有一種副作用。如發冷心跳。及面白等。均能使病者起恐慌的。麻黃精第二種的大功用。便是對于副腎精所據有的繞環器上。以協和陳君及記者的經驗。是比副腎精要强。血壓力低的時候。無論在傳染病極重的時候。或癃疾神經性花柳病之時。均可用之。健康的人。若服五十瓱 mg 或注射四十瓱之麻黃精。則其血壓力。漸漸增高。約至四十或六十分鐘以後。血壓力至最高度。至四時以後。才漸降至平時的程度。

在眼科治療上。此藥能把目空放大。比 Homotropin 有一種長處。就是麻黃精不會喚起綠內障。Glaukom-Anfall. 因爲他同副腎精一樣的能使目內的壓力減小。

在神經病學上的大功用。麻黃精可以使交感神經的作用改變。與史可把拉明（Skopolamin）相反應。

因此有用麻黃精和史可把拉明的。來代替嗎啡和史可把拉明之舉。用法是 Scopolamin 0,001+Fphedrin 0.025 須德國怡默克廠出品。(E. Merck Darmstadt) 因麻黃精來處不便。故有安番痛甯 (Ephetonin) 之發現。其效用與麻黃精不相上下。人工製造的藥品。于此便多成就一個大工作。

(二)以上所述的麻黃精。是刺激交感神經的。Sympathicus 現在所談的。便是與此相反的藥品。此藥是刺激副交感神經的 Parasympathicus Cholin 休林。休林是經李好有氏 (Le Heux) 試驗成功的。凡是腸部麻痺等症。均可用休林消滅之。然而休林不宜用之以治平常的大便不通等症。因爲林休同時能使腸發生激性的動作。再好

用在腸部痲痺。或治心臟動作過快的病症。(Tachycardie)

(三)這個新出品。是出于舊有名之毒藥 Pilokarpin 的。因此藥藥性太强。且副作用甚大。故用之者甚少。現在新出來的新崔曹而。(Neucesol) 化學名是 Bromme-thylat des Methylhexahydropyridin-Karbonsaeuremethylester) 是止渴病最有功用的。在開刀手術以後。腺液不來的時候。此種渴病。有四分之三可以醫得好。在又糖尿症。腹膜炎。腎炎。等症的口渴病。也是可醫的。此藥可以說毫無毒性。每次的用量。約百分之五。用法可以隨便。口服或注射均有效用。又愛克斯光照了以後的涎腺閉塞。可以用新崔曹兒使之復原。崔曹兒 (Cesol) 阿來可甯 (Arekolin) 很相像。此藥在獸醫學上是很有名的。對于腹痛。也可以治之如神。崔曹兒是有名發汗的。與阿來可甯相像。而新崔曹兒的毒性。較微。副作用不多。治渴病並非如Pilokarpin完全副神經系作用。並還可以使渴的中性刺激。最明了的便是能使食鹽停住。所以在多尿症上也有效用。(Diabetes inripidus) 所以新崔曹兒的功用很大。就是研究Pilokarpin藥物之進步也。

(四)和治渴病相反的藥。便是治腺液分泌過多的藥。此藥從前是阿脫六賓。Atropin 現在他的分歧體 Methylderivate 歐美得林。可在分區應用。維也納的文克來氏研究所得的。謂百分之一的歐美得林。塗在舌根上。能使腺液分區不分泌腺液。

德華醫學雜誌 第一卷第一號

此藥一出對于牙醫上。未始非一大進步。因爲在腺液分泌不多的時候。工作起來。可以便利得多。

副腎精的內質。在一千九百零一年日本科學家太客民（Takamine）提鍊出來的。後來一九零四年。德國化學家史氏。Stolz 用人工製造之人工副腎精。在化學的工式是一個 Methylalcohol 一個 Dioxyphenyl Methylaminoaethanol. 他的構造是使 Methylaminoazetobrenzkatechin 輕化。由此而得相像的化學品。均由劉維氏 Loewi 馬安耳氏 H. H. Meyer 二大藥物學家。精細檢查。他們所得的結果。以爲人造的副腎精。要比天然的功用還大。

（五）最近新出世的 Stryphnon 也是 Methylaminoazetobrenzkatechin 爲劉馬二氏經驗所得的。據說此藥雖較副腎精爲毒。然其功效比副腎精長久。馬氏與維也納的大學教授外科專家阿氏二位教授的報告。說 Stryphnon 止血之功用。沒有他種藥品及得到。並且最好用在身體內部出血的時候。凡一切的出血。用 Stryphnon 便有馬上止血的功效。所以各大學醫院。均皆試驗。有一家鼻病醫院的報告。用此藥治愈出鼻血的。有三百餘人。用法只須此藥百分之五的溶液好了。其功效的偉大。可想而知。

以阿氏之經驗。用藥粉不如用此藥襯入紗布的好。此種藥布的好處。在功效長久。而可使血液凝結。不會注入內部。發生全體反應。譬如開刀後血壓力。及呼吸力變更。以及小便有蛋白質等現象。均可避去。而此藥久用時。亦無多害。譬如腹部開刀後。不能立刻閉口。則用此藥。雖多時亦是無妨。阿氏開腦。肝。膵諸臟腑的手術。均應用此藥。甚至毒瘤等等開刀後。亦用此藥以止血。此外在牙科。耳科。鼻科上。亦均有很好經驗。

在內科裏的用法。譬如咳血。循環器有病。肺炎。腹膜炎。白喉症等。均可用之。皮下注射筋肉注射均可用之。其分量為百分之一或千分之五。若靜脈注射則用萬分之五的溶液。

(六)麻醉藥中。要吸收便利而無毒的藥。至今還是沒有。人體直接不受損失的也是沒有。哥羅仿僕 Chloroform 的綠氣。非常容易分析出來。而綠氣之毒甚强。對于心臟。對于呼吸器為害非淺。因此維也納教授得根史坦氏試驗所。得了一個結果謂 Dichloraethlen (C H Cl=C H Cl) 的結構。綠氣的連接要强于哥羅仿僕。因此之故。Dichloraethylen 對于呼吸器心臟內部臟腑均受損甚微。不過于此不得不注意的。卽此 Dichloraethylen 有兩種的構造。茲將公式附錄如下

H — C — Cl
　　‖
H — C — Cl

H — C — Cl
　　‖
Cl — C — H

Transform

Cisform (Cis-式)

谷教授試驗所得均謂 Cis 式可以應用之。其他一種。是不可用的。因爲用了二十四小時以後。有全身發麻。小便下淋等副作用。現在的藥廠將 Cis 式的 Dichlora-ethylen 改名第克六能。Dichloren 第克六能本來或則可以戰勝一切麻醉藥品。若是後來沒有更好的藥品出來可惜。這兩種不是液體。乃是氣體。其名爲阿采天冷。Acetylen 與安天冷。Aethlen 阿采天冷 (Azethylen) 是衛慈堡大學藥物學教授維良氏發明的。爲記者之師。是一個婦女科專家。他定名叫他做那兒秋冷 Narcylen 又高士氏 Gauss 亦曾專心研究過。並在婦女產科用過。成績很是優良。此藥據余師之報告。以及各學者經驗。有種種的可取之處。一則要比依脫精 (Aether) 毒性爲小。一則迷醉力强。使人易于麻醉。而無嘔吐以及種種不安的現像。惟其最可怕處。便是甚容易燃燒。一點火光。便可使之燃燒。因此危險甚大。還有這藥是氣體的。於裝置上非常困難。因此比較完全無毒的那兒秋冷 (Narcylen Aethylen) 還不能戰勝本來的麻醉藥品。

安天冷 (Aethylen) 是一種成油的氣體。他的公式是 $H_2C=CH_2$ 美國生理學家陸加得氏。(A. B. Luckhardt) 謂用此品使人麻醉的效用甚大。一則可無嘔吐之虞。二來醒復的時間。可以加速。呼吸機及血液循環毫無損失。血中的 Alkalie 質亦不會減少。陸氏曾親自麻醉數次。絲毫無損。試驗家中的狗。曾試了数年之久。多天天使他們麻醉。仍是活動非常。其他各外科專家。試驗以後。亦均有良果。並謂同時可加以依脫精 (Aether 及哥羅仿僕 Chloroform) 此外炭酸的排泄。非特不減少。有時還要增高。呼吸的容量以及次數。亦能漸次的增加。溫度亦不低降。熱的中端及脂肪的分析。均無損失。血壓力則初時增高。繼亦平靜。惟安天冷不能過多。行麻醉時加入的養氣不能過少。若安天冷過九十成 (90%) 以外。便有性命的危險。兩種麻醉藥所最壞處。便是易于起火。而發生危險。(惠康按。現時上海寶隆醫院。在外科手術上。亦施用安天冷麻醉法。成績極爲佳良云。) 另外一種麻醉藥。便是從前的老藥。現在又重新用了。就是注射麻醉藥潘耳男克通。(Pernokton) 前柏林大學婦女科教授卜氏。(Bumm) 曾將此藥試驗多次。用法爲七八瓱 mg 用于一尅之體重大約每一男子六七十尅重。約用五六 dg 就可以使之麻醉多時。依脫精也可以省得多。

但是將來的麻醉藥。當以氣體的爲佳。譬如 N_20 (Stickoxydul) 可以久用無毒。且與生命上絲毫無險。然而因製造工程上的艱難。一時難以普及。

The Treatment of Scarlet Fever in the Chinese Isolation Hospital from 1924 to 1927

Dr. F. D. Zau

四年中治療猩紅熱之經驗

上海工部局隔離醫院醫生曹芳濤

予于一九二四年承工部局首席醫生陳錫慶先生之介紹得入院服務。並依工部局衛生處副醫官洛孛蓀醫士之指導。對于診斷及治療各種病症。不致隕越。然則茲篇之作。皆陳洛二醫生之賜也。特書此誌感。

現時各種傳染病中。最爲人所注意者。厥爲虎烈拉與猩紅熱。而猩紅熱一症。在吾國流行後。尤爲普通人民所恐懼。因其傳染甚速。故隔離方法。甚爲緊要。上海爲通商大埠。人民雜居。在近四年間。時有猩紅熱發現。大都均送入隔離醫院治療。以防此病之蔓延。故隔離醫院實爲研究猩紅熱最適宜之處所。茲以數年治療猩紅熱之成績。約略述之。

甲表（隔離醫院四年內所診猩紅熱患者之數目）

	一九二四年	一九二五年	一九二六年	一九二七年	總計
一月	一	九	十一	十六	二七
二月	無	七	二三	七	三七
三月	無	十二	五五	八	七五
四月	一	十七	八三	五	一〇六
五月	五	十	七八	五	九八
六月	六	無	五一	七	六四
七月	二	一	二〇	三	二六
八月	二	一	一四	二	十九
九月	七	二	八	四	二一
十月	六	二	四	一	十三
十一月	九	一	十二	七	二九
十二月	六	九	六	無	二一
總計	四五	七一	三六五	五五	五三六

細察上表。卽知四年中除一九二四年之二月及三月。一九二五年之六月。一九二七年之十二月外。幾無一月不發現猩紅熱。一九二六年此症最爲猖獗。共有猩紅熱三六五例。約占四年內全數百分之六十八。猩紅熱在三月。四月。五月。三個月內最盛。約占全數百分之五十七。此三月內所診之病人。實較其他各月之總數爲多。天氣愈熱。則病者愈少。

在七月。八月。九月。十月。四個月內。猩紅熱漸稀。天氣漸寒。患者又漸增加。十一月。十二月。一月。二月。四個月內。常有猩紅熱發現也。

乙表（年齡及死亡率之關係）

	年齡	病人數目	治癒出院	未癒出院	死亡	死亡率
一九二四年	一歲以下	無	無	無	無	無
	一至二歲	一	一	無	無	無
	二至五歲	五	一	二	二	百分之四十
	五至十五歲	十四	十	無	四	28.57%
	十五至念五歲	十九	十三	五	一	5.26%
	念五至三五歲	六	三	二	一	16.66%
	三五至四五歲	無	無	無	無	無
	四十五歲以上	無	無	無	無	無
	總計	四五	二八	九	八	17.77%
一九二五年	一歲以下	二	一	無	一	50%
	一至二歲	五	一	無	四	80%
	二至五歲	五	二	無	三	60%
	五至十五歲	念五	十八	無	七	28%
	十五至念五歲	十九	十六	一	二	10%
	念五至三五歲	十一	四	四	三	27.27%
	三五至四五歲	一	一	無	無	無
	四五歲以上	三	二	無	一	33.33%
	總計	七一	四五	五	二一	29.57%

一九二六年					
年齡	病人數目	治癒出院	未癒出院	死亡	死亡率
一歲以下	六	一	無	五	83,33%
一至二歲	十一	三	一	七	63,63%
二至五歲	四一	十三	七	二一	5122%
五至十五歲	二八	七〇	六	四二	35, 9%
十五至念五歲	一〇四	七八	六	二〇	19,23%
二五至三五歲	六四	四七	四	十三	20,31%
三五至四五歲	十六	十四	一	一	6,25%
四五歲以上	五	二	一	二	40%
總計	三六五	二二八	二六	二一	30,41%

一九二七年					
年齡	病人數目	治癒出院	未癒出院	死亡	死亡率
一歲以下	無	無	無	無	無
一至二歲	一	一	無	無	無
二至五歲	·五	一	無	四	80%
五至十五歲	十三	十二	無	一	7.68%
十五至念五歲	念三	念二	一	無	無
念五至三五歲	十一	十〇	無	一	9.09%
三五至四五歲	二	一	無	一	50%
四五歲以上	無	無	無	無	無
總計	五五	四七	一	七	12.7'%

丙表（四年來總計數年齡與死亡率之關係）

年齡	病人數目	治癒出院	未癒出院	死亡	死亡率
一歲以下	八	二	無	六	75%
一至二歲	十八	六	一	十一	61.11%
二至五歲	五六	十七	九	三〇	53.57%
五至十五歲	一七〇	一一〇	六	五四	31.76%
十五至念五歲	一六五	一二九	十三	念三	13.94%
念五至三五歲	九二	六四	十	十八	19.59%
三五至四五歲	十九	十六	一	二	10.52%
四五歲以上	八	四	一	三	37.50%
總計	五三六	三四八	四一	一四七	27.42%

細察以上五表。可注意之數點。列之如下。

(一)猩紅熱之劇烈或溫和。因時而異。在一九二四年及一九二七年則甚溫和。其死亡率爲一七・七七%及一二・七四%。在一九二五年及一九二六年。其死亡率則在百分之三十左右。卽個人之病狀。亦凶善不同。最溫和者僅呈細微喉痛及隱約之紅疹。其劇烈者。甚爲惡性。全身中毒。入院後二十四小時內卽承亡。

(二)年齡甚爲緊要。一歲以下之哺乳小兒。傳染者甚少。在五歲以上之壯年者甚易傳染。至念五歲以上。則年齡愈高。傳染愈少。故其百分率如下。

五歲以下 15.29 %
五歲至十五歲 31.74 %
十五至念五歲 30.78 %
念五至三十五歲 17.16 %
三十五至四十五歲 3.54 %
四十五歲以上 1.49 %

(三)小孩之死亡率最高。年齡愈低。危險愈甚。百分之五十八之致命患者。均爲五歲以下之小孩。四十五歲以上之患者亦危險。予等所得之死亡率。較諸其他各國爲高。太約因吾國患者入院時。患病已深。並無早期治療之機會也。猩紅熱對于男女似無甚分列。男女均患之。

丁表（猩紅熱之合併病）

	一九二六年之病人數目	合併症百分率	一九二七年之病人數目	合併症百分率
林巴腺炎	七六	二〇·八三	一〇	一八·一八
腎臟炎	一七	四·六六	二	三·六三
白喉	十三	三·五七	二	三·六三
氣管枝炎	一〇	二·七四	一	一·八
肺炎	九	二·四六	一	一·八
中耳炎	一〇	二·七四	一	·八一
丹毒	五	一·三七	一	·八
膿癤	四	一·一	〇	〇〇
扁桃腺化膿	三	〇·八二	〇	〇〇
關節炎	六	一·六四	〇	〇〇
軟脚病	五	一·三七	〇	〇〇
心臟炎	五	一·三七	〇	〇〇
生產	五	一·三七	〇	〇〇

以上一表。可知患頸淋巴腺炎者甚衆。腎臟炎。白喉。肺炎。氣管枝炎。中耳炎亦多。頸淋巴腺炎大都徐徐消去。不致化膿。合併症如腎臟炎。肺炎。丹毒。心臟炎甚爲危險。如治療合宜。亦有不死亡者。

戊表（藥物治療之結果）

	藥品	未用血清者	用連鎖狀球菌抗毒血清	用猩紅熱抗毒血清 Saxon Serum works. 出品	用猩紅熱抗毒血清 Park Davis 出品	用猩紅熱抗毒血清 Mulford 出品	麥克羅孔（百分之一溶液） Mercurochrome 1%
一九二六年	治愈	一七九	七	二	二七	無	無
	未治愈	二五	無	無	一	無	無
	死亡	八九	八	二	一二	無	無
	死亡率	30.37	53.33	50.00	30.00	無	無
一九二七年	治愈	一五	無	無	二四	四	三
	未治愈	無	無	無	一	無	無
	死亡	四	無	無	二	無	一
	死亡率	21.05	無	無	7.41	無	25.00

醫學界對于猩紅熱。久未獲得滿意之治療法。對症療法及佳良之看護。視爲重要。自一九二〇年後。治療法稍爲變更。大都均用血清治療。自上表

可知連鎖狀球菌抗毒血清。並無若何價值。Soxon Serum Works之猩紅熱抗毒血清亦與之彷彿。用 Park Davis 出品之結果。較爲滿意。如熱度及脈搏注射第一次後仍不低降。宜再注射第二次。此爲一九二六年所得之結果。在一九二七年所用之血清。均爲 Park Davis 之出品。念四例之患者經注射後。僅二人死亡。每次分劑爲十西西。予又用過 H. K. Mulford 之出品。其分劑爲十四西西。效驗甚佳。雖用此注射少數之病人。惟尚無死亡者。故甚有價値也。Mercurochrome 220 Soluble予用以治療四人。僅一人死亡。頗可試用。其價亦較低。對于貧苦之患者甚爲合宜。法用靜脈注射爲百分之一溶液1%。其蒸溜水之溶液。須新鮮製造並殺菌。分劑爲十西西至二十西西。每二日或三日注射一次。惟腎臟炎及腸出血之患者。不宜應用。

Treatment of Scarlet Fever with Alkali

猩紅熱之新療法

丁錫康

Dr. S. K. Ting Shanghai Municipal Hospital

歐司曼氏當治療腎臟炎時。曾注意酸性之尿。如使之變成阿爾加里性。尿中所含蛋白質大為減少。每日排出之尿量亦大為增加。病者情狀較前佳良。彼又見一病人。因受大量之散拿克抜新 Sanocrysin 中毒而致閉尿。遂用大量之阿爾加里 Alkali 藥品治之。病者竟告痊愈。于是又以之治療猩紅熱。效驗亦佳。猩紅熱之合併症如腎臟炎及蛋白尿之統計。先前為五．五%。經此療法後。竟降至〇．六%。故阿爾加里藥物。對于猩紅熱。實為一種有効的新療法也。

僂痲質斯病。當未用 Salycilates 時。常用大量之阿爾加里藥治之。現時歐史納氏謂阿爾加里仍為良藥。服後病者情狀大佳。亞爾加里並能預防腎臟炎尿蛋白之發生。其他合併症為同一毒質所致者。經此療法後。當亦能消滅。例如猩紅熱性僂痲質斯一症是也。

猩紅熱之腎臟炎。初時大都尿內含蛋白。後即有血。此種現象自發病後至第六星期。無論何時。均能發現。惟以第三星期爲最多。所驗之尿。以早晨未進早餐前所排出者最爲相宜。

培來氏于一九二六年診視病人二八一九人。內中三〇三人有蛋白尿及腎臟炎。爲一〇六%。六十九例有僂痳質斯爲二・五%。內中十九例有蛋白尿。故僂痳質斯之有蛋白尿者。占二七・五%。由此可知僂痳質斯與蛋白尿之關係也。顯心臟合併症者有四十六人。爲一・五%。蛋白尿之患者之有合併症者有四人。爲一・三%。故蛋白尿並不增加心臟合併症。僂痳質斯顯心臟合併症者有十二人。爲十七・三%。可知僂痳質斯與心臟內膜炎則頗有關係也。

用阿爾里藥物所治之患者。年齡自一歲至念五歲。服後尿卽變爲阿爾加里性。宜連服三星期。病者又須安臥床上。所治百例內。備一例患蛋白尿及僂痳質斯。其藥物卽係下列之處方。

Pot. Cit. 40 grains.

Pot Bicarb. 40 grains.

加一兩之水

當猩紅熱患者在傳染期內。阿爾加里須常服。蓋腎臟炎常在病之末期發現也。有時服阿爾加里之患者。其尿忽變酸性。而兼有骨節痛。阿爾加里之分劑。卽宜增加之。尿卽變爲阿爾加里性矣。阿爾加里對于中毒性之猩紅熱患者。其治療價値。

尤爲可驚。嘗見一小孩。有極顯明之猩紅皮疹昏迷及乾燥破裂之舌。尿呈甚强之酸性。可用 Ferric Chloride 試驗之。此等患者。如用大量之阿爾加里治之。二十四小時至三十六小時內。病狀可立卽減輕。尿失酸性。舌變潤濕。神識清醒。熱度低降。如小孩不能服阿爾加里。可自肛門灌入之。倍來醫士謂阿爾加里對于治療猩紅熱。其效驗之美滿。卽用血清。亦無此成績。故在中毒之患者。更亟須應用也。

Ueber Sanocrysin

散拿克拉新治療肺結核之成績

丁錫康

Dr. S. K. Ting M.D.

馬弗氏在印度地方。專用散拿克拉新 Sanocrysin 治療肺結核。其結果則對于早期之滲出性肺結核最爲有效。發病未過六個月者尤爲合宜。其對于慢性之纖維質性肺結核。亦有相當之價值。所用散拿克拉新之分量。如初用卽予以大量。常有重大之反應。故其分劑。初用時爲 0.10 至 0.25 g.。每隔四天或七天注射一次。共須注射十次或十二次。其分劑可逐漸增加至 1.0。惟遇極高之熱度蛋白尿或他種腎臟病腹部結核沉重之患者已呈中毒症狀或虛脫者。則均宜禁用。其效驗佳者。患者自注射後。症狀均消滅甚速。其中三十五例之病者。均有微熱。臥床不起。自用散拿克拉新後。熱度卽退盡。五十四例之病者未用散拿克拉新前。痰內本含結核桿菌。自注射後。其中十九例痰內之結核桿菌立卽消失。總之初時如用輕量。其效果實甚佳良也。

法別醫士曾用輕量及重量之散拿克拉新。分別治療肺結核患者。藉資比較。其結果則凡用輕量者。注射後既無各種反應。其對于結核之治療功用則反較用重量者爲佳。法氏所用輕量之分劑。初時爲20或 25 cg.。漸增加至 60 cg. 至 100 cg.。共計注射六次或十次後。卽見效驗矣。

英國意洛脫醫士。謂散拿克拉新對于肺結核。其治療成積。確比他種療法爲佳。彼曾診得一肋膜炎兼腹膜炎之患者。曾用過許多療法。凡三閱月。未見效驗。自用散拿克拉新後。三星期內。腹腔水分。竟完全退盡。某小孩有肺結核及頸部淋巴腺結核。甚爲危險。自注射散拿克拉新後。熱度下降。身體重量亦增加。

克明醫士亦謂散拿克拉新對于結核。確有效驗。惟注射過一期者。病狀反復時。仍須注射第二期或第三期之散拿克拉新以治之。麥許醫士謂丹麥國醫士現用散拿克拉新治療結核。已不用大量。均用小量。而其結果反爲滿意云。哈夫醫士謂初時注射。宜用 1/10 gm.。以後逐漸增加至 1 gm.。克明醫士又謂用散拿克拉新時。患者結核病灶之現狀。及其排泄機能(如腎臟)之健全。均須特別注意。凡病深之患者。不宜應用。早期結核。用之最佳。此藥有積滯作用。其注射入體之金類物質。或需一月之時間。方能排泄外出也。

按散拿克拉新爲丹麥國科本海琴城之馬禮格時大教授于一千九百念四年所發明之金類製劑。其名謂 Double thio-Sulphate of gold and Sodium 彼謂此藥能分散深入無血行之結核纖組織內。幷穿入結核桿菌本體之脂肪質外囊。而殺死之云。

散拿克拉新對于結核病。乃一種化學物質之治療法。此藥旣注射入患者。身體之內。有許多結核桿菌爲其殺斃。因細菌死亡而發生之一種毒質。于是充滿全身。故馬大教授另製造一種抗毒血清 Antiserum 以中和此毒質。馬氏試驗時。如以散拿克拉新注射入較小之動物內。常發生一種休克。Shock. 如注射入較大動物內。卽發生蛋白尿心臟炎體溫下降之現象。以上諸種現象。如以抗毒血清注入。卽能預防之。此種抗毒血清。乃素患結核動物之血清。亦可人工製造也。近時許多英國德國丹麥國等醫士。用散拿克拉新治療人類結核患者。其所得之經驗。以爲如注射少量之散拿克拉新。則此種休克及中毒現象大都可以免去。固毋須注射抗毒血清以預防之也。

科本海琴 Copenhagen.

馬禮格特大教授 Prof. Moellgaarad.

肺結核與維孛耳療法

Ueber Vebeol

丁錫康

瑪里露氏以爲結核桿菌。並不分泌一種分散之毒質。其惟一之工作。卽日事破壞身體之組織。故治療結核病之目的。並非排除結核細菌本體發出之一種毒質。乃須對結核桿菌本身進攻。而同時并宜中和因細胞組織。被桿菌破壞時。將發生另一種毒質也。

洛薄二氏已證明肺臟之蛋白質。比較筋肉蛋白質爲毒。而肺臟又有佈滿之細血管及淋巴管。其吸收毒質亦甚迅速。故肺臟結核。比較他處結核爲危險也。

結核桿菌之能抵抗酸類及酒精者。因其本體有一脂肪似臘質之囊。此囊惟酵素Enzyme及立潑斯 Lipase (按此爲功能分化脂肪質之一種酵素。) 能消化之。故身體內立潑斯增加。則對于結核抵抗力亦强大。梅耶與莫立二氏。又證明肺臟內亦含立潑斯。與脺臟相同。而肺結核患者。肺臟內立潑斯之能力。甚爲薄弱。須增加其能力。薄裂氏及排而孫氏。曾製成一藥。名「維孛耳。」Vebeol 或省寫爲「V. B. 2。」其法用六星期長成之結核細菌培養。置于清淨植物類之油內。凡經數星期。此種桿菌經七十度之熱度凡一小時。卽被殺死。惟其生物的性質。未曾失去云。維孛耳能增進肺臟立潑斯之能力。結核桿菌抵抗力因之消失。而患者乃有痊愈之希望。此藥可注入靜脈內。亦可注入氣管內而直入肺臟。其法蓋甚普也。

Therapeutische Jahresberichte

年來醫藥界之進步

丁惠康

癌腫 Krebs 之新內服劑

栢林李佛陀斯克氏。Lewandoski 對於癌腫患者給予一種混合劑。爲佛拉腦博士 Dr. Fragner 所發明者。內含燐化鐵。臭化鈣。安知必林。咖啡因。依脫油。補劑。及苦味劑等。(Ferrum Phosphoric, Calcium Bromatum, Antipyrin, Coffein, salicyl., aether. Oelen, Hexamethylentetramin, Tonica u. Amara) 此種內服劑之功用。不僅可以止痛。增進食慾。並能停止癌腫之蔓延。而對於食管癌腫。胃腸癌腫。及婦女生殖器之癌腫。尤有特効。內服劑量。每日約予患者三次。每次一食匙之製成混合劑云。若充洗射用。則將一食匙之溶液。稀薄於半立脫之微溫水內。患者若能忍受。可漸漸增加其稀薄之分量。

麻痺 Laehmungen 之光線療法

佛利蕬氏 Fritz 報告。謂曾有十六例之表面性 (periphere) 麻痺。與二例之中樞性 (centrale) 麻痺患者。佛氏約經過三年之郎脫琴光線(愛克斯光線) Roentgenstrahlen 療治。同時並用他種物理的合併療法。其結果則十三例完全治愈。五例亦治愈不少。佛氏用極小之劑量。而治療上獲此極大之影響。大約郎脫琴光線。對於發炎之組織。有一種特殊之功用。影響及於表面麻痺神經。而漸漸達於神經之深部也。

初生兒窒息(假死)之療法 Asphixia neonatorum

李華氏 M. Litwak 於來林格臘特地方之產科醫院。曾治愈十三例之初生兒窒息。當誕生後之初生兒。發現沉重之窒息者。立刻將其臍帶剪去。口腔之汚穢。盡行滌去。注射半瓩至四分之三瓩之樟腦油。然後將小兒就浴於攝氏三十二至三十三度之熱水中。(同時用冷水灌溉其全身。)小兒之一手。當置其於頸部之後面。又曼奈脫氏。Mennet 報告倍痕地方產婦科醫院。曾治愈廿五例之初生兒窒息。均用樂百齡 Lobelin Ingelheim 注射。惟其中曾有三例。經注射後。發生極危險之現象。如嚴重之痙攣云。

氣管枝喘息之「鎴」療法 Astma bronchiale

在栢林刼利脫第一內科醫院內。阿來克斯氏。Alex Kempinski 曾用「鍶」Strontium 施治於十七例之患者。每二日注射五毦至十毦之斯脫郎梯郎。Strontiuran 於靜脉內。經過一年之觀察。內十一例表面上可云完全治愈。三例則稍愈。其餘三例則毫無影響。又用百布頓Pepton 注射法。成効亦著云。

動脉變硬症之動脉伐克辛療法 Arteosklerose

栢林拉服脫氏。Ravoth 曾有三年之經驗。對於動脉變硬症之七十例患者。用支利巴利司博氏 Dr. P. Cilimbaris 動脉伐克辛療治。（爲一種細菌的培養）其減低血壓力之功用。至爲可驚。其餘如頭昏頭痛不眠等症。完全亦因之消除。而胃口增進。體重亦增加云。此種療法。共可注射至一百次云。（皮下注射或腹皮注射）

畸形性關節炎之食物療法 Artritis deformans

阿許羅夫氏。L. S. Ashroft 麥茂利氏。Mc. Murrey 之治畸形性關節炎患者。僅予患者以大量之〇・四%鹽酸 Salzsaeure 及無炭水化合物之食物。施行此法。每至一月以上。如是則患者幾無一例不現輕快之象。疼痛漸止。舉動亦能自由云。而此病之根源地及其原因之療法。雖勿施行。此法亦仍有効云。

阿托方之吸收及其治療功用 Atophan

栢林却利脫第二內科醫院享斯霍脫氏 Hans Horsters 與享斯羅脫買氏。Hans Rothmann 證明阿托方水楊酸之軟膏。Atophan Salicylsauresalbe 或阿托方樟腦軟膏。Atophan Kampfersalbe 於皮膚按摩時。均有吸收之功能。在急性或慢性之筋肉僂痲質斯關節僂痲質斯。腰痛。Lumbago 痛風 Gicht 等症。若用此種軟膏按摩。均能消滅疼痛云。

眼炎(膿漏痲)之特効療法 Augenblennorrhoe

古爾德氏 Kurt Ochsenius 對於眼炎。每施用一種極簡便而有特効之療法。若僅有結膜炎而無角膜合併症之發生時。則於實驗上幾百分之百患者。均克完全治愈云。因膿汚及其微生物。於眼之角膜上。大抵無有危險之發生。故每日若將發炎之結膜 Konjuntive 用新鮮製成之二%硝酸銀溶液。Arg. Nitr.-Loesung (此項溶液。至多不得過一星期。) 塗布一次。此後無須再用食鹽溶液洗滌。因患部自有多量的液質分泌出來也。眼中之汚穢物。僅可將潮溼之棉花。謹愼拂拭之。手指等不可任意擦入眼中。又爲預防眼邊之粘合起見。可令看護於三四小時。於眼角上滴入巴拉芬溶液

Paraffinumliq. 一至三滴可也。

糖尿病性龜頭炎之蛋白體療法 Balanitis

維也納斯太腦氏 M. Steiner 曾治療二個糖水病性之龜頭炎。在極短時間內。用蛋白體療法。Proteinkoerpertherapie (每次用 Caseosan 四分之一至一竓靜脈注射) 均奏効甚速云。

巴瑞獨氏病之因蘇林療法 Basedow

栢林李許脫氏。P. F. Richter 用微量之因蘇林 Insulin 治療巴瑞獨氏病。其治療上功効之確實。確無疑義。如運動性神經 (Motorisch) 之不安情狀。皮膚之潮溼。均可在極短時間內。完全消失。體重亦漸漸增加。甲狀腺腫。Struma 亦日就退縮云。

血壓力之減低與增加 Blutdruck

以腦脫氏 H. W. Nott 之經驗。若用〇・〇六五之過猛酸鉀。Kaliumpermanganat 溶於四百七十五竓之水中。行灌腸法。連行八日至十四日之久。則過高之血壓。可使之低降。過低之血壓。可使其昇至常度。若患者有甲狀腺機能亢進時。Hyperthyreoidismus 則於過猛酸鉀溶液中。同時加〇・〇六五之甲狀腺越幾斯卽可。Thyreoidextrakt

咯血之新療法 Blutung

巴黎毛黎斯來腦氏。Maurice Renaud 對於咯血患者。得有極佳良之治療結果。毛氏用枸櫞酸鈉 Natr. citric. 二十克。再加鹽化鎂 Magnesium chlor. 十克。溶解於一百克之水中。應用時可將以上製成之溶液。取出十五至十克。作爲注射用。但注射時。愈緩愈佳。以免休克 Schock 現象之發生云。（卽筋肉神經麻痺等現象）

急性氣管枝炎之新療法 Bronchitis

德國刖興大學婦科醫院享斯宅而氏 Hanns Seidel 以依脫精 Aether 施行筋肉注射。每日一竓。(ccm) 尤於開刀後之氣管枝炎。能於短時間內奏効。用此法以療治氣管枝炎。以經驗上之觀察。則氣管枝性之肺炎。可不致再行發生。而注射依脫精愈早。其預後亦愈佳云。但在慢性之氣管枝炎。則此法不見有効。又氣管枝性肺炎依脫精之注射。宜極謹愼用之。或當禁忌之云。

又勃老柰士摩琪氏。Brunetto Moggi 用五十%之糖份溶液。(Glykose, Galaktose u. Saccharose)(肝糖乳糖砂糖)注射於氣管枝炎。與氣管枝肺炎之患者。其分泌物即可減少。於病勢立有佳良之影響。但在慢性氣管枝炎。此法亦不甚効。

小兒氣管枝性肺炎新療法 Bronchopneumonie

栢林大學小兒科漢保哥氏。R. Hamburger 對於本症。有精深之觀察與經驗。漢氏輒用鎮靜藥。如 Bromural 每次之劑量〇•一五克。每日之劑量自〇•四五至〇•九克爲止。此外如透涼之空氣。又興奮藥。如樟腦劑與咖啡因等。又療治軟骨病劑。如維他命療法。及石英水銀燈光線療法。Quarz quecksilber lampe 每日可照二次。魚肝油等。亦堪賞用。又可行血管切開術。Arteriotomie 取出多量之血液。以上諸法。均可使小兒氣管枝肺炎死亡數減少云。

子宮頸加答兒之血炭療法 Cervixkatarrh

白來斯老大學婦科醫院開拉氏 Geller 用自己製成之子宮頸藥粉吹器。將血炭 Tierkohle 吹入子宮頸。以治子宮頸白帶云。

膽石疝痛之新療法 Cholelithiasis

佛耶克府拉喜氏。K. Reiche 對於膽石疝痛。黄膽病。及屢次反覆之疝痛患者。輒用一克太拿散 Ikterosan 及松果腺液 Pituitrin 之合併注射療法。俾刺激膽液汁。使其流出力增加。注射十分至十五分鐘後。令患者飲二百五十至三百旣之苦水。Bitterwasser 則十二指腸亦能刺激肝臟。使其膽汁分泌。拉喜氏對於虛弱之患者。先用二分之一或四分之三旣之松果腺液。加五旣之一克太拿散。（松果腺液在第二次注射時。卽可用全量。）通常每星期注射三次。僅在極嚴重之患者。可每日注射一次。平均注射四次至六次。卽克奏効云。

濕疹性結膜炎之蛋白體療法 Conjunktivitis ekzematosa

於頑固性之眼瞼搐搦症 Blepharospasmus 劇甚之分泌物。結膜發炎等症。古慈氏 Kurz 施行蛋白體治療法。用拉克丁 Lactin 筋肉注射。普通劑量大概自一旣至五旣爲止。視患者之年歲而定之。每二日注射一次。此外復行 Elektrargol 之點眼法。

結核性膀胱炎之色素療法 Cystitis tuberculosa

白蘭克氏 H. Blanc 用美企倫藍。Methylenblue 治療本症。較之他種療法尤爲有効。白氏注射一%之美企倫藍溶液。五至十旣。於膀胱中。於急性患者。每二日注射一次。於次急性患者。每三四日注射一次。約注射四五次後。卽有功効。放尿頻數 Pollakiurie 之現象。與疼痛等。迅卽消失矣。

鹽化鈣之利尿功用 Diurese

在心臟機能不全 Herzinsufficienz 之患者。有浮腫等現象發生時。而毛地黃劑。Digitalis 與他種利尿劑。均不能有效時。波士頓華哀脫氏 P. D. White 曾用鹽化鈣 Chlorcalcium 治之。有强盛之利尿功用。約每二小時予以二•五克之鹽化鈣 Calc. chlorat, 溶解於水中。每日之劑量。爲十克至十五克。此法倘無各種不快之副作用發生云。

阿迷巴痢疾 Amoebenruhr

美松巴與馬利斯氏 Marson-Bahr und Morris 治阿迷巴痢疾。每日用百分之二•五 (2,5 %) 藥特靈溶液。Yatrenloesung 作爲灌腸料。每次約二百竓。經過十天之後。休息四天。於是再重行灌腸。同時並予以藥特靈丸。每日量爲一•五克。約三星期後。患者之大便中卽可不見阿迷巴。

巴黎伯而極脫氏 Poul Ravaut 對於阿迷巴痢疾。用內服洒爾佛散法。已有數年之經驗。伯而氏用老洒爾佛散 Salvarsan (卽六〇六) 之粉劑或片劑。每劑含量〇•一克。每日用量自〇•二克至一•〇克止。服用後之次日。病狀卽佳良不少。而阿迷巴鑁胞。在服藥三五日以後檢驗之。卽可不見。但在在急性之痢疾患者。則當用靜脉注射法。又在預防上。洒爾佛散亦有特別之價値。每星期可注射〇•一至〇•三克各一次云。

十二指腸虫 Ankylostomiasis 之甘油療法

此種之寄生虫。大都寄生於十二指腸與小腸之上端部分。若用充分之克利崔林 Glycerin(甘油)。將寄生虫之水分完全吸收。則寄生虫必將死亡。亨利氏H. M. Shelly 曾有二十二次之試驗。其法先命患者安臥。第一日予以流汁食料。晚間令服硫酸鎂 30g Magnesiumsulfat 三十克。於次日之晨。令服十一竓 ccm 至十八竓之克利崔林於晚間再予以硫酸鎂。30g Magnesivmsulfat 使其輕瀉卽可。

(未完)

醫家倫理綱要

俞鳳賓

Dr. Voonping Yu M. D.

序　原夫醫乃仁術。期於壽世而壽人。友以義交。庶幾相求而相應。假若弁髦道德。無倫理之可循。儆屣嬰鳴。乏交情之相感。勢將醫業淪胥。學術頹隳。殊不知醫家林立。醫道從同。宜行慈善而體天心。必相提攜而飭人欲。不觀夫周天列宿。咸遵軌道而常存。渡海遠航。悉恃羅盤以前進。是故國與國交。蔑視公法則不安。商與商接。違背規律必致敗。凡事如是。醫道亦然。友人伍子連德愀然告余曰。盍迻譯新大陸之醫家倫理。以示古神州之業岐黃者。俾潛移而默化可乎。余深然之。爰思美國醫學會成立以來。歷數十載。會員之徵集已達五萬餘人。咸視此編爲金科玉律。合觀大體。風俗雖有異同。細玩全篇。綱要可供採擇。爰譯斯文。藉助參考。挹臭味於芝蘭。山資攻玉。契性情於鍼芥。月映澄潭。誠以有德無才。濟世未足。有才無德。爲惡有餘。是以綜倫理之三章。軌同人於一轍。明效既著於遠邦。良法可推於吾國。

痌瘝在抱。期斯民壽域同登。矩矱可循。願諸君公餘展誦。譯者奚敢律人。用特律己云爾。己未春俞鳳賓序於歇浦寓廬。

第一章　醫師對於病者之本分

一　醫師之責任　醫之爲業。當以人道主義之服務爲主旨。而視酬報爲次焉。擇此業者。宜以力行其高尚理想爲責任。

二　忍耐精細與守祕密　醫師之一切行爲。以忍耐與精密爲要道。病者對於醫師所述之個人事業。或家庭狀況。以及醫師所見之怪僻性情。或人格上之瑕疵。均當祕而不宣。苟非國法上有不得已之關係。宜始終緘默。以重信託。但逢傳染攸關之事。醫師於一病者。既得眞知灼見。而欲使他人預防罹害。則必酌量權宜。揆情度理。以我之欲人施於我家屬者。審愼而出之。然更宜一察其事之宣洩。與民律抵觸與否爲衡。

三　預後　病者將有危險狀况。醫師宜預先知照其親友。不應言之過甚或過輕。若欲使病者。或其友人。明曉病情。則當先計病者與其家屬之利益。而後酌量行之。

四　戒疏忽　醫師雖可擇人而治。然苟有人延請。或遇意外之救急。或爲輿論之所期望。則卽須應診。既接一症。不可因其不治之症。離棄而疏忽之。亦不可因他種情形。不告而別。必也預先知照其病者或友人。使其另延他醫。繼續醫治。始可放手。

第二章　對於同業醫師及醫界之本分

第一款　對於本業之本分

一　增高本業之榮譽　醫家對於本業之責任。爲常行君子之道。用正當之法。促進本業之榮譽。而提高其程度。與推廣其利濟之範圍。不常固守門戶之見。蓋派別每釀生水火。一受黨見之束縛。則將破壞思想與言論之自由也。（此爲尼康氏之訓言。氏爲蓋倫大醫家之父。）

二　醫學會之本分　爲增益醫業之榮譽。爲提高其程度。爲推廣其利濟之範圍。爲助長醫學之進步起見。凡醫師宜與醫學會聯絡。捐助其光陰能力與經濟。使此種學會。得以代表本業之高尚理想。

三　品行　曾受醫術敎育之君子人。可爲醫師。故凡爲醫師者。必潔其行。高其德。勤其所學。忠其所事。其爲人也。更須眞摯謙和。富於忍耐。敏於行道而不躁急。處事謹愼而不拘於迷信。其於本業職務。與平日行爲。又必須合乎禮義。（吸坡克拉替氏之垂訓。）

四　廣告　刊布傳單或廣告。利用通信或訪問。以誘引無情誼關係之病家來就診。非醫家之正當行爲也。卽間接之干求請託。欲人推荐。或間接之廣告。以及慫恿日報或雜誌揄揚其治病之功效。亦非正當行爲也。一切自誇自讚之事。旣蔑視成例。又降低品格。故皆難堪而難忍。蓋職務技能與忠實所造成之相稱名譽。乃最清高最有力之廣告。卽初行醫者以及其同儕。苟欲求名譽。亦循斯例。顧此非可強致。乃由人格與平日行爲而來。至於刊布營業性質上簡單之名片。或屬個人所好。或爲習俗之所尙。或爲一時之便宜行事。則不得謂之失當。蓋社會之習尙與風俗。醫家亦未可概置不顧也。

至若包治包愈。誇口大言。用祕製藥品。與祕方療病。以及發給治病保單。以自揚其技能。或用種種法門。以羅致病者。均非正當醫家所宜出也。

五　專賣與分潤　苟有專賣性質之外科器械。以及藥品。醫家不應於此分沾餘利。病家持方向藥肆配藥。或購外科上應用之物。醫家不應從中暗抽佣扣。若侍病者以餘利予醫師。醫師亦宜却之。

六　醫師法律祕製藥品　醫律中。有限制資格之不足者。故醫師不可庇護此等人。而任其脫此節制。至於開方用祕製藥品。或發售之。製造之。以及慫恿其用度。亦均爲違反醫家倫理之舉動。

七　保障醫業　本業中。如有不正直不誠實者。醫師宜秉其不偏無畏之心。宜愬於醫學判事席。或裁判機關。各醫師爲保障醫業起見。宜勿任不及格之流卽缺乏道德與教育者。混入醫界。

第二款　對於同業之個人服務

一　醫師不宜自醫己病。或其家中人之病。是以家居較近之同業者。若欲請診其病。或其家中直接依靠於該同業者。卽須樂爲醫治而勿受醫費。

二　酬勞經濟寬展之醫師。若請遠地醫師診其病。或診其依靠於該同業者之病。至少須酬旅費。倘此項服務。須暫離原地。有損該醫師之營業。而有金錢上之損失。則請診者須補償之。至少亦須償給一部分。

三　由一位醫師負責　醫師有病。或其家中依靠於該同業者有病。宜請一位鄰近之同業者主持療治。他醫師亦得來視。但祇可貢獻所見而已。

第三款　會同商議

一　會同商議之延請　如逢危迫之病。有疑難狀況者。醫師宜請他醫會同商議治法。

二　有益於病者的會同商議　會同商議。宜以病者之幸福爲前提。凡與該症有關係之醫師。對於病者及其家屬。宜正直無私。切不可有作僞競爭與妒忌情形。

三　踐約　醫師之本分以踐約爲要。而於會同商議中。更宜不違時。不爽約。若主持醫師。或會商醫師。因不得已而失約。則先到者宜等候。若逾合理之時期。則此會同商議。祇得展期。若會同商議之人。須來自遠地。或因他故。不能遇主持醫師。祇得展期會唔。或症情危急。或因病者之請求。則先到者可檢察病者。將其意見寄與主持醫師。或固封之後。託人轉交。處此地位。會商醫師發抒意見時。宜異常敏密。蓋主持醫師已有多次之診察。或早有成竹在胸矣。

四　請託專家　病者如有須託專家視疾之需要。而主持醫師。設或不能同往。則該醫師宜將病之經過。及其意見。與治法之經過。以及可爲商榷之助者。書明郵遞寄閱。或固封後託病者轉交。其在會商醫師。則宜於檢視研究之後。卽行作覆主持醫師。忠告其檢查之結果。雙方交換意見。宜互守祕密。以固信用。

五　會同商議時之範圍　俟會同商議之各醫家。檢查症情後。宜會集一處。評論病狀。商定治療方針。此項商議及陳述。除各醫生均在。或得各醫師之許可外。不應在病者及其親友之前爲之。若未得各醫師會議中之同意。則一切意見與預表徵候之言。不可發表。

六　主持醫師負責任　診察中。主持醫師負治療之責任。故依症情之需要。能隨時處方。或更改會議中所定之方案。但於下次會議時。宜說明以更改前議方案之理由。若逢危急之際。主持醫師不在場。則會商醫師可施濟急之法。與善後之手續。以俟主持醫師之臨場爲限。苟非得其允可。則此外不能越俎矣。

七 意見之牴牾 若主持醫師與會商醫師。不能合於一轍。則宜延請第三醫師。或由該會商醫師自行引退。設或該會商醫師。係病者所延致者。則其研究該症後之意見。可於主持醫師在場之時。陳述於病者或其親友之前。

八 會商醫師與主持醫師 醫師之來會商者。苟未得主持醫師之許可。不當代庖繼續醫治該症。

第四款 醫師在干涉時應守之本分

一 戒除批評 若逢他醫師曾經診治之症。必須益加謹愼。不可以詭譎之辭。排斥其醫法。亦不宜有直接或間接之行爲。減少該病者對於前醫師之信用。

二 訪候他醫師所診之病者 倘一病者既有他醫師爲之療治。卽須避去友誼上之問候。如欲之。必須先使該醫師知曉。並得其允可。苟得友誼上之訪候。不宜詢及病情。評論醫法。僅宜閒談他事。勿涉醫務。

三 爲他醫師代診中之服務 倘一病者。既有他醫師爲之療治。苟非在急症中。不當接受其請求。而爲之處方。若他醫師已自行引退。或病者使之引退。則不在此例。

四　戒除謗語　既接受一症。係他醫師所診過者。不應議論其治法。亦不應暗中取巧。苟謗友以媚人。必使病者輕視醫業。而更輕視造謗之人。

五　急症　設因一家之常診醫師不在場。欲延他醫視急症。或視最劇之疾病。此後來之醫師。僅可供濟急之所需。俟彼常診醫師到場。須報告病情。及所用救急之療法。

六　同時延請數醫　若病家同時延請數個醫師。視一急性病。或視一意外症。則先到之醫師。宜爲主持醫師。但一遇危迫時期。或其常診醫師已臨場。或病者所渴望之醫師已到。則此首先臨場之醫師。宜自行引退。設或病者不欲其常診醫師診治急症。欲請他醫。則此病者。宜自向常診醫師陳明。若因危迫之症情。病者需入醫院。則入院之後。宜審度情形。若已出於危。則仍歸其常診醫師治療之。

七　同道所診之病人　醫師偶欲外行。或因意外事端。其病人可付託於同業者。受此囑託者。宜細心診察。一切待遇。均視自己之病人一般。一俟該醫師復職後。卽須由原人治療。

八　病家既有常診醫師他醫勿宜應診　倘病者不欲其常診醫師來診。而另延他醫。則此後來之醫師。宜拒而勿往視。須囑其重請常診醫師爲宜。

九　收生之替代　倘預約之醫師。不能臨場收生。而由他醫師料理接產之事。

該醫師宜俟預約醫師到場時。自行告退。惟該醫師有酌量收取酬報之權。

第五款　醫師意見之抵觸

一　公斷　倘醫師與醫師意見互相背馳。不能合一。此項爭端。宜請公正醫師數人公斷解紛。如能請該地方本國醫學會支會之檢判員任之尤妥。

第六款　酬報

一　義務之界限　對於貧苦之病者。醫師應盡慈善性質義務。對於同業。亦宜互盡義務。但社會中之公立機關。互益機關。以及保壽險保病險保意外險之機關。與他種機關性質與上項相類者。則無盡義務之必要。

二　訂約治病　醫師倘不自量方。擔任其所不能勝任之事。或擔任之後。有妨礙他醫師之正當競爭。均爲職業上所不可行。蓋此等行爲。既有害公衆。且亦貶損醫業之榮譽。

三　戒私費之祕密授受　私費之祕密分潤。既傷公德。又降低醫業。切不可行也。對於醫學上之討論。或外科上之手術治療。如有私費相潤。苟非係病者或其親友所知。則不應收受。宜使病者預知常診醫師應得之酬報。即其內外科服務上以及指導延請專家等事中所應得之費。

第三章　於公衆之本分

一　醫師宜盡國民之天職　醫師應盡國民天職。蓋以其所學。特有專長。宜爲公衆衛生。貢其所知。對於衛生法律及人道主義之增進。宜竭力維持。且需聯絡衛生法律之行政機關。凡關於衛生警察。公衆衛生。以及法醫學。又須勸導社會。以得正當之諒解爲度。

二　醫師宜指導公衆　流行病中之本分　有公共衛生職務之醫師。及他醫師。宜指導公衆。使之明曉隔離規則。關於醫院瘋人院學校監獄等。當使之明曉建築地位。及布置法。以及飲食品關於流行病與傳染病。當使籌劃預防之策。倘在疫症流行時。凡醫師宜照常供職。不應規避險境。亦不應獨善其身。及計較其酬報。各醫師宜依據公共衛生機關所有之法律規則。報告其所見之傳染病。

三　忠告公衆　倘社會中有妨礙健康。或斲傷人命之事、以及江湖術士。詭謀射利。虛詐欺人。凡屬醫師。宜忠告公衆而防範之。

四　藥劑師　醫師宜用合乎法律之扶助。尊視藥業。並使之增進。但藥劑師苟無醫師資格。不得處方。如爲之。則不能受醫家之保護。倘藥劑師用變壞之藥。或不合法律之攙雜劑。或用替代藥。則對於公衆及醫師。不啻自行消滅其權利。

結論

此編所述醫師對於病者。對於他醫師。對於醫業。對於公衆之本分。僅及其大綱。非遂足以該括醫家倫理之條目。故醫家之責任。不僅在此編所述而已。綜言之。無論處於何等地位。對待何等外界。須有君子之行爲。且須設身處地。常以我欲人之待我者待之。以上綱要三章。蓋爲裨益社會而作。尤宜切實遵行。以得社會之保證而無愧焉。

跋

志同道合之人。所學所行既相等。則必求各處於相安之地。於是倫理尚矣。文明之社會。賴醫家以維持健康。以治療疾病。以防免流行之症。以杜絕傳染之原。其責任至重。而須臾不可離也。以故醫師之於社會。於病者。於同道。於本業。遂不得不有倫理之規定。否則職務之曠溺。同業之抵觸。將隨處發現。而無軌道之遵循矣。況今者江湖術士。混跡醫林。在在皆是。或以壟斷爲生涯。或以居奇爲得計。或傾軋成性。或尊己抑人。至若學有專門。而或不知倫理之自檢。亦必自廁於市儈之流。此倫理之所以不可不明。而爲醫界所不可忽者也。此醫家倫理綱要一書。乃新大陸醫林之道德規程。足以資吾人之借鑑者。已備具焉。其或有東西習俗不同之點。亦在閱者善自抉擇而已。倫理云者。推己及人之意。『己所不欲。勿施於人。」乃倫理之眞諦。『我不欲人之加諸我也。吾亦欲無加諸人。』乃倫理之範圍。義與利之間。眞理與私見之際。不能不早辨於胸中。而清澈界限以自固操守。使我與人接觸之處。在在以良心爲本位。雖逢顚頇頑固之流。亦可感化。吾人抱救世之志願而來。入世一次。至多不過數十年之奔走耳。奚暇以私利橫梗腦中哉。幼而劬學。壯而力行。肫摯之誠既堅。交接之處必密。其能不守倫理之範圍乎。卽自消極言之。我之救世志願。庸或未達。而決不能專爲自計。而貽社會與病者以憂戚也。故遇志同道合。職業服務相等者。宜乎互相提攜。以申嚶鳴之誼。則友道與學術俱進。而精神與心地。自必常處於愉快安樂之境。果使同道者皆不悖乎斯旨。則於醫家之倫理。庶幾可無愧焉已。癸亥孟夏。譯者謹跋。

Der kuenstliche Pneumothorax bei der Lungen-Tuberculose

肺癆病之人工氣胸術療法

梁 伯 强

Dr. Bakiang Liang Paulun Hospital

人工氣胸云者。乃用一種手術。把氣體注入胸膜腔內。使患病之肺葉壓縮。動作停止。由是而達治療之謂也。當西歷一八八二年。和拉尼爾氏最先有此理想。悉心研究。卒未收何效用。其後研究乏人。此法遂幾於無聞。及一九零六年。德國大醫家伯勞謁氏 Brauer 復起而研究。潛心考驗。歷多歲月。效用始見。茲將法之大端述之如下。

氣胸之功效

據和氏之研究其作用有三。

(1)使病症之作用停止。病理解剖之現象消滅。

(2)促肺內結締質組織盛爲增殖。

(3)肺臟之有空穴者。使之壓縮。其不能壓縮者。則周圍盛生結締質。與健全處劃界分離。

氣胸法之所以能著大效者。如第一項所言。蓋以原有病症作用停止。由是遂免蔓延之患。但其所以能停止作用者。人各其說。莫能一是。和氏則認爲一種機械的作用。蓋肺臟動作停止後。病的作用亦因停止。克來他氏乃認爲血液循環舒適之故。而普倫斯氏則以爲係血液循環緩慢之故。余謂二者皆可能。蓋用動物試驗法證之。血液循環。其舒適與慢緩。皆視壓縮之强弱爲轉移。又淋巴液之緩慢與擁塞。於此亦關重要。蓋淋巴液擁塞。則毒質之分布緩慢。毒質之分布緩慢。該患處遂惹起結締質組織之增殖。此卽上列第二項所說氣胸術之功效也。

氣胸術之治療

最初此法僅施於單面肺葉空洞性患者。至雙面肺葉患者。初以爲不適用也。後經種種之試驗。雙面肺葉患病。其一面病勢蔓延。其他一面尙在潛伏期中。施以此法。功效亦著。至若吐血沉重難以制止。應用此法。治癒尤速。其不適用此法者。據勞登博氏云。壽數既高者。胸膈硬化者。肺膜膨漲者是也。此外如粟粒性之肺結核。本不適用此法。但近據黑登格氏之實驗。謂苟本病能於早期診斷。施以此法。俾結核菌不致蔓延。既成之肺結核漸漸萎縮。由是亦可達到治療之目的。他如咽喉結核。用之亦有效。總而言之。氣胸療法。固無確定之效用。而其効用之巨。則可斷言者也。

吾人實施此法以前。當注意者。有數端焉。施術時若肺臟與肋膜連結。則動作不能自如。注入氣體亦不能壓縮。故此時須注意肺臟與胸膜之分離。但病之重者。肺臟與胸膜往往連結。而經多次之經驗。亦未嘗不可達治療之目的。不過奏效較遲耳。

至對於病者。何時最適施術。極難斷定。余以爲肺結核之初期。僅肺尖受病。內科治療。其法較便。原不必用此也。但若空穴既成。治之無法。則須速施此術。以免肺臟與胸膜結合。因是治療之經過亦較迅速。

手術

施手術時。須用兩種器具。(一)氣胸針(二)容器　氣胸針有各種之別。如巢格曼氏及撒羅門氏的。皆頗適用。

容器種類甚夥。其重要成分。爲二玻璃瓶。其一盛溶液。(昇汞液)其一盛氣體。容量爲 1000 ccm, 兩瓶之間。置壓力表一。與外界空氣相接觸。

其用以塡塞胸膜腔之氣體。淡氣最合。以其不易爲胸膜吸收也。但德國當歐戰時。淡氣製造甚難。乃取空氣代之。亦頗適用。此氣體用氣針由腋下處刺進胸膜腔內。(第四至第六肋間處)(當注入氣體以先。吾人當先愼察肺臟與胸膜間曾連結與否）。將氣體徐徐注入。第一次注入之量爲 200-300 ccm, 至多不可過 500 ccm,（當注入氣體時。須注意氣壓之强弱。）以後每隔二三日。如法注射一次。至肺臟壓縮後。則每二三星期注入一次。

氣胸停止之期。實無一定。全視其人病狀之重轉爲準。其至短期間。須經二三年。末次所注入之氣體。將從漸被肺吸收。吸收後。肺遂漸漸膨漲復原。

效果

人工氣胸爲最近之肺病療法。其確定成效。尙無詳細之統計。惟略分之。可有兩種效果。一爲目前之效果。一爲久長之效果。應用此法後。肺結核治愈。此久長之效果也。但有時病者。雖尙未治愈。而身體旣覺舒適。精神復原。能從事操作。此目前之效果也。據日近統計表所載。用此法而治愈者。約有百分之八十患者。由此觀之。人工氣胸。誠今日治療肺癆之唯一良法也。

德華醫學雜誌 第一卷第一號

'Allgemeines ueber

"Meinieke" Balsam-Extrakt fuer Truebungs Reaktion. M. T. R.,

邁尼凱氏梅毒溷濁反應液應用法

(第三改良)

朱 其 淦

Dr. C. K. Tsu

現時梅毒檢查法。應用各種血清反應。概難免互有短長。結果仍以華氏反應 Wassermann Reaktion 爲最確實。用爲梅毒診斷之標準。然檢查材料。殊難得適當之臟器浸出液。且檢查術式複雜。設備難週。而日常忙碌之開業醫家。殊感用之不易。是以醫界同人。渴望甚久。希得一代用華氏反應而準確及簡單操作之新法。故世界學者。莫不焦思研究之。允推邁尼凱氏發明溷濁反應。試驗簡單。而其成績確實優良。經一九二三年十一月。開第三次萬國血清研究會議。爲世界諸專門學者承認之。

本試驗所必要之設備及術式。極其簡便。而其試驗僅需室溫一小時。卽可由肉眼識別。時間經濟殊節省也。

試驗術式

(一)以甲試驗管取邁氏越幾斯〇・一 c.c.

更以乙試驗管取三%食鹽水一・〇c.c.此兩試驗管。放入攝氏四十五度溫水中。加溫十五分鐘。（試驗管係用一種口徑薄壁者）

（二）次以所檢血淸〇・二・貯於丙試驗管。血淸係用活動性者。（如華氏及其他各種血淸反應。須將血淸加溫於攝氏五十五度中。二十分鐘製爲非動性）。本反應無須此種手續。

（三）以前取邁氏越及食鹽水。在攝氏四十五度溫水中。加溫至十五分鐘後。卽將乙管內食鹽水。迅速傾入甲管越幾斯內混合。再將甲管內液。回注乙管爲要。（注意）混合時。將食鹽水加入越幾斯內。務宜操作迅速。此時越幾斯食鹽水稀釋液。已變爲乳白色狀態。呈不透明之溷濁液。以滴液管採取觀察。則仍透視也。

（四）如上操作。所得稀釋之越幾斯液。用滴液管吸取一・〇c.c.速卽注入丙試驗管血淸內。速爲振盪混和之。（注意）吸取稀釋越幾斯之滴液管。臨用時。須通過火焰內二三回。俟稍溫用之。前項各種操作。所用之滴液管。須分別應用至要。

（五）右混和液。放置於室內溫度一小時之久。持試驗管。對窗格前明亮處視察。如

完全透視爲陰性 一

完全不透視爲陽性 十

半透視爲半陰陽性 十一

本試驗之結果。係操作終了時間。後用肉眼觀察爲原則。强陽性者。及確實陰性者。僅需五六分鐘。卽可得陰陽性判別。倘將所試混合液。放置於室溫。達至翌日。在陰性血清。其透視狀態依然不生變化。如在陽性血清。本爲不透視狀。試驗管內容。因時久則漸次沉澱。其液亦變爲透明。不過此液如振盪混和後。仍爲不透視狀態也。

關於試驗諸要點

(1)對於所檢血清一份。用邁氏越〇·一。食鹽水一·〇。患者血清〇·二。爲必要配合之成分。如欲易於觀察。越幾斯及食鹽水血清。照量加一倍調製可也。

(2)越幾斯加食鹽稀釋液。一時爲多量調製。以備分別加入多數血清內試驗。則稀釋液將漸次冷却。因冷却則首尾成績不能一致。故一時不可調製多液。最大限度。祗能一次調製稀釋液一〇·〇。(可檢血清十份)不能再超過此數也。

(3)未將血清注加稀釋液之先。用滴液管吸取稀釋幾斯。對窗格處仔細觀察。透視與否。預練習之。如對於本試驗操作不熟練時。往往以稀釋液本身溷濁。不透視之故錯誤。致陷試驗成績不能有眞確結果也。

(4)一般血清反應試法。因使用越幾斯純品。及不純品。或已變壞者。成績上最爲有關重要。

(a)留意絕對不能混入水分。假使僅微潮濕滴液管。一經取用。遂致原液不堪再用。

(b)越幾斯置於室內。或橱中均可。禁忌受熱。及氷室貯藏至要。

(5)滴液管。試驗管等用具。最妙以乾燥滅菌。單以熱湯充分洗滌。俟乾燥後。更以火焰內通過數囘。至充分乾燥後應用亦可。

(6)血清。有著明血色素紅色。及黃疸性黃色等時。於遠心沉澱器。充分血清分離完全。庶幾於診斷上。無何錯誤。

(7)因食糜所取血清。常有溷濁。須經遠心器充分分離。使用免有差失。若無結果時。再於早餐前採血分離血清。而試驗之。

(8)每次取血。在肘靜脈約三 c.c. 置於試管內傾斜之。俟血球冰結。用無菌玻棒。分離血清備用。或發泡液。亦可代用。

Soziale Hygine und Medizin

急性傳染病之預防及治療

蔡禹門

Dr. Y. M. Tsah

上編 總論

（一）傳染病流行時之衛生

傳染病與公衆安甯有絕大關係。當流行之時。個人之衛生法。自不可輕視。然關于公衆衛生之設施。若不能完備。防疫方法。未能完善。則公衆之安寧。實深堪虞。且探究各病之傳染徑路。非繁忙之實地醫家所能爲。必須官醫與私醫（實地醫家）協力爲之。以考察流行之根源。庶可研究豫防之方法。何則。蓋多數患者之家族及其他關係。爲私醫所熟知。官醫欲定撲滅及豫防之方針。非詳詢私醫不可。故官醫與私醫當同心合作。公衆安甯始可完成也。彼抱隱匿主義之醫生。吾人可稱設公衆之敵。立法上若無懲罰之條。又何能得善良之政治耶。

某地發生流行病之時。當記載該事實于所在地之新聞紙上。或用他種方法示諸公衆。俾明于道理之士。速講門衛之道。縱使有少數之患傳染病者。宜速事撲滅。決不可因循遷延。因此而犧牲多數人民。流行時之個人衛生。雖不可輕視。然必須與公衆衛生並行實施。始能收圓滿之結果也。

衛生之方法。雖隨疾病之種類而異。其大要述於各論中。霍亂紅痢腸熱症之流行時。飲食之不攝生。務當切戒。病毒蔓延極盛之際。各種之飲食物。食前必須煮沸一次。可疑之飲料水。亦須煮沸。某種之人。不畏疾病。不信傳染之學說。究其實不過爲一種之迷信。爲醫師者。當詳告之。

如發疹性傳染病（直接傳染疾病）流行之際。當講完全之隔離法。學校內之生徒間。若有是病流行。爲避傳染之危險計。當暫時休課。世界愈進步。則公德心愈發達。若小兒患是症之後。爲父母者。不可令其與他家之健兒同遊。是乃吾人所日夜祈禱者也。隔離法與消毒法同行。實爲豫防傳染之最良法。

（二）　消毒

自傳染之物體上。除去各種之病原體。謂之消毒法。論其方法。有機械的除去之法。有滅殺之法。有阻止其發育之法。又有于生體內奪去其病原體之傳染力。令其死滅之法。消毒之方法。隨病原體及媒介物體之種類而異。選擇之方針。大約如下之所述。（一）得於短時間內撲殺病原體。（二）攜帶傳染物之物體。不被其損傷。（三）施行之時。無危險與煩勞。得輕易行之。且極廉價。

無機體之物品。苟攜帶病芽。亦極危險。外觀上之健康者及輕病者。出外步行之際。亦有撒布病原體之虞。故消毒之本義。當先自人體而攷究之。

有道德有良心之醫師。苟致力於社會之公安。則治療之際。必不忘却顧慮一般人民之義務。就患者行消毒法時。排泄于體外之病毒。當卽刻消毒。此事自表面上觀之。雖屬至易之事。究其實爲消毒法中之最難能者。醫師之缺陷。往往卽伏于此。又醫師對于患者之家人。應敎以卽刻消毒之必要。而其實行與否。往診時須嚴密檢查之。

詳述消毒一項。先論消毒時之手段。次述其施行之方法。

一　化學的消毒劑

消毒劑之種類甚多。本書所列舉者。乃擇其最有効而使用最廣者。消毒劑至一定之濃度。始發生効力。過事稀釋之消毒劑。雖於長時間內與病原體相接觸。亦不克奏接又溶液之溫度愈高。殺菌之効力愈大。雖爲一般之通性。然以不過六十度爲適當。化學的消毒劑之効力。與病原體直接接觸之後。始克發生。故應用之際。當先令被消毒物有易與消毒劑完全接觸方可。

甲　鑛物鹽類

昇汞水（一千倍）Sublimatloesung 1=1000　本品爲極有力之消毒劑。製之之法。將昇汞之粉末或錠劑溶解水內便可。五十萬倍之水溶液。于短時間內卽能撲滅脾脫疽菌。若在他之物質中則殺菌力大減。食鹽與昇汞水相混。生一種之複鹽類。殺菌力略行減弱。然使與炭酸鹹類相遇。不生沉澱物。則殺菌力頗大。純粹之昇汞水全無効者有之。昇汞之毒性激烈。恐誤作飲料。故用愛屋純或美替倫靑著色。其價極廉。惟有腐蝕金屬性。金屬類之消毒不可使用。他種鑛物鹽類之記載本書略之。

乙　鹼及酸類

普通之培養基一立脫爾（Liter）中。加入四十立方生的米特（立糎）之定規酸類。不特細菌不能發育。且終至死滅。故欲確實殺菌。加入八十立糎之定規酸。便可。鹼亦有同一之作用。定規氫氧化鋇五立糎斯可矣。定規苛性鈉十一立糎斯可矣。惟安母尼亞（硇精）不能供諸實用。苛性鉀與苛性鈉。因加熱而効力頓增。二%之鹼性水保持五十度之溫度。則無胞芽性細菌與之相遇。不數分鐘。卽以死滅。所可惜者鹼類有損傷羊毛絹等之作用。不能供衣類消毒之用。

石灰乳　將新燒之石灰而粉粹之。投于大器中。加入半量之水。攪拌之。發熱而生氣體。卽變爲通稱之石灰末。取石灰末一立脫爾。不絕攪拌。加入三立脫爾之水。其混合物卽通稱之石灰乳也。無生石灰之際。則取一立脫爾之消石灰。加入三立脫爾之水混和之。亦得製爲石灰乳。惟消石灰之上層。與其汽相接觸。便起變化。不可使用。

消石灰卽氫氧化鈣爲鹼性消毒劑中之最有力者。惟與空氣中之炭酸結合後。生炭酸石灰。便失其効力。價額甚廉。適於實用。

丙 芳香化合體

石炭酸水 Carbolloesung（五%）芳香化合體之消毒藥中。首推石炭酸水。毒性頗强。濃厚者雖有腐蝕作用。然性質之變化甚難。侵害他物之處亦少。是乃本品之優點。又含有蛋白質之物質。本品遇之。消毒力不因之減損。數多之鹽類、酸類及鹼類。均不妨害。縱使與是等之物質相結合。其殺菌性仍如常。古代之人目石炭酸爲消毒藥中之善良下婢。良有以哉。其奏效雖不甚神速。然極確實。

發育中之細菌在五%之石炭酸中。經數分至一時間而死滅。就胞芽而論。在室溫（攝氏十八度爲室溫）則數週後死滅。在三十七度之氣溫中。于二十四時間內死滅。石炭酸水若增高溫度。或加入〇.五%之鹽酸、一%之酒石酸、三%之食鹽等。殺菌力便增大。石炭酸之効力於水溶液內始發現也。若溶解于純粹之油或純酒精。然後投于消毒之水溶液中。須俟溶解于水中後。方奏殺菌之効。

利曹兒 Lysol 爲克雷曹兒 Kresol（卽椈木油）溶解於石鹼液中所成。通常以百倍至二百倍之溶液。充防腐之用。

克雷曹兒之侵蝕性。本極强大。至利曹兒中。其性質非常和厚。惟蛋白質界被利曹兒所妨害。

利曹兒之爲物。普通製爲三%之水溶液而使用之。溫度與濃度愈高。殺菌之力亦愈大。稀釋克雷曹兒 Verduenntes Kresolwasser 將克雷曹兒石鹼溶液五十立方糎或克雷曹兒水〇·五立脫爾溶解于水中。製爲一立脫爾之消毒液是卽稀釋之克雷曹而水。(二五%)用爲消毒劑者甚多。其効力與利曹兒相倣。

撒普羅兒 Saprol 五〇至六〇%之粗製石炭酸與二〇%之礦油相混合者。名之曰撒普羅兒。其比重較水爲小。故投于消毒之液中。浮于上層而成被膜。有制止氣體發生之効。故貯蓄尿糞之處。略加以撒普羅兒。便能防臭。

丁　亞硫酸造鹽素屬及其化合體蟻醛

以氣體撲滅病原體之研究。自古有之。蓋氣體爲流動于共中之物。體能滲入于物體之間隙內。以達消毒之目的。然不過爲一種之思想而已。因氣體消毒之効力。全屬表面的。若與病原體存乾燥之狀態下。其力甚微。

亞硫酸 Schwefelartige Saeure 氯 Chlor 及溴 Erom 以上三者。均係有殺菌力之氣體。苟有一定之殺菌裝置。便足撲滅其芽胞。在大室之內。其効力頓減。況應行消毒之物體及空氣。必須用水濕潤之。以是攜帶病芽之器物。受其損傷之害不少。故自福爾買林 Eormalin 卽蟻醛水使用之後。以上之三者。便不受世人之歡迎。惟亞硫酸與炭酸氣體相混。卽所設克雷頓氣體者。尚可供撲殺鼠族(黑死病流行之際)之用。

蟻醛 Formaldehyd　蟻醛。爲一種之氣體。放一種之刺戟性臭氣。刺戟氣管、鼻腮、眼等之粘膜。藥舖內所販賣者。乃三五%之水溶液。貯藏時宜密閉罎口。遮斷光線。該液之中若生白色柔軟之柔毛狀沉澱物。徐徐加熱而不熔解。是卽生副蟻醛之證。効力因之減退。或全屬無効。蟻醛使用之際。氣體及水溶液。均有殺菌之効。應用氣體之際。於適當之裝置下。蒸發該溶液便可。或用噴霧器撒布之。亦可達其目的也。應用水溶液之際。取藥舖販買溶液之三十立方糎加入一立脫爾之水。混和之便可。

蟻醛係蟻酸之醛。世人稱之曰福爾買林。 Formalin

蟻醛之一%溶液殺菌力頗確實。然溶體殺菌劑中。能奏實効者甚多。何必專用本品。本品之使用。應保持氣體狀態。室內之消毒。用本品最爲適宜。論其方法。將應行消毒之室密閉。將該溶液之蒸氣。充滿室內。使室內之空氣濕潤。蒸發裝置。用百里氏式最佳。

容積一立方米特之室。用福爾買林五克。行消毒法。在四時間內。克奏消毒之効。若延長至七時間。室之密閉完全。則二克半斯可矣。消毒既終。殘餘之溶液中。加入安母尼亞(硇精)。滅其臭氣。室內則十分掃除。

氯化石灰乳 Chlor Kalkmilch 氯化石灰(漂白粉)之貯藏。若遮光密封。則氯發特有之臭氣。設取一立脫爾之格魯兒加爾苦。(Chlorkalk) 徐徐攪拌。加入五立脫爾之水。便得氯化石灰乳。使用之際。須時時攪拌。

氯化石灰與空气中之炭酸相遇。便起變化。藉遊離之氯。有强大之殺菌力。雖脾脫疽菌之芽胞在二%之乳液中。經四時間半。悉以死亡。惟有多量之蛋白及鹽類時。妨害消毒之功用。

二 機械的消毒法

此法分爲二種。一爲除去病芽之法。一爲撲滅病芽之法。今假定爲甲乙而論述之。

甲 一 沉降法 Sedimentierenlassen 閉鎖一室。禁空氣之流通。至少須十二時間之久。待空氣中病芽悉與塵埃同時沉降。然後就椅壁及床椅而拭除之。是謂之沉降法。

二、本法係用抹布拭除病芽之方法。不用單純之水。易以克雷曹兒(榔木油)石炭酸昇汞等之水溶液。亦無不可。

三、石鹼水及曹達水。雖無消毒的効力。然能溶解垢及脂肪等。故用爲消毒之準備。頗有効。

四、用食麵包摩拭板壁等塵埃與病芽。可同時除去。對于他種物體。亦可用同一之方法。使用既終之麵包。須燒却之。

五、埋沒法 Vergraben 本法係將病芽攜帶物與病芽同時埋沒于地中之方法。自古有之。病芽埋入地中之後。雖于一定之時間內。尚能生存。終至病芽死滅。決不傳染。

乙 一、乾燥法 Austrocknen 數多之細菌。對于乾燥之抵抗力均極薄弱。惟窒扶斯、傷寒提甫推里、白喉、發疹性染傳病等之病原體。對于乾燥之抵抗力頗大。

二、日光曝露法 Belichtung 日光之直射光線。能撲滅一般之細菌。爲確定之事實。至於結核菌雖遇散光亦蒙其害。惟日蔭之部分。其効減殺。實用上往往失望。何則。蓋一件衣服曝于日光中。有蔭則不能全體爲陽光所及也。

三、熱 Waerme 熱爲機械的消毒法中之最有力者。即稱爲全消毒法中之霸王亦可。其使用非常簡便。其効力非常確實。然此法應用之時甚少。故他種方法。仍克保特其價値。

燒却 Verbrennen 價廉而易於燃燒之物體。用此方法消毒最爲安全。

乾熱 Trockene Hitze 乾燥之熱。進入有孔性物體之力甚弱。故對于是種物體之消毒極不適當。然使病芽擂帶物爲良導體。且能堪此等之熱。則用乾熱之際。克奏良好之効果。如數多之金屬製器具、玻璃類、陶磁器類等是也。攝氏百六十度之高溫。歷時十五分鐘之久。斯足矣。

濕熱 Feuchte Waerme 熱氣消毒中應用是法最多。

(a) 賁沸 以普通之水或以加鹼性之水爲媒介。賁沸物體。是法曰賁沸法。効力最爲確實。先用冷水賁沸之後。至少須歷二十五分鐘之久。

(b) 蒸氣消毒 蒸氣之溫度。在普通之氣壓下。雖不能高于沸騰之水。然能達消毒之目的。

因科和氏之裝置。使水沸騰。則其中之蒸氣達九十九或百度。逢此種之熱。雖脾脫疽菌之芽胞。經數分間而死亡。就消毒之時間而論。裝置內之蒸氣達百度之後。至短須經半時間方可。

三 消毒法之施行

各種之消毒法。行于患者之治愈後。及死亡後。因無論突然自發病之初至全愈或死亡。其間行適當之消毒法。亦屬必要之事項。對于患者之排泄物、器具衣類等消毒法。尤須注意。看護人、消毒夫、搬運死體人等。亦須有同一之注意。

一　排泄物

(a)　咯痰、唾液及含嗽液。均集于痰壺之中。約有半壺。便加入稀釋克雷曹兒水、石炭酸水、昇汞水等。經二時間後。即棄于便所。或煑沸而消毒之亦可。

(b)　吐出物、糞便尿等。盛于膿盤或便器。加入同量稀釋之克雷曹兒水、石炭酸水等。經二時間之後。棄于便所。

(c)　血液、血性膿性及水狀之創傷分泌物、鼻汁、死期患者之唾液等。用綿花或綿紗拭取之。即行燒却。或置于器中。加入稀釋克雷曹兒水、石炭酸水、昇汞水等。經二時間後而投棄之。

(d)　痂皮及鱗屑等。以燒却爲上策。若不能燒却。則與前條行同一之處置。

咯痰之消毒。羅肺結核、肺炎、流行性感冒、提甫推里（白喉）配斯脫、天然痘、猩紅熱、百日咳、痳疹、痧子等之際。必須行之。痰壺之中。置少量之克雷曹兒水或石炭酸水頗佳。至於紅痢、霍亂、腸窒扶斯、副窒扶斯、腸結核等。其便中大抵有細菌存在。他種疾患若有可疑之點。必須消毒。患結核、提甫推里、窒扶斯及其他之疾病。苟患者之尿中。確含有細菌。不特便器須勵行消毒法。即患者使用之便所。亦當照上述之法則施行消毒。便所及其他之消毒。用石灰乳頗佳。

糞塊須攪亂粉碎之。使藥品之作用。易于達到。

二　汚水

汚水用格魯兒加爾苦乳或石灰乳消毒。氯化石灰乳。徐徐加入。至發生鹽素之臭氣爲止。石灰乳亦漸漸加入。主强赤色之石蕊色試紙遇之卽變爲青色爲止。加入之後。經二時間而棄之。

三　患者之浴水

處理之法。與前條同。患者行全身浴時。消毒用之氯化石灰。不可在六十克以下。應用石灰乳之際。須六至八立脫爾。又浴水中常雜有少許之糞尿。消毒時不可不攪拌也。

四　面盆、痰壺、尿器、便器、浴槽等

內容之消毒旣終。復用稀釋克雷曹兒水、石炭酸水或昇汞水洗之。再洗之以清水。

五　飲食器

飲食器于淡水或鹼性水(一%)中煑沸。然後用清水洗之。刀叉等。若用煑沸法。易于損傷。故不用煑沸法而浸于一%之福爾買林溶液中。歷一時間之久。取出而乾燥之。傳染病患者所殘餘之飲食物。決不可令健康者食之。若以之供動物飼料。亦須煑沸後方可。

六　玩具

價廉之玩具。以燒却之爲最佳。若必須保存。當用浸漬一%福兒買林溶液之布。精密拂拭之。

七　書籍、書類、繪畫等

不可燒却之重要品。用蒸氣、乾熱、福兒買林氣體等消毒。

八　臥床、襯衣及患者所用之布類衣類等。

本節所記各物。應浸于稀釋克雷曹兒水、石炭酸水等之中。歷二時間後洗濯之。洗濯時所用之水。若有可疑之點。須加以相當之消毒處置。

爲蛋白質粘液、糞便、血液、膿汁、咯痰、鼻汁等所汚染之物。遇一定之溫度後。蛋白質或粘液。卽行凝着。該汚點之除去。便非常困難。世間之洗濯婦、往往接觸未消毒之物品。因是而感染替扶斯、霍亂者甚多。故對于是等之物品。當先行蒸氣消毒。然後洗濯。

九　不堪洗濯之布類

地氈、皮褥、羊毛墊子、窗帷、毛氈、卓布等。用蒸氣或福爾買林氣體消毒。最爲佳良。草席墊子若不燒却。亦須用此法消毒。

十　消毒物之處置

送於消毒所或消毒室之物品。用浸漬稀釋克雷曹兒、水石炭酸水或昇汞水之布包之。置于密閉之箱或車內。送達該所。箱之內側。敷以鐵板。

十一　革或橡皮製物品

用浸漬稀釋克雷曹兒水、石炭酸水。昇汞水等之布片。十分拂拭之。不可行蒸氣消毒。

十二 生皮製物品

以上述之消毒液如福爾買林溶液等注于有皮毛之側。用毛刷擦之。空懸而待其乾燥。不可曝于日光之內。不可行蒸氣消毒。

十三 手及他之身體部

先用昇汞、稀釋克雷曹兒水、石炭酸水等消毒。然後用石鹼洗滌。病室內須常備上述之消毒液。

十四 地板牀架及壁

地板牀架及壁等。爲污物污染之時。用稀釋克雷曹兒水、石炭酸水、昇汞水等洗之。每日用上記之消毒液拭地板二次。

掃除塵屑以燒却爲最佳。遇有不能燒却之情狀。將該物浸漬于上述之消毒液中。經一定之時間。然後棄之。

十五 屍體

用浸漬上述藥液之布。包裹屍體。棺底盛多量之鋸屑石灰。棺蓋密閉。

十六 病室

就病室而論。須用上述之消毒液。十分拂拭之。復用熱石鹼水洗滌。設法通入戶外之新鮮空氣。必須密閉病室。用福兒買林消毒之。

消毒裝置。設于室內或室外。病室內之器物。用福兒買林消毒後。復用上記之消毒液消毒之。

十七　便所

便所之消毒。與病室之消毒。抱同一之方針。便壺須加入多量之石灰乳而消毒之。

十八　井水

用多量之石灰水消毒後。方可浚之。

(三)　傳染病患者之一般衛生的攝生療法

傳染病患者之治療。在有相當設備之病院內。是爲上策。詳言之。傳染病患者在病院之內。得實行隔離。其利一。病院之內。對于有傳染危險之物體。得完全消毒。其利二。看護上之設備及其他種種之點。較病家爲便。其利三。診斷上之各種方法。得以確實施行。其利四。故對于一定之傳染病。法律上有隔離治療之規定也。

就病室而論。光線貴易于射入。空氣貴易于流通。室溫以華氏六十五度爲最佳。惟有氣管枝炎之傾向者。溫度宜較此稍高。此外隨患者生平之習慣。略有變化。固無待言。一切煩雜務須避之。

患病歷時較長者。臥位最須適當。又臥床之交換。患者頗有快感。

褥瘡之發生。雖一日不可怠于注意。看護得宜。褥瘡決不發生。若患者發生褥瘡。乃看護及主治醫之恥辱也。常占背位而不活動之患者。須時時令其向左側或右側迴轉。是蓋不特豫防褥瘡、并可免氣管枝肺炎之發生。

口腔及鼻咽腔。往往發生種種之合併症。須時時注意。不可怠忽。令患者行鼻呼吸。若粘液之分泌過多。用生理的食鹽水洗滌鼻腔。頗佳。人事不省之患者往往因頷骨下垂而大張其口。徐行呼吸。此時當用綳帶支持顎骨。或用綿花閉塞口腔。以催進其鼻呼吸。用溼布貼于口上。防口腔之乾燥。其他用齒刷子、綿紗等時時掃除口腔。亦為看護者所不可忽之要務也。

排尿、排便、食事、檢溫、消毒等。在醫師監督之下。有教育之看護者行之。

熱性傳染病患者之營養。病期愈長。愈須注意。至于肺炎、猩紅熱、痲疹等之短期傳染病。無足重輕。惟替扶斯及天然痘。屬重大之問題。然不論何種之疾病。謀營養之佳良。均有合理的療法。營養不良。實為減殺體力之原。然急性熱性傳染病之患者。食慾往往不良。雖欲求營養之充足。往往失敗。唾液及胃液分泌之減少、胃之吸收力減弱及膽質之減少等。均為食慾不進之證。口渴與食思相反。大抵昂進。是蓋原于皮膚、肺等之排泄水分過多也。

發病之初期。食物以渣滓少而易於消化者為佳。人工的滋養品。自普通之理由考之。似無須使用。牛乳、鷄卵及炭水化合物之粥汁。為熱性病患者營養之主要品。藕粉葛粉瘦肉湯（須去淨油脂）牛肉汁等亦頗具價値。果實之汁若為患者之所好。食之頗足誘起快感。又食物須時時變其種類形式。不可偏於一種。不可令患者起嫌惡之念。最為緊要。且飲食之次數宜增。不可一時攝取大量之食物。除有特別之規定外。專食流動物過久。不可謂為得計。食慾佳良之患者。當與以上等餅乾令其精密咀嚼。一則促唾液之分泌。一則淸潔口腔也。口渴之際。與以冰水頗佳。蓋攝取大量之水分後。細菌之毒素及代謝產物之殘渣。可藉利尿作用而速行排泄。飲用料之中。里莫那台頗佳。開水亦可。炭酸水有起鼓脹之虞。不甚佳良。熱性患者之飲用酒精性飲料。其可否古來有種種之議論。以前有多量使用之說。今日則具反對之傾向。蓋酒精之爲物。係痲痺的毒物。其表面上似具興奮作用。究其實不過爲制止作用之痲痺而已。不特此也。酒精有擴張血管之作用。雖能促進心機。然熱性患者之心機衰弱與障壞障礙。果因酒精之使用而招後患。實爲今日醫界之一問題。一時實不能解決。就循環機之衰弱而論。其强心劑除酒精外。咖啡樟腦等效力亦佳。故酒精之使用主張之者尙屬不少。惟如昔日之使用酒精過多。乃不可不避者也。

下編 傳染病各論

各論中所述各急性傳染病。不過就其緊要者。且所論述者亦就其各病之原因症候與治療法等述之而已。

急性傳染病之通有症狀（如發熱等）及通有之合併症。（心機衰弱、氣管枝炎等）已略述于前。各論中無反覆詳叙之暇。讀者參照前編可也。

（一）腸替扶斯及副替扶斯

Ueber Dilaudid "Knoll„

敵 老 敵

(嗎啡之代理品)

丁名全

Dr. med. M. T. Ding

化學與物理的性質

敵老敵是與敵可敵 Dicodid 相類之品。化學名鹽酸化二輕養嗎啡。(Slazsaures Dihydromorphinom) 敵可敵是從世界聞名的可代英 (Codein) 下來的。敵老敵是啡嗎中來的。以下公式可以證明之。

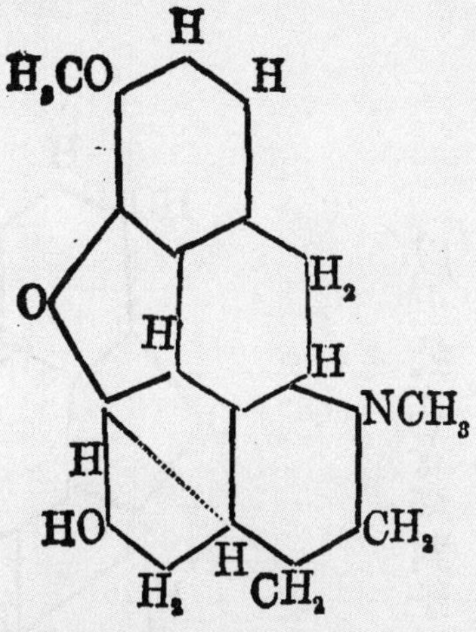

可代英

Codein

敵可敵
Dicodid

敵老敵
Dilaudid

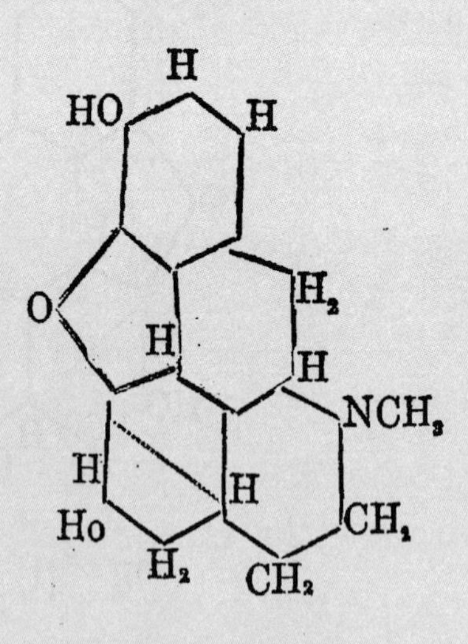

嗎啡
Morphin

以上公式看來對于治療上可見可代英與敵可敵。嗎啡與敵老敵之功用。相差甚微。此非特化學上如此。藥性上可以完全證明其功用之相類。

敵老敵是可溶于水。亦溶于酒精。惟不溶于以脫精。敵老敵據有中性

敵老敵之藥性

鼠與犬得此藥後。呼吸較慢。痛之知覺完全失去。是較嗎啡爲强。但是此藥有

一種好處。便是不會上癮。嗎啡雖能安靜兔之呼吸機關。然四次以後同量的嗎啡。完全無效。敵老敵則不然。他的作用始終是一樣。無論用幾次。作用是和第一次一樣。至于在人身上能否如此。現在尚不能一定。惟有一層好處。便是功效極大。極少的份量可以止痛。于此他的毒性便減少。所以無論何種疼痛均可用此藥治之。萊第 (Rady) 克來耳 (Krehl) 諸人謂患肺癆之人。咳嗽不止。一服敵老敵。便無咳嗽之患。此藥藥性甚長故無須多用。不過用此藥者。不能用在病人呼吸和神精有損之人。蓋恐阻止呼吸更甚也。

愛來老 (Ellenau) 說。若將此藥與史谷把萊明 Skopolamin 合起來。可以當作迷醉用。開刀以前。神經過激者。生產時之痛均可用此藥止之。蓋一吃此藥。能使人朦朧而失去痛之知覺。

上面已說過此藥可治一切疼痛譬如極利害之頭風。白濁下淋時之痛。下部陰器子宮子帶。子房。結瘤作痛。與及瘋痲之痛均可一一用之。用量可較嗎啡少五之一。故每次只須半片或一片中含有敵老敵萬分之二十五克來姆 (gr.) 一西西中半分之二gr.敵老敵故含毒甚微。惟用者仍須注意不可妄用。蓋此藥有一定的用處。並不如市上所出賣之無毒亦無效的藥品可比也。

組織學序

俞鳳賓

凡研究生物學與醫學者。必先治組織學以爲之基礎。此書係路亦與思篤耳二氏原著。吾友施爾德博士所迻譯者也。

博士譯著此書之前。來華學習吾國語言文字。立志教授歐美醫學。悉用學生之祖國文言。集友編書。十易寒暑。擷西國學術之菁華。以中邦文字宣達。爲吾國醫界別開新紀元之準備。其旨趣高超。堪以提撕後學。殊足多也。

猶憶十稔以前。博士赴科學名詞審查會。討論名詞。予亦列席。共相切磋。其時博士評衡字義商榷名稱。侃侃而譚。動中肯綮。博士於會議之後。乃譯此書。書中之所用名詞。均合於現代學人所釐訂而經審定者。自無聱牙詰屈之弊。間有舊名。列入括弧。以示沿革。非獨莘莘學子誦習便利。且於學術界亦大裨益。其第一版已不脛而走。風行一世。即予近年來。於教授時亦屢屢翻閱。以資參攷。百遍摩挲。愛莫能釋。

此册第二版。全書計共四百七十面。插圖四百四十八幅。每章之末。附以參攷資料之目錄。另有組織學技術及實習室工作一章。均屬本書之特色。此帙裝訂前。博士郵予樣本。委撰弁言。謹識數語。藉表欣愉欽佩之忱。並爲治生物學與醫學者之介紹焉。

砂眼預防法

孫祖烈

砂眼西名 Trachom 。中文譯作脫拿霍姆。初發時。是先起疼痛流淚紅眼諸症狀。到後來。眼臉裏面生細小的顆粒。使眼珠和別的地方。起種種的變狀。本病是一種慢性傳染的眼病。十人之中。大約有四五人患此。他的傳染物。就是從患砂眼的人。流出來的眼脂淚液等分泌物。由手指和器具物品媒介。侵入健康的眼內。而起本病。在初期症狀是很輕微。常人都不留心。往往於不知不覺間。陷於重症的很多。又患了這種病。不肯請醫士治療。就是一旦治療以後。因爲沒有恆性。中途間斷醫治。病根沒有去掉。漸次使病勢增進。終則視力減退。使人生的幸福喪失。變成失明症。眞是可慘。現在把本病預防法。和應當注意的事項寫出來。倘能大家遵守勿失。砂眼病或者不致傳染到。卽病毒也能防止他蔓延了。

(一)視力過勞。是本病的誘因。故無論日光與燈光及暗弱的光線下。切忌做細密的事情。

(二)塵埃煤煙强風及日光燈火的直射等。最容易刺戟眼睛。也是本病的誘因。宜注意避禦。又塵埃中常含有本病的病毒在內。亦須當心防免。

(三)暗黑及常時緊閉的房屋。是病毒生存。傳播砂眼的好地方。應常使光線射入。空氣流通爲佳良。

(四)身體宜講求清潔。以顏面手指爲最。指爪宜時時把剪刀剪除。使不留污穢。又衣服寢具等。須常洗濯。或常曝於日光中。此外住居也要十分乾淨。

(五)手巾共用。爲傳播本病的媒介。家人應當各置一條。分別使用。其他如客棧茶館浴堂飯館等處的手巾。萬勿要用。

(六)公用的洗臉盆。使用以前。必以清水洗滌。

(七)雇傭僕人及女婢。宜注意他有無砂眼病。最好請醫生檢查。

(八)眼呈赤色。覺有異物樣感覺。對於光線。眼瞼難於張開。或流淚等狀。此時宜速請眼科醫診察。

(九)點眼藥水。切忌一家共用。如給別人塗點。最是危險。因爲點眼水的瓶。常接觸於眼部。沾染病毒。別人去點這藥。不是移植病毒的好機會嗎。應割除這種惡習慣。

(十)不可與患砂眼的人接近。

(十一)一次罹本病後。在初期卽當醫治。至病根根除爲止。切毋中途間斷。沒有長性治療。

(十二)患砂眼的。宜注重公德。凡公共聚會場等所。切勿插足。若家中有人患砂眼。宜存本病能傳染到別人的心念。

(十三)患者使用的手巾洗臉盆等。宜與他人區別安置。須時時曝於日光中。或用藥物及別種方法來消毒。

(十四)病眼的眼脂流淚等。是傳染砂眼的病源。宜十分注意。須常用柔軟而清潔的布片類。以拭去他。其布片當用藥物或煮沸消毒。

Erfahrungen mit Glucoven

肺病用格羅可文之經驗談

倍度博士著

陳文燦 譯

肺病患者。若用鈣質製劑行靜脉注射時。其最大之缺點。爲引起患者劇甚之不安情狀。及嘔吐眩暈等現象。

余對於肺病患者。輒用「格羅可文」注射。則患者除稍覺微熱以外。僅有極微之副作用。而患者漸不瘦削。即其吐出物如痰液等。亦輕鬆不少。晚間之日晡熱型。亦漸低降。夜汗亦漸止云。格羅可文之功用。與純粹之鹽化鈣 Calcium chlorot. 完全相同。而無其不快之副作用。患者對之亦較易忍受云。

德華醫學雜誌 第一卷第一號

肺結核之診斷

黃鼎瑚

第一期之症象及診斷

痰　量甚少。而粘如膠液。色明如玻璃。其中含結核菌者。不多見。痰唾在晨間尤多。病初起時。痰中往往帶血。

打診測驗　在鎖骨上窩。Fossa Supraclavicularis 棘上窩。Fossa Supraspinata 發濁音。（大都聞之於一邊）肺部之上端。或降落至鎖骨以上。不及一寸。後面則肺部降至頸椎骨 7. Halswirbel第七個棘狀突起 Dornfortsatz 以下。然肺之地位。不變動者居多。

聽診測驗　呼吸音粗。rauh 而尖銳。且無力。或斷續。呼氣較緩。咳聲後在肺尖發離散之水泡音。此音大都僅發於左或右肺尖。不常同聞於左右二肺尖。

熱度　黃昏時漸增高

其餘　慢性的發生者如下 (1)消化不良 (2)

皮色蒼白 (3)身體疲軟 (4)呼吸短促 (5)咳嗽 (6)痛在胸骨及兩肩胛骨之間 (7)體量減少 (8)患病之半胸部向後曳

體態變改 胸廓平坦而長 頸伸長 肌肉衰弱 鎖骨窩 Klavikulargruben. 深陷 肋間腔 Interkostalraume 凹進 兩肩胛骨漸離遠 胸骨稜Angulus Ludovici 高起

愛克司光 肺尖尙無浸潤狀之發生。但在第一與第二之肋間腔。發現多數之小點形狀。與線形然之黑影。

診斷 急性及慢性的氣管枝炎 無下列現象 (1)發濁音 (2)肺上部下降 (3)肺尖斷續呼氣 肺尖發水泡音則惟肺結核病有之

第二期之症象及診斷

痰 數量較第一期更多。性粘而如膿狀。其中含有結核菌及彈力纖維者。有時往往帶血

打診測驗 可表明之濁音。發於一個鎖骨窩。亦可同聞之於二個鎖骨窩。其下及於第三肋骨。肺下葉有滲透物時。亦發濁音。

聽診測驗 於濁音之肺部。可聽得氣管枝性或混合性之呼吸音。有時並可聽得慢性氣管枝炎之現象。及肋膜之摩擦音。

視診　鎖骨窩凹進更深。其一邊必更深於對邊。呼吸時患肺病之一面。其動作不甚顯著。

熱度　無定。時則晨低晚高。時則晨高晚低。有時且無寒熱。

其餘　(1)體更虛弱而無力　(2)有時兼犯腹瀉　(3)皮色白而兩頰獨紅　(4)夜汗且夾有汗疹　(5)額上及頰生雀斑　(7)胸間生有惡液糠粃疹　(7)周圍淋巴腺增大

症象

第三期之症象及診斷

痰　量甚多。呈粘液性以至純膿性。質鬆而聚團如球狀。痰多產自肺空洞。(Kavernen) 當其唾出時。卽化爲水。惟其中仍含多量之結核菌。及彈力性纖維 (elastische Fasern) 有時則肺亦流血。蓋以血管腐蝕之故也

打診　濁音傳佈於肺之大部份。肺葉部復造成大小空洞。其空洞大都先發見於肺上葉。或如胡桃大者。則內含空氣。且四周爲肺臟組織所護。空洞之直徑。小於六生的密達 cm 者。發鼓聲。tympanitischer 大於六生的密達。而側面平坦者。glattwandig 發金屬聲。metallklang 如以打診板測驗之。(打診板西名 Plessimeterstaebchenpepkussior) 則金屬聲愈見清晰。

測驗

聽診測驗　在發濁音部份。則氣管枝呼吸音。Bronchialatmen 最爲發通。成變態性呼吸 metamophosierende Atmung 者不多見。發惟水泡音者甚多。在大而側壁之空洞處。呼吸聲如空甕然。或如氣管枝呼吸音。如遇氣管阻塞。則不聞呼吸音。在大而具稠密覆蓋之空洞。則可聞氣管枝發音。與金屬聲。並一種更强之聲音震盪。Stimmfremitus 除上述之聲音外。在肺臟又發生一種傳佈甚遠濕而如大空泡之水泡音

熱度　高而連綿。

其餘症象　(1)體愈瘦弱而無力　(2)多汗　(3)呼吸短促。須起坐呼吸。Orthopnoe　(4)下痢不止　(5)結核性咽喉潰爛　(6)結核性腎臟炎　(7)澱粉樣脾臟　澱粉樣腎臟　澱粉樣肝臟　(8)浮腫　(9)血結症　Thrombose　(10)褥瘡　Dekubitus　(11)小便呈地阿卓反應　Diazoreaktion　(12)脾腫　Milztumor

街樹與市民衛生

卓君

市民衛生問題。爲市民一切事業最緊要之一項。市民衛生得其當否。與市民之死亡律。有極大之關係。而與市之盛衰。關係尤爲秘切。故無論何等市政府。必須設有衛生局。而以鼓勵市民衛生。及辦理市民衛生方面應行辦理之事宜爲職志。

市民衛生中應行辦理之事宜。不勝枚舉。而培植街樹。頗有惠益於市民之衛生。何以故。街樹之功用。至爲廣博。

（一）街樹可以清鮮空氣。都市空氣。每嫌混濁。其空氣混之緣。在於人烟稠密。加以都市中。必多廠作。所放煤味。瀰漫都市。市民久處其間。恆至有鼻漏及肺癆之疾病。賴夫以調劑都市之空氣。厥惟注意培植街樹。街樹一多。則空氣易於新鮮。久處都市之市民。一旦散步鄉間或樹園中。自然感覺有種種說不出之趣味。而胸腹間之塊壘憂悶。亦髣髴可以滌去而銷沉。此何故耶。其非感覺新鮮空氣有以致之乎。都市中之街衢上。培植樹木。雖不如鄉間如樹園中之多趣。至少可以得到一些新鮮空氣。

(一)街樹可以舒適市民精神。市民孜孜爲業。精神至爲疲勞。苟無以舒適之。終不免乎有種種之疾病。加以車馬喧闐。了無靜意。而求精神上之舒適。則仗乎能稍得自然界之慰藉。街樹滿街。市民徘徊其間或府仰其間。而於不知不覺中。可得一種自然界之慰藉。而減少感覺精神上之疲勞。

(二)街樹爲安慰市民之美的要素。都市之美化運動。於今爲烈。惟美化的都市。纔配叫做文明的都市。美化的都市。能於賜給市民之美的安慰。吾人言念曩昔巴比倫之美的都市。無任嚮往之至。然則美化的都市。庸非市民之所切望者乎。美的都市。固須有種種美化的建設。而培植街樹。亦爲美化都市之一端。有美化的都市。而後有美化的市民。市民之美化。在乎無形中鼓勵其向上之精神也。

查上海租界之愛多亞路。福煦路。靜安寺路等。華界之新西區等處。街樹甚多。蔚然成蔭。吾人馳騁或散步其間。頗覺非常之愉快。其所惠益於市民衞生。豈有涯涘。一輪紅日。懸掛天空。而循諸街樹之下以走。便饒佳趣。若在夕陽西下之時。小憩街樹下。不但清風徐來。而綠葉藍天。彌足可愛而不忍去。又不觀乎西商與富豪。均作寓公於靜安寺路徐家匯路一帶。以其街樹高擎。所以予人以自然境界之慰藉者至溥。較諸居住熱鬧街頭。又無街樹以調劑其空氣。其衛生又爲何如乎。

歐美都市。類皆注意培植街樹。如紐約。倫敦。日內瓦。巴黎。柏林。芝加哥。雖爲工業薈萃之都市。而街樹之蒼翠有致。所關於市民衛生者甚鉅。以都市街樹。除有審美之價值外。而尙有衛生之效果也。西洋自十八世紀以降。對於都市之市民衛生問題。極爲注意。美利堅曾以三十萬株之花卉。五千餘株之蔓莖植物。種於德徒洛以提市之街衢間。英國埃丁堡市之科克邦協會。以廢除街上柵欄而代以種養各種樹木。諸如此例。不勝縷述。街樹之於市民衛生。關係至爲明顯。辦理市民衛生事宜者。其亦注意及之乎。

◎丁福保編　◎第三次預約

說文解字詁林

全書頁數　約七千五百頁

預約價　改用中國連史紙一次交足六十元

出書期　第一期十六年十二月　第二期十七年十二月

出書後　實價一百元

郵費　各省三元預約時交清

截止期　十七年五月底

售券處　上海梅白格路一二一號醫學書局

本書是……

圖書館必備的書，

藏書家必備的書，

金石家必備的書，

大學校必備的書，

教職員必備的書，

研究國學者必備的書，

欲讀古書者必備的書。

內容

大徐本及校勘字句之屬凡[illegible]種，一百五十九卷。

小徐本及校勘字句之屬凡五種，一百〇五卷。

段注及考訂段注之屬凡十種，九十二卷。

桂氏義證及辨訂之屬凡二種，五十一卷。

王氏句讀釋例及補正之屬凡四種，一百卷。

朱氏通訓定聲及補遺之屬凡二種，十九卷。

雜詁別述之屬凡一百七〇種，二百六十卷。

釋某字釋某句者之屬於各家文集中采出，約十卷。

考訂聲韻之屬凡六種，二十二卷。

考訂引經引古語之屬凡二十種，一百三十五卷。

考訂新補新附之屬凡五種，十六卷。

金石龜甲文字及考訂之屬凡七種，八十二卷。

考訂逸字之屬凡六種，三十卷。

說文解字詁林提要

福保搜集說文各書、預備是書之資料、已三十餘年。茲將各書依大徐本之次第而類列之。不避近複、不加删削。原書約一千餘卷。其內容之豐富、與學海堂經解相埒。總計是書之著作者凡二百餘人、皆經學家小學家也。人人竭其專精之智識、取許書研求致索、發揮而光大之、可謂極此學之大觀者矣。豈近世揣摹風氣、朝榮夕悴之新著作、所能望其項背哉。今第一期書已出版、已預約者可向原購處取書。並印有提要一册、凡欲窺本書全豹之一斑者、可先購之一覽也。每册實價四角。

丁福保謹啓

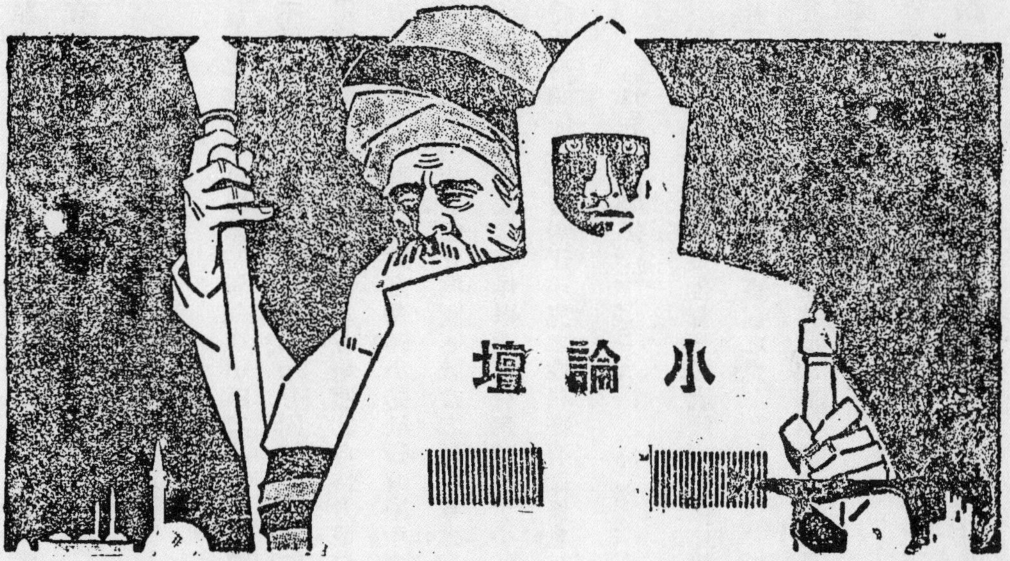

小論壇

孕婦之衛生規則

丁錫康

（一）孕婦之食品。須平淡。多滋養料。不宜飲酒。濃茶。及咖啡之類。每天多食蔬菜。多飲開水。（二）孕婦每日出外兩小時。走路二三里。入浴一次。免去劇烈運動。舉重及勞力過度。（三）睡眠時間須較常人多一倍。宜晝睡若干時。（四）每日休息時間爲八小時至十小時。（五）煩惱恐怖增恨等心念均須棄去。孕婦必須安靜快樂。（六）孕婦須緊守衛生規則。蓋孕婦不衛生則多致疾病。乳汁減少。所產之小兒柔弱。小兒之死亡率因以增加。

罐頭食物衛生上之研究

丁錫康

罐頭貯藏食物法發明後。對于旅行家。便利非常。在旅行期間。亦能得充分之滋養料。而四時鮮果菜蔬。貯藏後。雖經數年十數年。並無腐敗之弊。罐頭食物裝就後。必須取罐煮燒之。以殺細菌。并毀壞腐敗之毒質及各種寄生蟲。罐內空氣亦須抽盡。變爲眞空。如是罐頭食物乃爲最合衛生之食品。而其內所食之滋養料與新鮮者無異。况經過殺菌手續後。其傳染疾病之機會。當較鮮物爲稀少也。惟裝置罐頭時之手續失當。殺菌不盡。食物腐敗。吾人食之則有危險。凡罐頭食物腐敗者。開罐時常有氣體發生。其良雞塮。或此種氣體在罐內澎漲。罐頭因之自己破裂者亦有之。

小兒之性格

丁錫康

吾人之性格須自嬰兒時習練或造成之。小兒之志願心不可加以壓迫。宜獎勵之引導之。凡有固執之意志者。須用溫語勸導而感化之。并須時時培植其自恃力或自信力。蓋自恃力乃吾人行爲之基礎。小兒欲分擔家中之工作及責任者。將來卽能分擔國家社會之責任者也。新鮮空氣。運動。多睡。細嚼食物。作事遊玩有定時。對于小兒身體均有關係。卽間接對于小兒之性格亦有關係也。

乳兒乳腺炎症 Mastiti

韓法周

小兒產生之後。乳房內嘗含有一種乳汁 Hexenmilch。若其乳腺周圍受壓。則有炎症之患。

症狀　發熱。乳房腫痛。既則化膿。或成潰瘍。腋窩淋巴腺。亦因而腫痛。

療治　紅腫則用百分之一醋酸陶土。或用百分之三硼酸水浸棉花包裹之。如已化膿。則開一小口使膿流出。後塞以黃碘布。每日一換。至愈爲止。

預防　小兒胸際宜鬆疏。切不可壓迫。

齒苔與齒石

韓法周

(一)　齒苔乃一種粘着性之揑粉。附着齒面。凡牙齒攝生不良者。莫不生苔。牙苔內含口內脫下之粘膜細胞。飯渣。石灰質。及微菌等。菌類以長線狀黴菌爲最。其餘尙有一種能將含水炭素及糖質變爲乳酸。最損牙齒。

(二)　齒石是由涎液中之無機沉澱物而成。常集於涎液管出口之處。其成分爲55—63%燐酸化鈣。7,50—8,50%炭酸鈣。其餘爲有機質。該石分有黃白色。黃橙色。暗綠微黃色三種。

黃白色齒石性軟而鬆疏。叢集齒脖 Zahnhals。若堆積過多。則牙肉 Zahnfleisch 常因受損。久則牙骨外膜失其生機。牙齒因而疎鬆動搖。

橙黃色齒石生成較慢。其性頗堅。內含口內脫下嫩膜細胞。較黃白色者爲少。常集於下門牙內外面。其色之橙黃。係由有機質澱粉及微菌腐化而成。

暗綠微黃色齒石。其性極堅而厚。狀如小鱗。堆積於牙肉下。或爲半月形之揑粉。集牙脖上。內含約百分之七十五鈣鹽。與百分之二十五有機物。凡齒槽間隙肉生炎之處。莫不有此暗綠微黃之齒石。美國牙科專家曾化驗此種齒石。內含有尿酸鹽一質。所以患齒膿漏症 Alveolar-pyoroe 與尿酸鹽關節症 Gicht 甚有關係。至其暗綠之色乃由血之色素所成。

治療　用尖刀刮除爲佳。若用酸類腐蝕。不但無益。爲害更烈。

預防　凡食物畢。速用牙刷塗牙膏或牙粉將刷牙齒刷淨。然後用輕瀉鹽 Karlsbadersalz 化水。或百分之三十的二養水漱口。

中風

孫祖烈

中風一症。西醫名做腦出血。是人生日常遇到的一種病患。舊說謂由痰迷心竅而生。是不對的。本病的原因。是因腦髓內的血管破裂。血液壓迫腦髓而致。這病多發於四十歲以下的男子。凡脂肪過多。身材矮短的人。這種病最容易發生。叫做卒中質。本病大抵以猝然昏倒。或者以頭痛眩暈等爲前驅症。神識亡失。人事不省。瞳孔大小不同。反射遲鈍。顏面潮紅。呼吸。帶鼾聲。開口流涎。此時大小便失禁。卒中發作時。斃於心臟麻痺。或呼吸麻痺。若幸而醒覺。患者這時亦很覺不安。遺留半身不遂症。癱瘓在牀。

有中風遺傳性的人。平素宜禁止飲酒。防身體肥滿。精神過勞。熱浴。劇動等。整理便通。預防其侵襲。既發本病後、須寬解衣帶。暴露於新鮮的空氣中。抬高頭部而安臥。貼冰囊。病人的身體。如強壯多血。脈搏佳良。顏面呈青藍色。則行瀉血法。如患者顏面蒼白。有衰弱的容貌的。脈搏微弱。或老年心臟有疾病的。不宜行此法。本病宜服峻下劑。行灌腸法，或服藥以吸病竈的溢血。筋肉麻痺。都用樟腦精摩擦。或施按摩術。或用電氣療法。

中風病是人生日常遇到的疾患。都猝然而來。病狀不外下列三端。(一)發病後二十四點鐘內即死去的。(二)發病後有數日內死去的。(三)一兩日內或一星期後醒轉。而遺留半身不遂的。我們診察中風病人的預後。可即問病者的血族中。有無患過此病。有則即問其病症的狀況。以及結果怎樣。蓋本病每有一種素因流傳而來。一旦發生及於自身。那麼這時的病況，與其強弱緩急。亦不脫乎前人的故步。作於前的。即繼於後。循流溯源。可以尋覓生死之訣。就能判別在俄頃間了。

治妊婦嘔吐法

鄧源和

妊婦嘔吐。其原因近時學者以為妊娠中生產一種毒素。抑留于體內而起。或謂自妊娠子宮所起之刺激。反射的使消化機起醱酵腐敗變化。因之而生之產物。吸收所致。故輕者尚能服藥而愈。重者雖服各種藥劑。終不獲效。記者對于服藥無効時。用 Cocain 液。浸漬于棉紗。製成棉球。令病人自塞入于膣內。其効卓著。玆錄診病薄中歷來所診之嘔吐妊婦。用本法治愈之時日。分列于左。

一　食後嘔吐者廿四人。平均用本法五次（每日一次）全愈。

二　嘔吐不關食物。而時常嘔吐者九人。平均用六次全愈。

三　吐物中含有血液。一食即吐者五人。用本法十次至十二次全愈。

生化湯為產后必需之劑耶

沈仲圭

孕婦分娩后。世俗必服生化湯。云可去惡露。生新血。不至瘀結為患。相傳既久。遂成風氣。然衡以學理。乖謬殊甚。請申論之。

胎兒在母體內。端賴母血以長成。此人所共認也。此種血液。係由附着子宮壁之胎盤。經臍帶輸入兒體。亦人所共喻也。洎乎十月期屆。呱呱墮地。胎盤遂與子宮脫離。其與子宮粘結之所。血管斷裂。頓成巨創。血液汩汩向產門下溢。此惡露之由來也。夫子宮內壁既生巨創。自必亟進止血之藥。以促血管之收縮。方合治療之原則。且惡露之名。至為不稱。試思臨盆所下之血。即胎前營養胎兒者。同為心臟噴出之鮮血。初無細菌存在。所謂惡者。果安在哉。以故血液少出一分。即血量少耗一分。而產婦衰弱減却一分。此理至明。人所共曉。今不事止血。反頻啜生化湯以攻血。是無異於人當飢餓。不許進餐。反使工作。世間悖理之事。甯有過於是耶。

或曰。生化湯既屬不宜。應服何藥乎。曰。西藥為麥角藥片。中藥為阿膠。蓋二物性皆收斂也。（或以食鹽一匙和水飲下亦有止血之功）頤子廣為宣傳。以革陋風於無形耳。

附錄生化湯方

當歸 三錢　川芎 二錢　炙甘草 八分

炮薑 八分　桃仁 七粒　益母草 四錢

水酒各半煎服

圭按一方無益母草。本方除當歸益血。甘草和中。稍具補性外。餘皆破血行瘀之品。產後斷不宜沾唇也。

藥用果品談（譯日本科學知識）　孫祖烈

柿　性質發澀。食之能消蝮毒。並解除酒醉之効。又咳嗽者。以柿蒂煎飲。有止咳之功。大便泄瀉者服之。能收斂止痢。

葡萄與林檎　兩者均爲人體內多量之滋養物。爲肺結核病最適當之補品。

梨　對於風邪諸病。頗有特効。又爲治吐血之特効藥。

無花果　無花果之實與葉。能治痔疾。其葉與開水同煮。用以沐浴。能治各種皮膚病。

石榴　有解熱作用。以石榴打成液汁。和糖服之。又石榴葉爲絕妙凍傷之藥。又以石榴根之外皮煎而食之。能袪除腸寄生蟲中之絛蟲。又石榴根皮。能袪除新釜之金屬氣味。

銀杏　寢時小便多者。服銀杏甚有功効。兼能治白濁遺精二症。

尙未發明有何等害處之齒苔　韓法周

綠色齒苔。爲暗綠色齒苔之附加物。無一定之結集成體。其成分尙欠詳悉。按米來爾氏 Mialer 之研究。此苔爲兩種。一爲有機質性質。粘服齒面之上。其結成於血色素之交換體上。頗有關。一爲無機質性者。固集琺瑯面上。非利用器不能剝除。以吾之眼光觀之。恐爲綠葉素所致。

治療　用百分之三十的二養水漱淨口腔。再將齒上少服 3% 碘酒。再用呵莫尼亞水刷之。然後用海浮石 Iofmstsin 或木屑磨擦。可得險云。其齒之不平處。用小塊海浮石磨擦之。必至光亮而已。

本誌投稿簡章

本誌刊行宗旨。在普及新醫學及衞生常識。彼此發揮思想。研究學術。而促進醫藥界之進步。公共衞生建設之實現。

一 投寄之稿或自撰或翻譯，或介紹外國學說而附加意見，其文體不拘文言白話或歐美文字均所歡迎。

二 投寄之稿望繕寫清楚並加標點符號。

三 凡稿中有圖表等，務期明瞭清潔書於白素紙，以便直接付印。譯外國名詞須註明原字。

四 投寄譯稿請將原文題目，原著者姓名出版日期及地點詳細叙明。

五 稿末請注明姓字住址，以便通信，至揭載時如何署名聽投稿者自定。

六 投寄之稿揭載與否，本社可以豫覆，原稿若預先聲明並附寄郵資者可還原稿。

七 投寄之稿俟揭載後，本社酌致薄酬如下：(甲)單行本二百份 (乙)本雜誌 (丙)書券 (丁)現金

八 原稿請寄上海梅白格路一百廿一號德華醫學雜誌社收爲荷

民國十七年一月十五日出版

△德華醫學雜誌第一號

△卽中西醫學報第十卷第一號

主幹者 醫學士 丁惠康

藥學主任 醫學博士 丁名全

醫學主任 醫學博士 丁錫康

出版者 德華醫學雜誌社 上海梅白格路一百廿一號

總發行所 醫學書局 卽愛文義路巡捕房南首

定價表

(廣告刊例函索卽寄)

每月一册 全年十二册

零售每册大洋三角 郵費國內二分 國外八分

預定全年特價大洋二元四角(原價三元六角)

郵費國內不加 國外九角六分

新疆蒙古青海照國內 香港澳門照國外 郵費代價作九五折以一分四分及一角爲限

郵章如有改動隨時增減

定閱諸君如有詢問事件或更改住址通信時務將一定單號數二定戶姓名三原寄何處三項詳細開明方可遵辦實緣定戶太多簿册繁重非此三項無從檢查難免仍有誤寄特先聲明

Deu Hua Medizinische Monatsschrift

德華醫學雜誌

Verlag: E. Yoh Medical Press, Shanghai, Myburgh Road 121

德華醫藥學會出版 上海梅白格路一百廿一號醫學書局印行

I Jahrgang 第一卷 | Februar 1928 | No. 2. 第二號

編輯者 Herausgegeben von: 醫學博士丁名全 Dr. med. M. T. Din
醫學博士丁錫康 Dr. S. K. Ting M. D. 德醫學士丁惠康 Dr. W. K. Ting

撰述者 Unter Mitwirkung von:

醫學博士尤彭熙 Dr. med. B. C. Yuh; 醫學博士王畿道 Dr. med. C. D. Huang; 醫學博士江俊
Dr. med. T. S. Kiang; 醫學博士朱仰高 Dr. C. K. Tsue; 醫學博士李元善 Dr. med. Y. C. Li;
學博士李梅齡 Dr. med. M. L. Li; 醫學博士李中庸 Dr. med. C J. Li 德醫學士杜克明 Dr. K. M
Doo; 醫學博士金問祺 Dr med. W. K. King; 醫學博士胡定安 Dr. med. Ping Hu; 醫學博士
景文 Dr. med. K. W. Chow. 醫學博士周綸 Dr. medL. Chow. 醫學博士周君常 Dr. med.
T. Chow 德醫學士張森玉 Dr. S. N. Dschang; 醫學博士俞鳳賓 Dr. med Voonping Yu 醫學
士曾立羣 Dr. med. L. K. Tschen; 醫學博士曹芳濤 Dr. F. D. Zau M. D.; 醫學博士趙志
Dr. med. C. F. Chao; 醫師蔡禹門 Dr. Y. M. Tscha; 醫師陳邦賢 Dr. P. I. Chen; 醫師孫祖烈 Dr
T. L. Sun; 醫學博士屠開元 Dr. med. K. Y. Do; 醫學博士顧祖仁 Dr. med. T. C. Koh

EUKODAL

總代理
上海興華公司
廣東路十九號

德國怡默克廠
總經理

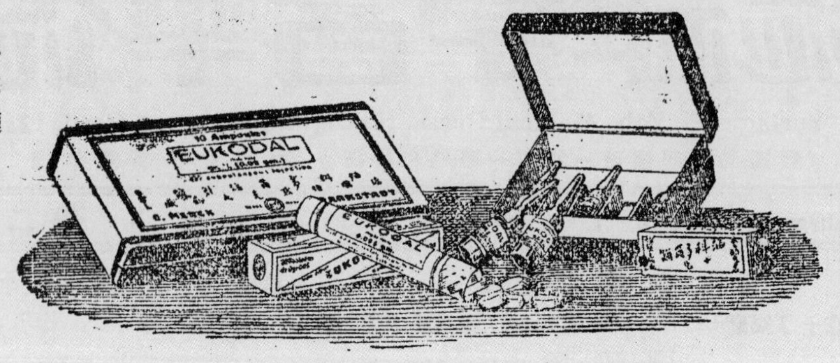

油科達爾

用五

安神咳嗽每次可服半片至一片

止痛每次可服一片至兩片最多至四片

油科達爾

止痛鎮靜醫藥界多藉重麻醉品然皆含有毒性亦易養成習慣性致使用之者有欲却不能之勢怡默克藥廠有見及此欲矯此弊是以特發明一種新藥定名

油科達爾

其功用與各麻醉品相等然毒性毫無已經內務部化驗認可批准行銷即日日用之亦無習慣性所謂習慣性者即如飲酒者思飲吸紙煙者思吸是此則不然用以治病病愈後可隨時不用故欲

鎮痛安神莫如用油科達爾

油科達爾可治咳嗽氣喘腹痛牙痛神經痛再如乾性水胸膜炎胃潰傷十二指腸炎心肉炎等以能安神亦有用以戒除雅片者

E. MERCK, DARMSTADT

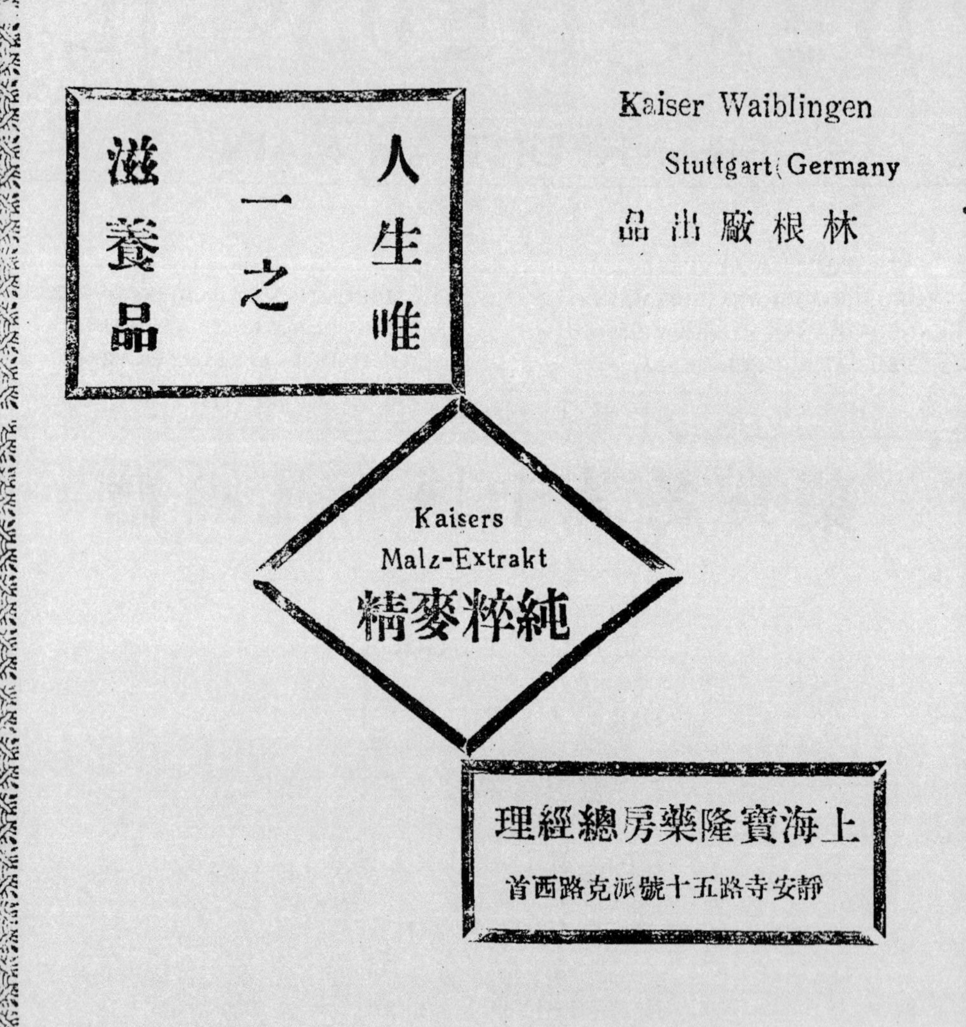
人生唯一之滋養品
Kaiser Waiblingen
Stuttgart (Germany
林根廠出品
Kaisers
Malz-Extrakt
純粹麥精
上海寶隆藥房總經理
靜安寺路五十號派克路西首

VITAMIN-A

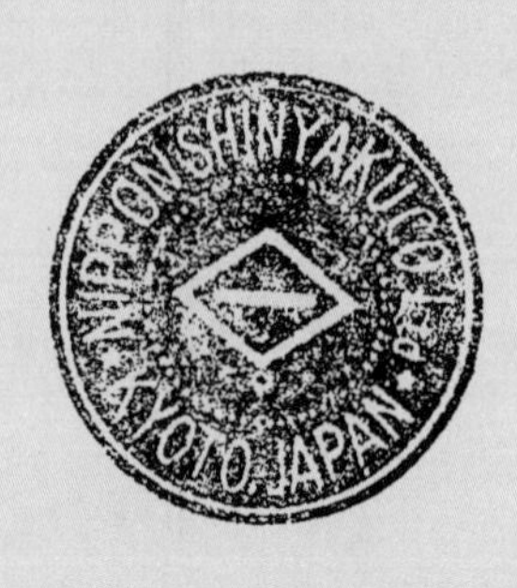

REGISTERED "JECOR AMIN" TRADE NAME

The Prinicpal element of cod liver oil, for the tretment og tuberculosis, a thma, nyctalopia, infant's weakness, dry conjuntiva etc.

肺結核患者之唯一營養劑

維他命A

又名也可拉明
可供內服及注射之用

夫鰵魚肝油爲補身健體妙品盡人而知之而尤以對於肺癆病人之營養不良身體虛弱爲有效亦共知之事也然其奏效之最重要成分果爲何物乎此醫藥界素未能解決之問題也在昔化學幼稚時代或謂其油質容易吸收故有益或謂其所含微量之碘質爲其奏效之原因議論紛歧訖無定論迨至晚近維他命學說闡明以來始知魚肝油中含有無味無臭之維他命A爲其最重要成分即此油之能奏其療治肺癆補身健體之效者實基於此

於是東西醫藥界均注重於此維他命A早思單獨應用以免服食腥難堪之魚肝油且可發揮其重要之治療的功效是爲唯一目的然此質在魚肝油中爲量甚微且提取艱難消耗甚大是製造上之難關也

本社悉心研究提鍊方法不惜金錢與時間之重大損失卒抵於成製爲內服用膠球及注射用液劑以供醫療界之用自發行以來備蒙東西醫藥界之推許均謂魚肝油之偉效盡聚於此其特點在無腥無臭容易服食雖病體沈重食慾不振者服之仍能盡量吸收且能增進食慾婦人小孩亦樂於服食更有注射劑可由非經口的用法而能達其治療目的尤爲特長誠良藥也

效用　統治肺結核之營養不良身體虛弱夜盲症氣喘小兒瘦弱等症

包裝　內服用膠球每瓶五十粒每粒含量〇·三瓦大瓶二百五十粒　注射劑五管裝及十管裝每管一西西

製造廠日本新藥株式會社

總發行處上海交通路中新華大藥行

ZEISS MIKROSKOPE

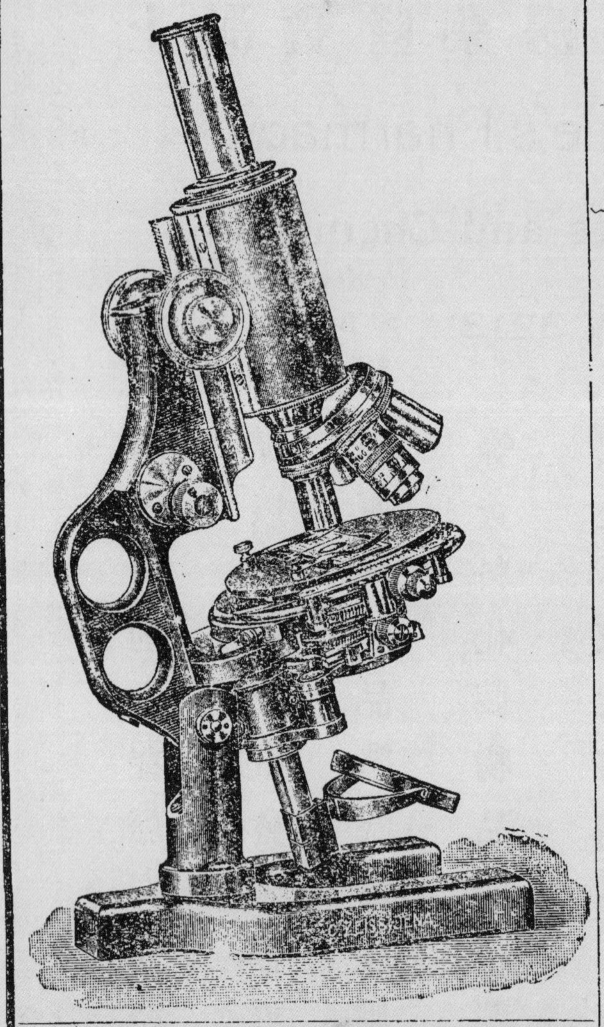

茲爲謀醫界諸君便利起見兼輸入德國醫療器械貨眞價實與衆不同統希諸大醫士垂鑒

上海四川路蘇州路角禮和洋行光學部經理德國蔡司廠最新式顯微鏡及一切附屬品均備現貨駕臨參觀極表歡迎

Atlas und Grundriss

Der

Bakteriologie

丁福保譯

每部二册　定價三元

病原細菌學

此書共分五編第一編爲細菌生物學內分四章一細菌形態學二細菌生理學三細菌病性學四免疫學此編皆關於學說者其第二編爲細菌檢查法內分八章一細菌檢查法一般二檢查細菌之用具用品及試驗藥三滅菌法四懸滴檢查法五染色檢查法六培養試驗法七動物試驗法八免疫法及血清檢查法此編皆關於實習者其第三編爲病原細菌各論內分四種一消化器系病原菌二呼吸器系病原菌三皮膚系病原菌四生殖器系病原菌其第四編爲細菌以外之病原微生體內分四章一分歧菌屬二芽生菌屬四原生動物其第五編爲病原不明之傳染病凡歐美細菌大家之學說靡不兼收並採屬採鉅細無遺材料既富而選擇尤爲精當內附銅圖一百幅五彩圖畫十六幅尤稱特色

醫學書局印行

上海梅白格路一百廿一號

SIEMENS CHINA CO.

Simple Roentgen-apparatus

for

Radioscopy Radiotherapy and Radiography

for Direct Current.

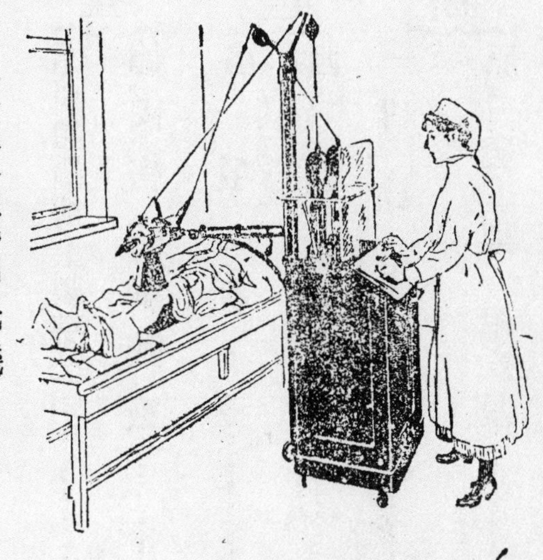

輕便愛克司光機

比機爲敝廠最新發明者運用靈便裝置極易既可診斷骨骼心肺腸胃各症及攝影又能用以表面治療各式皮膚症誠醫界不可不備之器械也敝廠備有暗室以便隨時試驗之用倘蒙惠臨參觀不勝歡迎之至

分行

天津 北京 濟南 重慶 南京
奉天 漢口 成都 香港 廣州

上海江西路二十四號 西門子電機廠啓

選購愛克斯X光器械須知

凡醫生。或病院。欲裝設愛克斯X光器械。應將以下諸端詳細指明之。

甲 所需電氣來源之情形。

乙 對於裝設此器之要求。

愛克斯X光裝設之價値。即全繫于此。對於甲項。計有以下問題。

(一)或直流電。電壓力幾何。日間或夜間發電。

(二)或交流電。電壓力幾何。循環次數若干。日間或夜間發電。

以上一二兩條。係由公共電氣廠。供給電氣而言。

(三)或係自備發電機。與愛克斯X光器械。一同購之。

乙項計有以下問題。

(一)係欲透照。與時間治療。及時間照像。

(二)或係欲時間。兼速治療。與透照。及時間。兼速照像。

(三)抑或係欲時間。兼速。併兼片刻治療。與透照。及時間。兼速。併兼片刻照像。

此器之價値。按其要求而有增加。並按其所帶附屬品之多寡。而有不同。如附帶愛克斯X光筒。三脚架。安裝件。療病台。與療病附屬品。各若干是也。

玆請按照以上諸端。詳細註明。俾可具單開列價値

上海西門子電機廠啓

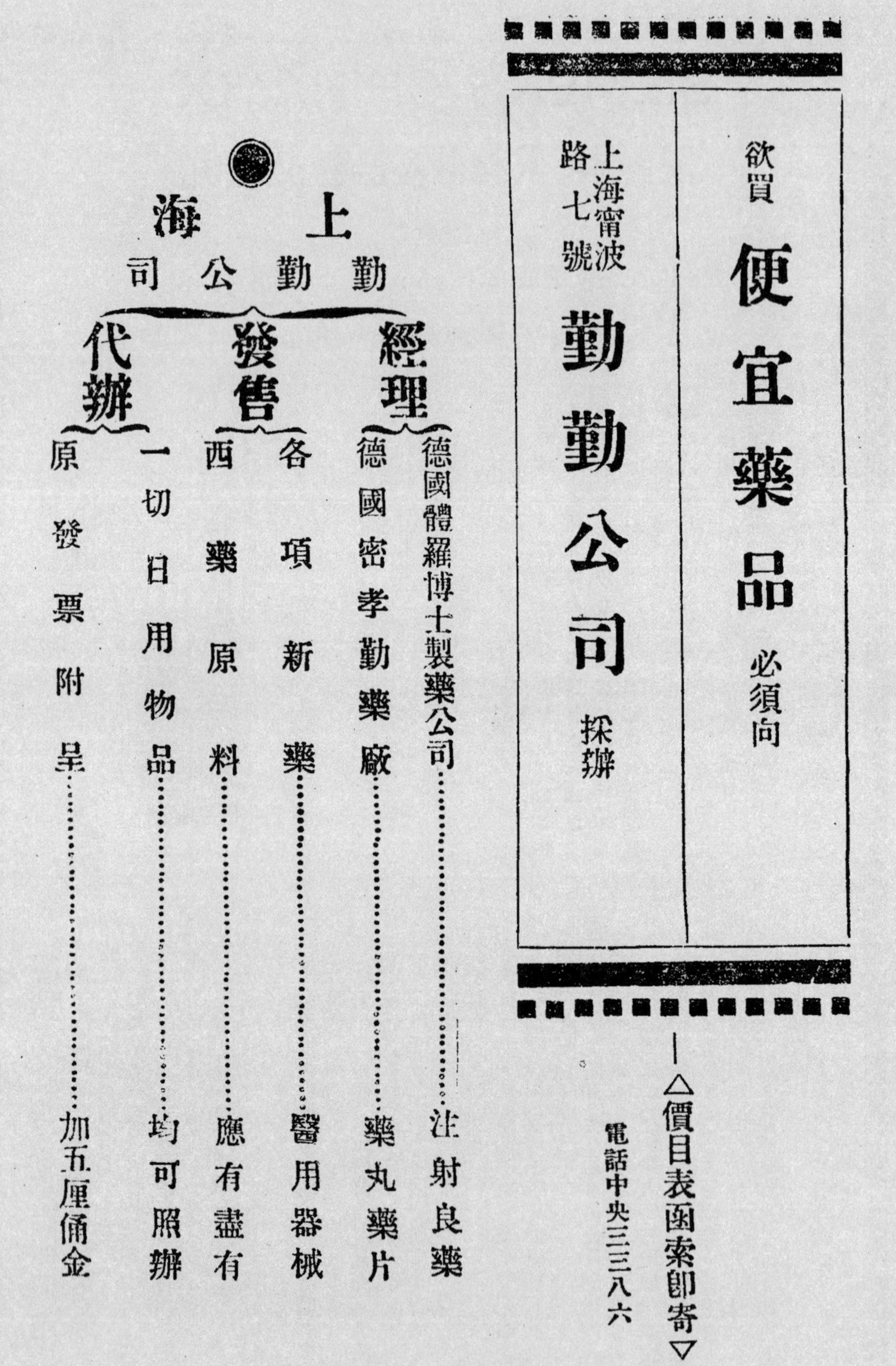
欲買
便宜藥品
必須向
上海甯波路七號
勤勤公司
採辦
△價目表函索卽寄▽
電話中央三三八六
上海
勤勤公司
經理
德國體羅博士製藥公司……注射良藥
德國密孝勤藥廠……藥丸藥片
發售
各項新藥……醫用器械
西藥原料……應有盡有
代辦
一切日用物品……均可照辦
原發票附呈……加五厘傭金

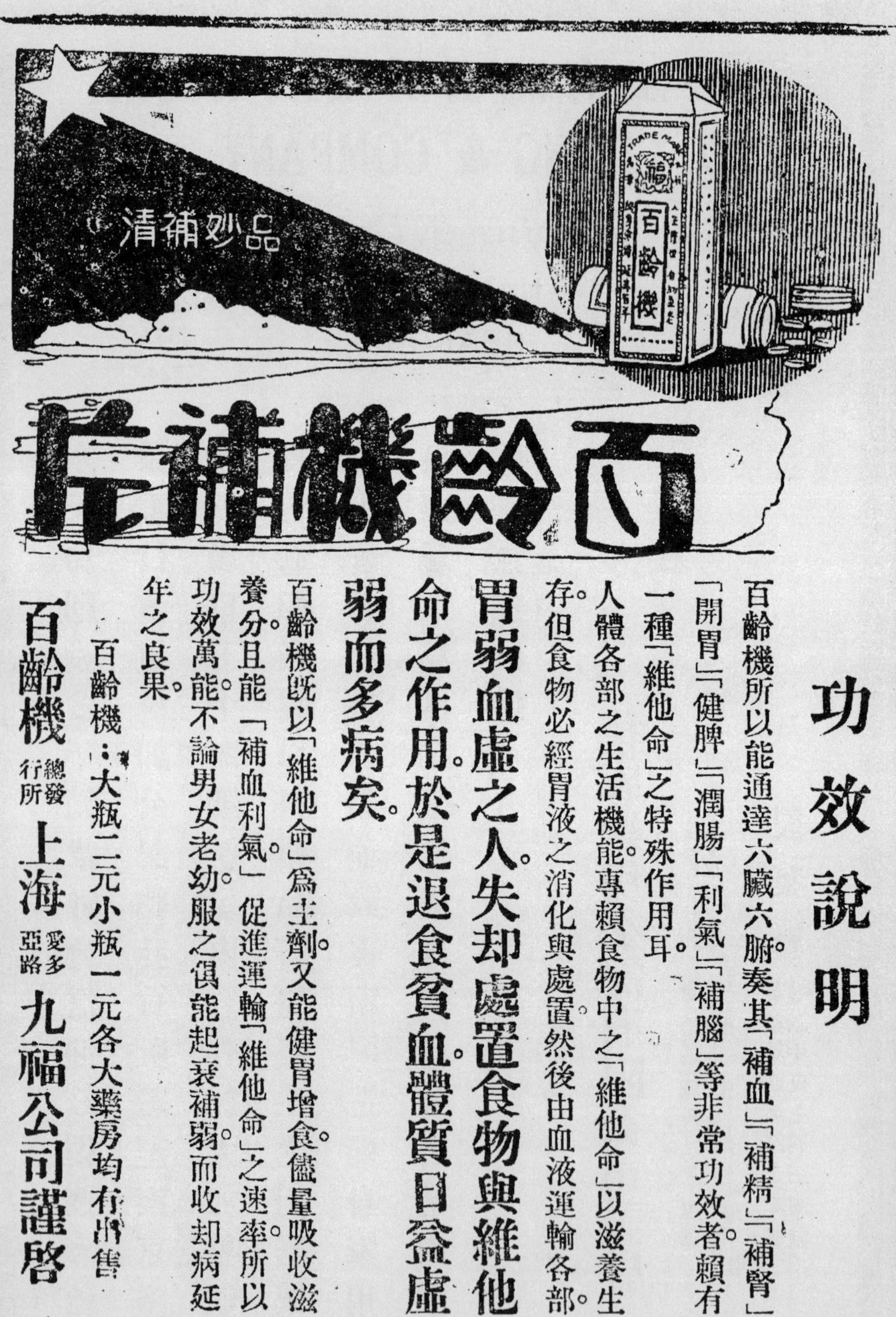
清補妙品
百齡機
百齡機補片
功效說明
百齡機所以能通達六臟六腑。奏其「補血」「補精」「補腎」「開胃」「健脾」「潤腸」「利氣」「補腦」等非常功效者。頗有一種「維他命」之特殊作用耳
人體各部之生活機能。專賴食物中之「維他命」以滋養生存。但食物必經胃液之消化與處置。然後由血液運輸各部。
胃弱血虛之人。失却處置食物與維他命之作用。於是退食貧血。體質日益虛弱而多病矣。
百齡機既以「維他命」爲主劑。又能健胃增食。儘量吸收滋養分。且能「補血利氣」。促進運輸「維他命」之速率。所以功效萬能。不論男女老幼服之。俱能起衰補弱。而收却病延年之良果。
百齡機：大瓶二元小瓶一元各大藥房均有出售
百齡機總發行所 上海愛多亞路 九福公司謹啓

Deu Hua Medizinische Monatsschrift

Vol.1 Februar 1928 No. 2

德華醫學雜誌

第一卷第二號目錄

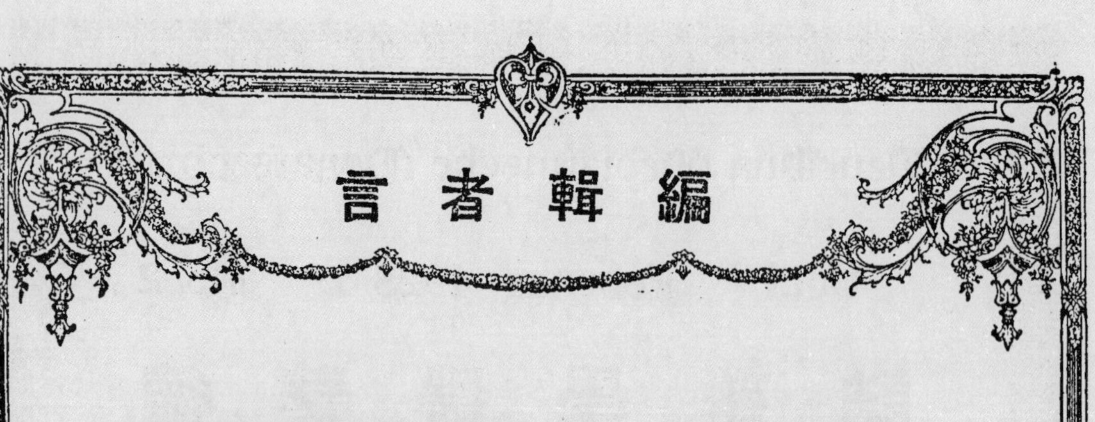

編輯者言

本誌特別啓事

醫學當然是一種科學。所以只有新的舊的。進化的或是退化的。決沒有什麽國界的分別。但是事實上有國界的分開。文字語言的不同。所以在現代的社會情形底下。還有中醫西醫的分別。其實新醫舊醫四字。已足包括醫界的派別了。本誌同人。有鑒於斯。所以將中西醫學報改組。因爲沒有相當的名稱。就更名「德華」亦就是「福華」的一些意思。決沒有造成什麽派別的成見。只要看本誌的內容。就可以明白了。

編者的報告

德國柏林大學經驗良方。已由記者編排好了。可是迻譯尙費時日。一俟竣事。卽當發表。公之同好。

第一期本誌曾載丁名全「再近醫藥界之新發明。」近來又續做了一篇。亦在本誌發表。

婦女界多患白帶症。這非僅我國的婦女界如此。恐怕全世界的婦女。都有這樣的通病吧。所以請丁名全做一篇「婦女白帶症之新治療法。」也在下期刊登。

本誌第一期。曾刊梁伯強君之「肺癆病之人工氣胸療法」一文。是已經在別的雜誌發表過的舊稿。特此聲明。

梁伯強君檢閱本誌。「稀有的胸腺瘤」一文將在下期發表。梁君現在同濟大學病理學院。職務非常冗繁。等一有了空。就要做一篇中國醫學之改良。在本誌發表。特此預告。

Die modornste Tuberculose Therapie

癆病之最新治療法

丁名全

Dr. med, M. J. Ding

癆病兩個字。普通一班人都以為就是肺癆病。非特我們中國如此。歐洲各國普通一班人亦以為結核 Tuberculose 只便是肺結核。Lungentuberculose 其實有一半的癆病是肺癆病。並且肺癆病是最容易傳染的病。所以普通一班人均以為癆病便是肺癆病。我現在之所以要說明。因為題目上的癆病兩字。所指不僅肺癆病。對于後面療養法上稍有不同之點。

在未談癆病最新療養法以前。先說幾句對于癆病診斷上的話。

癆病是一種傳染病。而且是慢性直接或間接的傳染病。癆病是由一種微菌作祟而發生的。第一次發現此微菌者。是德國最有名的微菌學家柯赫 (Robert Koch)。他發現此菌以後。世界對于微菌學。改了一個特別位置。因繼此而發明的別傳染病微菌。不知有多少。結核微菌發明後。各學者以為起病的原因已得。療治此病必易。不料至今微菌雖已發明。而專治此病之藥。仍然沒有。其中有兩種原由。第一層這微菌的抵抗力非常强。非有消毒力極大的藥。不足以滅之。第二層這微菌住的地方。大牛是和外部不通的。有這兩種原因。用藥治療的方法。便起了很多的新計劃。雖是過一時換一個新方法。也沒有一個的確的專藥發明出來。

至于肺癆病的診斷法。可分兩種。一種是用物理的方法。一種便是化學的方法。

（一）物理的檢查法。可分兩類。

（甲）聽診打診觀察普通檢查。

（乙）顯微鏡下之檢查。

（甲）在肺部行聽診打診以及觀察。乃是普通醫生診斷上。惟一的方法。觀察上所得之診斷。已有很多看病者的神色。他的體量。體溫。皮色以及呼吸時。肺部的動作。嘴鼻的變移。都是很有關係的。雖然不能卽刻斷定是否肺癆。然而對于肺部之有病與否。以及此病傾向於何類的。均可以知道了。

譬如有人右部呼吸弱于左部。或呼吸時右部全不能動。體溫不高。體量日減。嘴鼻呼吸時動作。皮色淡白。神色淸瘦。這樣情狀。便可以知道此人肺部有病。而且是右面。至于肺癆或其他肺病。可由體溫之不大增高。神色淸白。及其以前的病史。推究而知道。（如盜汗病久與否）以上觀察的手續。已有極大的結果。若再加胸部聽診打診。更可以明白此病之診斷了。

譬如以上所述的一例。聽診打診時。可以知右部的肺葉。能運動否。肺內部有何種雜音。是肺枝或是肺枝管或是肺枝管葉炎或肺膜有病。聽診打診便可知道得很多。並且可以知道左葉已經受損或尙是健康。

此外便是用光線觀察。因爲肺內有很多地方不能用聽診打診檢查出來的。其原因有兩種。一是患處過小。或則患處與別個臟腑相連。只可在X光下可以觀察全體。就是輕病者亦可知道。然而人類中的肺葉。亦是大同小異。有些是從前病過而如此的。或則因工作地方的不同而異的。還有最大一層原因就是年齡及體質。可以使肺部無形中生變化。所以X光觀察以後。仍然不能完全就說肺癆病之診斷已經十分完備了。

(乙) 顯微鏡下的觀察。也只有一部份的。因爲肺癆有兩種。一種是患處與外部氣管相連。一種是與外部不相連的。與外部相連的肺癆。吐出來的東西大半與肺部有關係。所以在顯微鏡下檢查。結核微菌是有希望看見的。然而有時也不能檢得的。所以吐出來的痰中有癆病微菌的。那末診斷肺癆兩字是的確了。然而沒有微菌的。却不能說不是癆病。要看別的檢查所得如何。再作理論。

(一) 化學的檢查

現在還是在很幼稚時代。對于普通醫生。或則沒有多大的效驗。不過小便中的 Diazoreaktion 很可以支持癆病一點。至于營養癆病菌及酵母在病體液中之變化。及血球的變化。血液沉降速度之變遷等等。尙須經過多次試驗後。然後方有採取的價值。

以上兩種方法大半可以診斷肺癆及癆病了。至于癆病最新的治療方法。也可以分物理的和化學的療法。

（一）物理的療法

肺癆病可分作三期。不是第一第二第三期分的。他的分析法如左。

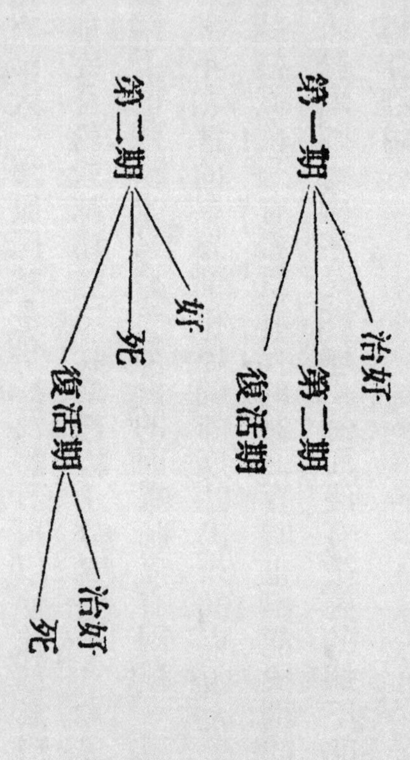

癆病的症候不同。治法所以也各有不同。譬如第一期我們百人中有九十個發過的。然而有種人好了。因為發生很大的反抗性。而不再受傳染了。其他有種人好了。而反抗力反衰。便延至第二期。或則再受傳染而至復活期。現在既然分別清楚。那治療兩字可以談了。物理的治療法範圍很大。而治療輕的病人以此法最佳。

（一）水治療法（Hydrotherapie）水之作用。完全在刺激人體的皮膚。使其血脈流行遲鈍的血液也能通暢的循環，因此使加高其速度。無論患處與各種臟腑均有充分的血球經過。生理上說。紅血球是含有營養人生的養氣。白血球是保護人體的抵抗物。此種血球像敢死隊一樣。抵抗敵者至死始了。所以他的力量是很大的。現在血液循環得這樣利害。患處也經過甚多。因此有一種效用。還有皮膚一經洗擦。排泄也要便利得多。所以對于身體上有很大的效用。

(二)　太陽光以及人工日光療法　光線治療有幾種好處。　(甲)能使人體增加反抗力。(乙)能使人體內食物容易消化。　(丙)極紫外光線能使人體內的有色細胞　(Pigment-zellen)　變更和增加。　(丁)極紫外光線能使人體內的滋養液增加營養力。

但是日光不是人人可以應用的。也不能用得過長的。在此地須得醫生的指導和觀察。看病者的抵抗力如何。或强或弱。並且不能在日光下過久。還不能在過猛的日光下。高山的日光是要比平地的好，因為日光內的極紫外光線是在高山上多

什樣的病人不可以用日光治療呢。病者肺部已經受極大變化者。體溫增高者。吐血者以及有神經病者。均不能用日光治療之。

日光治療法也有一定的病者不能單將一面放在日光中。應當時常變遷地位。還有第一次晒的時候。不能過于長久。大約三五分鐘、至多以後慢慢的到二十分鐘。特別的地方或可以延長至一小時。若再延長。則用另法。病人可著白而薄的衣褲在此光線注射的作用沒有注

射在祼體上那樣大。所以也可以稍爲長久一點。不過病者在日光浴以後。宜將全身用濕布擦全身一次。或洗溫水浴亦可。

人工太陽光與日光的作用一樣。不過人工太陽燈多些極紫光線。而少其他的光線而已。

X光之治療法。近來非常之盛行。非特對于癆病。其他各病用之者亦甚多。（譬如瘤瘰等）不過X光治療大半的病症。是皮膚腺囊筋骨等癆病。以此治療到非常之好。若肺癆用X光療法者。其效力不十分大。至于X光在照射時起何種的治療作用。各專家尚意見紛歧。作者也不能承述。

用X光治療。非有專門者。絕對不能用此治療此病也。

（三）　氣候治療。　居處的變遷。已自然而然可使人心神快樂。地方和氣候的變更。所以與病者有極大的關係。氣候之作用。完全使病者精神上有愉快的意味。由此可使病者飲食有味。忘了他病的危險。其他一方面空氣好了。肺病治療上之惟一要點。便是空氣中少微菌及汚濁等物。使肺部不再加重負担。這是很明白的。至于高山的空氣或海面的空氣。那都是一樣合宜的。最要緊的能使病人住得慣常。

（四）　空氣洗浴治療法　（Luftbaeder）。此法即將病者全體之衣服脫下。在空中散步或徒手運動。不過此種空氣中。不能有風有濕氣。亦不能過冷。（攝氏十八度）時間初時不能過久。十分鐘起始最好。重病者不能行之。天氣熱時以上午八至九時。下午太陽下山以後最爲相宜。冬天日中最好。空氣浴以後。散步幾時才睡。

(五) 戶外睡臥治療法　此種修養法頗有些效力。不過仍舊不能用之于身上有熱的病人。所以病者身上不發熱的時候。即刻到戶外。行睡臥修養若天氣陰雨之時宜尋一相宜之地位。以沒有濕氣之地爲最佳。

(六) 運動　運動在普通强壯的人講起來。隨時隨地都可行則在病者的不然。當分病者之輕重。以及地位之不同。當然最好的。便是睡臥休養以後。再行運動治療。運動之方法。却是很多。山林中遊玩。十分鐘徒手運動。病較重者可以先使人按摩全身。作爲運動。然後慢慢再作輕便的遊戲。病將好的人。不久便可復業的人。則可使其稍事工作。以代運動也是很好的。因爲病者一時好了。便開始大工作。對于身體上是非常有損的。總之五六兩項須互相交換。而有秩序。爲最佳之治療法。

(七) 營養療法　肺癆患者的飲食。乃是最要緊的一件事。在歐戰中經驗所得。大戰時德國飢荒最大。因此患肺癆者日增一日。可見飲食兩個字。是病者惟一宜注意的。今日下之治癆病者。均言飲食宜多。或則說要多吃飯。其實不然。飲食宜佳。而不宜多。多則反使心肺多用力。所以飲食要三種原質都全。就是脂肪。蛋白。炭水化素。應有一與二與四之比。然後始好。飲食不能過四千加羅里。(Kalorie) 亦不能少于三千加羅里。所以飲食不是隨意的。總之以美味。富于滋養。易於消化。並須三種原質合起來然後可使病者眞正能夠强壯。

牛奶雞蛋之富于營養。爲病者皆知。然而吃牛奶不要太隨便。總之以新鮮而知其的確清潔的爲是。歐洲各國因飲牛奶而得傷寒症者。不知凡幾。所以飲牛乳者必須煑滾以後。然後可飲。否則非常危險。還有吃牛奶不能一時吃得太多。必須要吃得長遠每日吃四茶杯新鮮牛奶。已足供一日之生存。多飲徒增加心肺之勞。與身體反而受損。所以飲食果然宜多然亦不能無節制。

烟和酒當然以少進爲妙。常日煙酒已成習慣者。當然不宜禁絕。平常以最少進爲最佳。但有種地方。酒或能有些治盜汗之功。

以上所說幾條。都是很普通的。以下談的當以化學上的結晶品爲先。提至于所論的。能否完全歸在化學兩字的名下。當然不能在此篇內分解的。

(二) 化學的療法

(一) 專治肺癆特效的藥 (Spezificum) 至今還是沒有發明。不過以下的幾種專門拿來治癆病的。所以名之專治藥品。

(甲) Das Alttuberkulin 老斗佩冏靈(老癆菌質)是發明家柯赫氏所製造。故又名爲 Koch tuberkulin。後來柯赫氏又造一種 Neutuberkulin (Bazillenemulsion) 新斗佩冏靈(新癆菌質)。此兩種藥的分別。便在提出質液的不同。第一種是把癆菌的本體殺死。其營養地是用水及能溶化 Glycerin 的成分相合而成。第二種完全是質與液並的一種所謂伐克苹

Vakzine 和一點 Tuberkulin。所以與第一種根本上不同。在第二種的功用不在癆菌個體上。而在這種的液質上。所以效用要比第一種大。此外還有第三種。這一種效力還要强。是照佛利得孟氏（Friedmann）的方法製成的。他的成分根本與上兩種不同。他是用冷血動物的癆菌製成的。此種菌據最近的報告。是酸堅與熱血動物的癆菌相同。而無毒性。照佛利得孟氏的理想。謂此菌須與熱血動物的癆菌相類。惟無毒性耳。所以他的作用可以殺熱血動物的癆菌。然而他的理想固佳。實際上此藥未免太利害。副作用亦很大。所以用之者很少。第四種便是一部份的。是由大安開及摩赫（Deycke Much）兩人發明。他們將一部癆菌內的質液棄去。將其他一部分增加。其所增加的一部。大多是黴菌的脂肪及蛋白質。因此他的效用。據多數醫家的報告。均謂此柯赫氏斗佩固靈要大得多。Tuberkulin 斗佩固靈的用法。斗佩固靈普通是一種淡棕色而厚的液體。有一種特別的臭味。

因爲斗佩固靈的藥性很大。所以開始應用。宜用很薄的液體。此種薄液體市上亦有出賣。然而此種薄液體易于變壞。所以不如自己改薄。至于改薄之法亦不甚難。最好臨用時爲之。改薄的液體可用下方配之。

Rp. Natr. chlorat. 0,9

Acid. carbolic. liquefact. 0.6

Aq. dest. q. s. ad. 100,0

用法可照下法。

第一次　先將原液質吸半西西。其餘四個半西西。吸入以上的鹽水均和後。將其中一西西和入第二種鹽水。由此便將斗佩固靈改薄一百分之一。其餘由此類推。及至百萬分之一。爲便利起見。每以十爲單位。一瓶一瓶的分開。譬如第一瓶是原液質。第二瓶只有十分之一。第三瓶百分之一。如此類推。如不過六瓶。以外就用不到了。因爲再稀薄了無用處。若是病者還不能忍受。不妨再改薄一次。但是此種人很少。

注射之法。可行皮下或筋肉注射。至于注射之次數。開始時可每星期兩次。後來液質濃了。每五日或十日一次始可。茲將各瓶注射法書下。

稀薄後的第六瓶第一次一西西。第二次兩西西。第三次四西西。第四次八西西。以此類推。

第五瓶第一次一西西半。第二次三西西。第三次六西西。第四次十西西。以此類推。

總之每注射一次。份量應當加一倍。但是從第四瓶起始。增加法不能加倍。須慢慢的增加。如第四瓶第一次一西西半。第二次二西西。第三次三西西。第四次四西西半。第五次七西西。第六次十西西。或用

第三瓶第一次一西西半。第二次二西西。以此類推。這樣的增加法。當然不能用在濃厚的斗佩固靈液。

還有一層不得不注意的。有些病人。起初注射時還可以忍受得起。等到注射量加增了。病人

的溫度。忽然增加。在此等情狀下。注射時間。不得不延長至一星期以外。從此以後的注射也須慢慢的來。必須從小量的再開始。繼續者至此。必定要問何時可以算終了。這一個問題的回答。却是很難。因為病人各有不同。他們的反應性也不同。但是依專家的經驗所得。若是病人無痛癢。能注射到第一瓶十分之一的原質。再注射幾次。那末這一次的治療可以告完結了。不過普通一班注射到第二第三瓶。便可以了。

癆病預後之好壞。完全要看病者受治療以後的變更如何。所以在未治療以前。病者的體溫。體量。肺部的現像。吐痰的多少。痰中病菌的有無。均須非常注意。還有此種治療非一日兩日可以了結的。還有飲食和動作。均當有並行的必要。所以此種治療法。以住醫院。為最適宜。若是病者能服從醫生的指導。但中國的病人非常少。那末也可以在家行治療的。又治療後的修養。是普通的醫生所更宜注意的。斗佩冏靈除注射皮下或筋肉外。尚有他法。不過用之者尚稀少耳。

普通藥都可拿來吃的。但是斗佩冏靈却不然。因為此藥一入腸胃。便受腸胃的液質消化。所入體內者。不過其他無用之質耳。還有一個方法。柯赫氏時常用的。便是靜脈注射。然而此法有種種不妥處。第一層毒液入血中太快。恐起反應過速。病者一時忍受不起。還有一層時常注射靜脈。手術上不大便利。血脈也要受損。所以還是用皮下或筋肉注射法的好。現在最新之法。是擦入皮膚。惟此法收效甚少。無多談之必要。還有一種是注入皮內(Intrakutan) 此法是由兒科專家扁耳開氏 (Firquet) 試驗小兒有癆病與否而製造出來的。潘讀氏 (Ponndorf) 將此法當作治療上用。他把注射的地位放大得多。由此想把此藥運入體內。其結果如何。至今尙難解決。不過他亦有另一種用處。譬如病者受皮下注射已有一時後。不妨用此法。以察其皮下注射的效用如何。看病者的反抗力增加得幾何。由此可以知道以後的注射須如何增減或須改變其分量。

(乙) 普通的藥品。沒有一種是可以專治癆病者。時髦的醫藥家。當然時常發明一種藥品來濟世。然而此種藥品。不久便至于不聞不問。從前最時髦的。便是砒劑(Arsen)。此藥之開始用時。也無非見其與血液有密切之關係。而癆病之人。大都患貧血。因此砒劑便得一優勝地點。至今還難掃除。還有 (Kreosot und GuajakolPraeparate) 均是在此一類。(按 Kreosot 上海謙信洋行有出賣) 不過此種藥品。完全不是治肺癆病的。他們的作用。不過助開胃口。使病者心理上加一層快活而已。其他的藥品。現在似乎已經忘了。這便是 Hetol。漢托耳。此藥是 Zimmtsaures Natrium 由郎斷來耳氏 (Lauderer) 發明。此藥之效用。據各家的報告。確有一種生物學的作用。現在爲何不用此藥呢。或則因爲一種新出品金和銅治療法出現的緣故。也未可知。

至于金屬治療法。現在已是風行全世。他的作用。當然有很多地方可取的。然而一方面不得不注意。便是他的毒性。也是非常的重大。

金屬的用法。現在各廠有各種名字。裏面成份也多得很。在此不便多述。現在舉幾個例。寫在下面。

(一) Triphal脫力發。德國赫斯脫廠出品。此藥化學的公式如下。

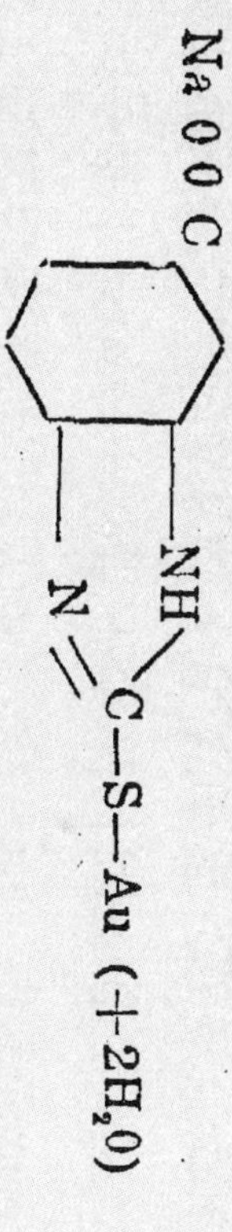

$$NaOOC-C_6H_3<{}^{NH}_{N}>C-S-Au\ (+2H_2O)$$

藥色微黃。為一種細而易溶于水的粉質。溶于水之脫力發。現清而透明。對于靜脈注射。頗為適宜。

脫力發(一切治療金屬的用法)的用法。

脫力發的份量。照該廠的報告。開始用法為千分之二十五至千分之五十(0,025—0,05)以後可用十分之一克 (0,1) 普通一班專家用的份量。還要小一點。從千分之十開始至十分之一克為止。在此當然要看病者的體力如何。用脫力發的手術。先將脫力發粉應用多少份量。放在消毒的大口瓶中。再放兩西西蒸溜水入內。待其溶化後。吸入消毒後的注射管內。行靜脈注射時。不能過急。最好在未注入以前。把注射處用 Chlorethyl 麻醉一點。注射時最好先吸靜脈之血。與管針內的液體混合。使此液體受血的膠質包囘起來。(K llcidale Umhullung)。那末注射靜脈內。病者可以沒有不測之險。還有注射時須一滴一滴的注射。千萬不能過快則副作用更可以減少。

脫力發以及各種治癆金屬品的主用處。大半是在輕的病人。在復發期的病人。反而要小心醫治。因爲體質柔弱的緣故。

其他治此病的金屬品。先靈的咳逆蘇根 Krysolgan 可同脫力發根本相像的。

以上所論的。還是近乎專治類裏的。還有如 Calcium, Silicium, Strontium 一種礦物。用之者也有之。不過此種藥品。還不能供給實行家用。或則可以當明年的談料。

藥品之對于癆病。大有效力的。只在各部份治療上。看以下舉的例。便可以明瞭。

(一)　患肺癆者。溫度時常增高。感有不便。故消除溫度。也是治病一部份

不過普通溫度增高。是一種反抗的現像。不可以阻止的。反之如腺癆腹膜癆而發出來的溫度增高。那是一定要用藥來止的。因爲在此是血液收吸病菌反抗力薄弱的緣故。(Anaphylaxie) 所以須用靡藍密藤 (Pyramidon) 加 Aspirin 或 Phenacetin 等來制止溫度之增高。最好每六至八小時一次。分量至多到十分之二克左右。

還有第三種的溫度增高。是病勢已經十分沉重的人。溫度高而不退。除專門治療外。可用金雞納霜或則亞不多興 (Optohin) 等藥。

(二)　咳嗽也是病者時常有的事。這病非特可厭。而且能使肺部受損。所以也當用藥止之。普通的可用冷熱手巾包圍之。或則用健肺藥。如 Ipekakuanha, radix Altaeae, Senega 等稍重

者可用上藥和以碘化鉀或碘化鈉。均有巨大功效。再重的可用克努耳廠 (Knoll) 的可亭英。(Codein) 敵可敵 (Dicodid) 最重的只得用鴉片或則敵老敵 (Dilaudid Knoll) 嗎啡。潘托潘 (Pantopon, Roche) 等藥。其實病重者明明不可醫之人。完全可多用嗎啡。使病者在生活時少受一點痛苦。成癮與否。在此不成問題。

(三) 盜汗每每使病人注意。每到天將黎明時。身上發出一身冷汗。不知不覺的出來。因此也覺得非常難過。所以醫生對于此種不適意而使病者易乏力的惡病。也當用藥除之。普通一班患者。須用熱水洗浴。太陽光。人工日光或空氣洗浴等法。均可除去。若是利害一點的。可用酒精洗身。樟腦或薄荷摩擦身體。都是很有效用的。不過冷汗過多的病人。仍須服藥。那末當然以 Atropin 阿脫六賓為最佳。口服有時不靈。皮下注射大都是有效力。注射的份量以最少為佳。如百萬分之一克已足 (=0,000001=0,1mg.) 近來有人用 Pyramidonum Bicamphoricum 據說成績甚佳。

(四) 肺部出血。俗名咯血。血色鮮紅。頗使病者恐懼。其實也是很危險的事。非急治是不可的。不過反言之。急治的方法。同好試的藥品。為何這種問題。卻是很難回答。血管破裂以後。小的自然會收縮。大的已有一洞。無論何藥也難收縮。所以在此用藥。比猜謎還難。市上所出賣的 Plumbum aceticum, Tanin, Secale, Calc. chlor. oder Lactic. Eisenchlorid, Gelatina sterilisata (Merck.) Natr. Chlor. 10 %諸此種種。有時有用。有時一點都無用。專家的寄言。病者吐血重者宜臥。宜少熱食。飲食宜稀。咳者可用大量嗎啡。不咳者不宜用之。輕者可用上藥止之。不吃藥也會止。

至于吐血永不會止時可用空氣放入胸腔內。則肺葉收縮。血亦不會再咯出了。

普通醫生之急救法。當然拿以上的藥品。至于能否有用。那是不能在此一齊並論。

最後有一句話。自從發明內腺可以治病以來。島腺因蘇林 (Insulin) 之功效。爲大一日。島腺可以在血內減少其糖質。而同時使身體十分需要之。其工作精密而久長。總之。倘有了這種作用。不患糖尿症者。可以借此以增其胃口。此法亦可用在肺癆之患者。蓋患肺病者大多身體瘦弱。若不重之病者。用此藥到非常適宜。因爲可以促進身體之新陳代謝。增進食慾。身體肥壯。惟其危險處。也須注意才可。

Malariabehandlung Der Metalues

第三期梅毒之最新治療法

（梅毒神經系疾患之麻拉利亞菌療法）

丁名全

Dr. med. M. T. Ding

第三期梅毒大半侵襲神經系。所以爲害實較第一二期梅毒都利害。第三期梅毒之發生。第一是受了毒沒有求醫。自然而然發生的。大半的由來。却是由于受治療不完全而得的。普通一班的人。以爲注射了一針六零六或則九一四。一切事情都好了。梅毒的病菌可以完全殺死。其實不然。凡欲求完全醫治者非有相當的六零六份量不可（約五克）。因爲沒有這樣份量。不能完全殺死病菌。但是我們不能在一日間注射數針。或日日注射。這許分藥的份量。病者一時不能忍受的。因爲六零六藥內含有砒質。是一種毒藥。我們身體所不能担負的。但是病者大都不能忍耐。未受完全的治療。所以因此發出以上的第三期梅毒。

神經系的梅毒。素來是不大好醫的。患此種病的人。不是神經紛亂。如瘋癲一樣。便是舉動爲難。行走不便。如瘋如麻。不知不覺。這種苦處。長者數十年。短者數月。非特自己受盡苦痛。而且家屬糜費光陰與金錢。爲一無用之人犧牲。救之則不愈。不救心難忍。在此種時期。眞是比度一切苦難都難受。

因有上種原因。所以醫者亦無所不試。以求其見效。以下所講的瘧氣（麻拉利亞）治梅毒。乃是以病治病。從古所未聞的。

以瘧氣 (Malaria) 治神經系梅毒。來歷不過數年。但近日用此法者。各內科各神經科。皆有試之。而所得之效果。甚爲可觀。

現在專講用瘧氣治脊椎神經空虛症(Tabes dorsales)之結果筆述報告之。

據各專家試驗所得 (Nonne, Bering, D:eyfuss Wagner v, Jauregg) 謂用瘧氣可以使因此病而發生之胃口不佳。腰痛。行走不妥中等症治愈。或良好不少。

至于用法。有因爲痳痺。(Paralyse) 與脊椎虛空 (Tabes) 病之輕重不同。所以在痳痺症用藥可稍重些。也是不好。因爲得病者本來在數月或半年後。必定要死。但是脊椎虛空的痛。沒有如此重法。患此病的人。輕者可活至數十年。重者也有數月。若是在此因用瘧氣病療法而死。當然與患痳痺病用此法而死者不同。故病之輕重與醫治之法亦各有不同。

醫治之法。第一要使病者受注射以後。溫度增高。至攝氏三十九度以外。最好八次至九次。再多不適宜。

此種治療法非在醫院內就診不可。因爲在外一來危險太大。二來傳染別人是非常不好的。

假用瘧氣治療的時候。若是病者面現青淡色。血脈細微而快(一百四十以外)。皮膚現黃。那時必須將此治療法停止進行。至少須待數星期始可復行之。

用瘧氣治療之法。先選得一種輕易瘧氣菌虫。再須知在菌虫內無他種菌虫類或其他不良物。以此菌虫向坐骨處筋肉上各處注射一些。

由此以後。一時並無寒熱。須待幾日(九日至十五日)。忽然間寒熱起來。溫度增至三十九度有零。此種溫度增高乃是使血液以及全體機臟發生另一種現像。對待梅毒菌。若如是八九次以後。則殺菌之功。可以告成。病者的神系疾患也可告愈。不過我們所尙知道的。是瘧氣病。也不是一種輕病。所以一過八九次以後。便要使其不復萌發。在此點因爲我們有完全有效的藥品。金雞納霜。可以不怕其不能除根。而發明用此法來治梅毒者。亦是此故。病者發熱數次後。便可開始治療瘧氣病。治此病之法論文中外皆有之。我們大都給病者每日五次之 5× 0.2 gr. Chin. Hydrochloricum 五日一週兩週以後。其病必除。(須離開數日)

治療後的成績如何可借 Wullenweber 所例之表觀察之。他用此法治療之病者有三十人其有

臨床所得之結果

表面完全治愈		比較稍愈		不變動的	變壞的
自說的	自說與客觀合的	自說	自說與客觀合的		
8	6	6	6		
14		12		2	2
87%				6,5%	6.5%

脊椎內液體檢查 (Liquor)

液體與平常人一樣	液體與平常人差不多者	不變動的	變壞的	不足計算的
1	13	3	0 (2)	11
82%		12%		

如上所說。雖然不是個個病者。可以醫治。但是有這種的成積。已經是非常好了。不過用此種方法治病的人。不得不知道其下諸點。

一，大血脉已受損的人。不宜用此法。 (Aortitis Luetica)

二，不能受金雞納霜的病人。不宜用此法。

三，身體柔弱。有肺病心病者。不能用此法。

其餘應當看臨時病狀如何。再作計劃。總之用此方法的醫生。非十二分小心不可。病者在此時須靜養。飲食須多食液體。大小便須順利始可。其他還有用一種菌類 (Saprophytan) 治此病者。但是功效希少。副作用過大。用之者非常少。所以不再多述。

至于其此外各法均須與上述宗旨相同。但見效者甚少。試驗者亦是寥寥無幾一如 (Protein'herapie, Schwefeltherapie)

Entwicklungshemmung der Kinder

nach chron. Infektionskrankheiten

小兒慢性傳染病後之發育不全

王畿道

Dr. med. C. D. Huang

生物出世。依生理的意義。發育程度。當隨年齡而增。至一定時代。軀幹也。肢體也。精神也。全然與。幼態不同。謂之發育成熟。此生物之常態也。反之卽年齡成長。而全身或局部不能正比。仍留幼稚狀況。大違生物學的生理。則爲發育不全。夫全身發育不全者。其全體之積。生殖器形態及精神狀況。一如幼時。局部發育不全者。其精神或肢體或器管不與軀幹作正比的發育。換言之卽全體部分的發育不正常而已。然發育不全原因何在。按諸學者之硏究。論說紛紛。各有實證。其最多主張者。爲腺組織發生疾病疾引起內分泌障碍之關係。或以爲不良營養而起障碍。爲其原因之一 Simons 曾述腦疾病時。高度發育不全之例。Kraus 有以循環障碍爲原因之說。Bergmann 與 Pleseh 二氏有先天性心臟瓣膜病說。又腸管之缺乏吸收作用・以及慢性中毒。亦爲其原因之一。如 Alkoek 及 Meyer 二氏已有確實之硏究。載諸典籍。

Auton grstero Step 及 Peritz 諸氏。由慢性傳染病之研究結果。發育不全基於此者亦屬不少。諸學者所援證例。晚近亦認其爲事實。固未聞有絲毫置疑者。竊自三年來。臨床所見。亦有先天性梅毒之發育不全一例。與癆瘵發育不全二例。錄述於左。以資同志者之參考也。

(一)徐某十九歲滬商之子。因婚姻關係而就檢驗。患者形如侏儒。顏面蒼白。鼻根陷凹。宛若鞍狀。Hutschinson 氏齒牙。腋毛陰毛。均未發生。陰莖短小。睾丸如豌豆大。精神鈍遲。詳詢家族病史。父母均患梅毒。一兄二妹均以四三歲而亡。

按此患者之症狀及其家族歷史。無待 Wassermann 氏反應之施行。已可確定爲先天性梅毒之發育不全。

(二)陸某十六歲蘇州滸關之農子。以消化不良及呼吸促迫而來求治。患者短小。貌若十齡之童。顏面豐滿。呈橫橢圓形。聲音尖銳。四肢細小。皮下脂肪發育尚良。乳頭極細。陰部狀況一如童態。脾臟堅硬腫大。下達臍窩。右超中線。詢其既往病史。則於三歲患瘧。七歲始愈。

(三)陳某年十八歲。胥門外越溪鎭之工子也。生後一載卽患瘧疾。經數年而止。患者營養佳良。惟甚矮小。陰部發育不全。其父母亦以婚姻問題。始促就醫。顏貌如稚童。語言若成人。脾臟腫大。占腹腔之半。陰莖細小睪丸如豆陰囊極小。

(四)沈某二十歲角直之小工。十二歲發瘧疾。十八歲始愈。患者毛髮柔軟。色黃褐。營養不良。一般瘦削。形容憔悴。眼窠陷凹。聲音細小。一如營養衰弱之病兒。然膊腿指趾諸骨。發育尚良。脾臟右超中線。下及臍部腹水。下痢。發熱食慾不振。陰莖發育尚未充分。睪丸細小陰毛未生。

按右之三例溯其既往病史。與家族無何等病歷。則其發育不全。當以瘧疾爲因。

夫慢性傳染病常產生一種毒素與 Lipoid 極易結合。其原體亦有與 Lipoid 結合之高度親和力。按 Lipoid 爲類脂肪體。易溶于脂肪溶解性液中。『如 Alkohol, ather, Chloroform 及 Benlol 等』與 Cholesterin 及 Lecithine 同存於動物性及植物性細胞體中。尤以神經細胞卵黃血球及精液含此類物質特多。而爲上述諸細胞之主成分。如人體發生慢性傳染疾病時。體內當有多量之毒素及病原體。奪取細胞內之成分。而與之結合。細胞乃缺乏固有成分。人體發育即被其障碍。Periz曾研究此理。在梅毒患者。確有產生梅毒性毒素與 Lipoid 結合之事實。而 Stepp 亦有實驗一例。以缺乏Lecithine 之食物飼動物。不久即亡。是則慢性傳染病得爲發育不全之原因。殆無疑矣。

中風之原因及治法

一册五角

是書共八章一緒論二解剖豫說詳述腦髓動脈系統腦髓靜脈系統等三原因詳述年齡遺傳性時期卒中質酒精之影響痛風脂肝病鉛中毒及僂麻質斯與黴毒之關係血壓之變化精神狀態補助原因等四病理解剖的變化五症候六診斷七豫後八療法詳述豫防法卒中發作療法反應期療法晚期療法與特發性腦出血之外科的療法等末附脊髓出血詳述原因解剖的變化症候豫後類症鑑別療法等學說豐富治療確實洵爲中風一症之專門書也

瘰癧之原因及治法

一册七角

我國患瘰癧者最多惜大抵不能悉其症原又不能明其病理之變化故數千年來皆無正當之治法本書論治法及原因詳備無遺經丁福保先生譯成淺文又恐閱者於新名辭不易了解別將書中各種專名詳細解釋冠之編首名曰誘導篇是書勾深索隱闡發詳盡不但吾國論瘰癧書中無此鉅作卽在日本亦爲不可多得之新著也

脚氣之原因及治法

一册六角

是書分上下兩編上編爲中國舊法分名義原因症狀治法四章諸家學說經驗良方無不搜羅備載下編爲新醫治法凡脚氣之症狀剖解的變化診斷預後療法及其所以發生之原因載之尤詳脚氣衝心唯一之療法爲射血法他書多不載其手術此書並其學理亦詳載之洵最佳之脚氣病專書也

胃腸養生法

一册七角

胃腸病學中國向少專書本書可爲胃腸病之豫防法其內容論飲食之目的消化之生理齲齒之預防胃腸之運動官能營養品滋養物之區別食品之分析肉類魚類之選擇法穀類豆類菜蔬類果實類以及飲料水乳汁肉汁鳥卵嗜好品等之良否攝食之時間食物之分量食時後之規則食器之取舍病人及康健人之標準食餌等燦然布列蔚爲大觀其文淺其理明其試驗確實而易行雖腸發生一門實非尋常衛生書可比吾國之苦胃腸病者不可不讀也

僂麻質斯彙編

一册六角

僂麻質斯病 Rhematismus 中名曰風濕骨痛爲最普通流行之一種病老年人及貧苦人因營養不良或有別種原因致患此病者尤多其他婦女農工人等一患風濕骨痛則百事廢阻醫生束手診治十八九罔效故宜專讀「僂麻質斯彙編」一本書臚列急性慢性關節筋肉各種僂麻質斯病之原因及療法等詳確無遺病家醫家誠能按方治療洵無不可癒之風濕病矣

人體寄生蟲病編

一册七角

吾人各種疾病大半因寄生蟲而發故宜專讀本書第一章爲腸管內之寄生蟲內分圓蟲類及扁蟲類如蛔蟲蟯蟲條蟲是也第二第三第四章爲肺臟肝臟腎臟之寄生蟲如肺臟二口蟲肝臟二口蟲及腎蟲等是也第五章爲糞便之檢查法第六章爲生活于血液中之寄生蟲第七章爲侵襲於外皮之寄生蟲第八章爲生活於結締織內之寄生蟲皆搜輯東西諸家之學說細大不遺加以實驗故精而不雜博而不濫縷分部析具有條理能使世之治蟲病者左右而逢其源爲吾國絕無僅有之譯本

Pulmonary Syphilis

肺臟梅毒症談

丁錫康

Dr. S. K. Ting M. D.

肺梅毒一病。昔時實爲罕見。自華氏反應檢查法發明後。此症診斷較易。而發見此病者亦日多。英國德力克醫士。曾見十六例之肺梅毒。在某肺結核醫院。八年內診察結核患者八千人。而其中十二人則患肺梅毒。各處肺病療養院中之病人。有肺梅病狀者。大約占百分之一。

肺梅毒之症候

肺梅毒之症狀。甚爲複雜。大都顯于第三期梅毒。惟亦有在第二期之梅毒而肺臟卽顯氣管枝炎之症狀兼發熱者。肺梅毒最著之病狀爲**氣喘** 其原因爲(一)因梅毒性潰瘍而起之氣管阻礙。(二)因外面所生之梅毒硬塊之壓迫。(三)因氣管枝四周所生之纖維質。

吐血 患者不因之喪命。惟常易續發。

血壓力 肺結核及肺惡性腫瘍。患者常有低血壓力。故正常之血壓力或較高之血壓力。大都爲肺梅毒。

氣管枝擴張 肺梅毒雖呈此理學症狀。而患者全身營養甚爲佳良。並無發熱，不消化，消瘦等症狀。此實異于他種肺疾也。

肺梅毒之診斷

按肺疾之病灶。或完全在一邊或在肺底部而非肺尖部者。大都爲肺梅毒。愛克司光線。常顯緣血管及氣管枝之纖維質蔓延。又患者他處臟腑。呈梅毒症狀者。亦爲診斷肺梅毒之一助。

華塞孟氏梅毒反應 凡肺疾患者之痰。經多次試驗而不見結核桿菌者。或肺結核患者疑有梅毒者。均宜用華氏反應法試驗其有無梅毒。如有可疑肺毒梅之處。其脊髓液亦須試驗。惟有時病者症候確係梅毒。而血及脊髓液仍呈華氏負反應者。則爲例外。

肺梅毒之療法

德氏謂最佳之藥物。爲 Potassium Iodide 每次分量。5至10 Grains 。每天三次。有時可用較多之分劑。如有氣喘及多痰。可加用 Belladonna。補藥如 Syrup Iron

Iodide, 1 dram dose 或Fowler's Solution 1 to 5 minmis均佳。如心臟健全。九一四靜脈注射亦可應用。汞劑 Mercury 亦可與 Potassium Iodide 同服。

附例

(一)患者。男。五十六歲。因氣喘入院。三十歲曾患梅毒。並經治療。血壓128－80。華氏呈正反應。腦部呈氣管枝炎之理學症狀。右肺尖顯濁音及呼吸音低弱。經 Iodide 治療後。結果甚佳。

(二)患者。女。四十九歲。患咳三月。肋膜炎一月。身體衰弱。華氏呈正反應。經 Potassium Iodide 治療後。效驗甚佳。

德華醫學雜誌 第一卷第二號

The Treatment of Pernicious Anemia by Liver Diet

惡性貧血症之食肝療法

丁錫康

米洛脫莫弗兩氏。曾診視惡性貧血 Pernicious Anemia 患者一百零五人。治療經過之時間爲三月至三年。其治法卽使患者每日食大量乳哺動物之肝臟是也。(計每日食 200 G M.) 所得效驗甚佳。每一患者之赤血球。呈顯明之增加。大都經二月之治療後。其赤血球數常自 2,700,000 增加至 4,000,000 患者如不食足量肝類或兼患傳染性之合併症。則赤血球之增加不能確定。米莫二氏自發見此種療法後。病者受益匪淺。病狀日漸減輕。胃口佳良。神經及胃腸症消滅。舌之狀態亦與常人相同。如食肝後而病狀未見良好者。其原因或惡性貧血之診斷未能明確。或病狀沈重。治療已覺延遲。患者除食肝外。須兼食果類蔬菜及肉類等物。所食之肝。不宜煑沸過久。實則生肝較熟肝尤易見效。而生肝因滲出之肝汁亦甚佳。惟患者之赤血球已見增加。其後所食肝之分量。可視病狀情形而增減之。腎臟亦可用以代肝。其效驗殊佳。美國古莫二氏亦經許多研究。以爲惡性貧血一症。其原由起于多年之缺乏必要食品如維他命類。今肝腎二物內含維他命甚富。宜食之者病狀減輕而增加血球也。總之食肝療法。對于惡性貧血症。雖非特效療法。而患者生命因之延長。實爲確定之事實也。

Praktische Psychiatrie

神經系疾病之治療

蔡適存

Dr. S. T. Tscha

(一)腦貧血 Anaemia cerebri,

急性發作時之療法。

一，使頭部低而平臥。(爲誘導血液達腦之目的)。

二，冷水灌注於胸部及顏面。(與以刺激且誘導血液使達腦部)。

三，嗅入阿摩尼亞，醋，麝香等。並用羽毛刺激鼻腔。使之醒覺。

四，興奮劑之內服與注射。如內服赤酒，勃蘭地，咖啡，茶等。注射樟腦液等。

五．因身體一局部之多量出血發生本病時。施行生理食鹽水之注射。

慢性症之療法。

一，不可急速起立。避熱浴。

二，施貧血病之一般治療。

(二)腦充血 Hyperaemia cerebri, Hirnhyperaemie

急性發作時之療法。

一，靜臥於較暗之室中。頭部須墊高。並置冷濕布或冰囊。

二，瀉血惟壯強者能行之。虛弱者祇可於耳後貼水蛭。

三，誘達血液自腦注入身體各部。

(甲)服下劑。

(乙)脚部或用熱水洗。或置熱水瓶。

(丙)以芥子末和水調成泥狀。貼於胸部或腓腸部。

慢性症之療法。

一，安靜與大便通利最爲緊要。

二，食物以菜蔬爲主。凡香料，酒類，辛辣等刺激物。概須禁止。

三，有頭痛不眠時。內服溴化鉀，佛洛那爾 Veronal 等。阿片，抱水克羅那爾萬不可用。

(三)腦溢血 Apoplexia cerebri, Hirnb'utung

發作時之療法。

一，絕對安靜。仰臥。頭部少高。且少偏側。以防嘔吐物誤嚥入氣管內。並時時拂拭口內。若粘液停滯發生喘聲時。用細橡皮管插入吸出之。

二，頭部置冰囊。(最好放置於推測爲出血病灶之一側)。

三，灌腸使大便通暢。尿瀦留時插入導尿管使排出。

四，飲食須待昏睡醒覺時然後與之。先試飲開水。次飲以牛乳等。若嚥下困難時。行滋養灌腸。

五，瀉血。—血壓高。頸動脉之搏動强。顏面潮紅時。瀉出二〇〇・〇至四〇〇・〇cc之血。

六，心臟衰弱時。注射樟腦液。如毛地黃 Digitalis, 亢進血壓之强心劑。僅於脉搏微弱時用之。而 Adrenalin 尤爲禁忌。

七，有痙攣時。以抱水克羅那爾二・〇溶解於水灌腸。

發作後之療法。

一，安靜。避刺激。通便最爲緊要。

二，食物宜擇易於消化之物。如牛乳，粥，肉湯，雞卵等。應少食多餐。不宜一時飽食。

三，碘化鉀之內服。從發作後數日爲始。一日用量爲一・〇。

四，頭痛不眠時。投以溴素劑，催眠劑，鎭痛劑。

五，自發作後二星期爲始。施竹麻痺部之按摩。與他動的運動。一日二回。每回

五分至十分鐘。

六，發作後三四星期。麻痺部施行電氣療法。

(甲)平流電氣。在麻痺部置陰極。一日一回。一—五密里安培。通電五—一〇

分鐘。

(乙)感應電氣。用法同上。

七，發作四星期後。頭部施行平流通電。

電極之位置有二。

(甲)以陽極之大導子。置於出血側頭部。陰極小導子貼着下顎隅之下後部。

(乙)陽極移動於兩下顎隅及項部。陰極貼着胸骨上。電流用二—[illegible]密里安培。

時間五六分鐘以內。一星期四五回。

八，浴。熱浴須避。微溫之鹽水浴可用。

處方例一

碘化鉀 Kalii jodat　一·〇

重炭酸鈉 Natr bicarb　二·〇

苦味酊 Tinct amarae　一·〇

單糖漿	Sirup simpl	八・〇
餾　水	Aq dest	一〇〇・〇

一日量三回分服

處方例二

碘化鉀	Kalii jodat	〇・八
溴化鈉	Natr bromat	二・〇
人工加羅司泉鹽	Sal caroli fact	八・〇
苦味酊	Tinct amarae	一・〇
橙皮糖漿	Sirup cart aurant	八・〇
餾水	Aq dest	一〇〇・〇

一日量三回分服

(四)化膿性腦膜炎 Meningitis purulenta

處置與療法。

一，腰椎穿刺。因腰椎穿刺。抽出腦脊髓液。減低液壓。其排出量小兒約一〇・〇－一五。〇cc。大人約二〇・〇－八〇・〇cc。照液壓高低而加減之。

二，化膿性腦脊髓液之洗滌。由腰椎穿刺。抽出腦脊髓液二〇・〇cc。注入滅菌生理食鹽水二〇・〇cc以代之。然後再抽出二〇・〇cc。再代以同量之滅菌生理鹽水注入。反復施行。至腦脊髓液澄清而不呈膿性方止。

三，血清注射。注射練菌狀或肺炎菌之免疫血清於腰椎腔內。每回一〇・〇—二〇・〇cc。每日或隔日一回。共計三回。

四，藥液注射。因肺炎菌發生之腦膜炎。注入一%鹽酸屋潑托辛Optochinhydrochloric 五・〇cc。一日一—二回。於腰椎腔內。Elektrargol 亦可注射。

其他詳下節結核性腦膜炎。

(五) 結核性腦膜炎 Meningitis tuberculosa, Tubercnloese Cenickstarre

看護法。

一，病室稍暗。高音等刺激須減少。

二，頭部墊高。沿頭部及脊椎部放置冰囊。

三，在乳突部貼水蛭。二〇—三〇條。

四，頭部頸部及脊椎部塗水銀軟膏。

腰椎穿刺。此法頻回行之。可以降下腦脊髓液壓。而奏他覺自覺各症狀一時緩解之效。

對症的療法。

一，不眠，頭痛，不安，狂躁時。用溴劑，嗎啡，Veronal 抱水克羅那爾及 Pantopon-Scopolamin 等。內服或注射。

二，高熱。投以解熱劑。

三，尿瀦留。用導尿管排尿。一日二回。

四，便秘。投以甘汞 Calomel 又行排便灌腸。

五，尿消毒之目的。內服 Urotropin 等。

六，心臟弱衰。爲應急適宜處置。

男女至青年時代○性慾發動○最爲危險○若深考其心身之變化○導之於正路○猶航行於狂風駭浪之中○有羅盤針主其方向○不致誤入迷途○而一生得幸福榮譽不淺○若任其墮落放蕩○則爲害不可勝言○本書詳論性慾教育○與性的衛生○讀之可以明色慾之大本○猶航行者之南針○慾海中之慈航也

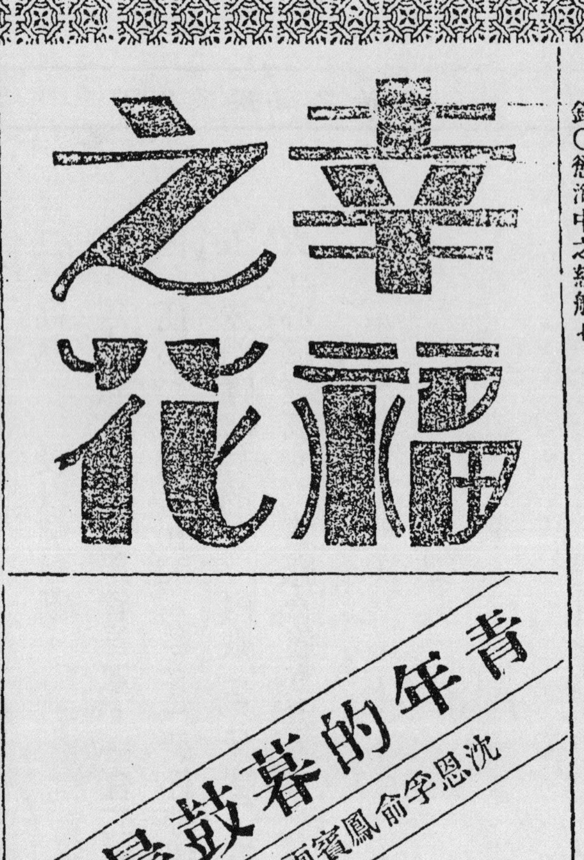

結婚爲人類蕃殖之基礎○其關係及於終身之禍福○本書詳論結婚之性情選擇○體質配合○疾病避忌○血統利害○新婚之攝生○婚後之節慾○月經之生理○妊娠之保攝○分娩之處置○小兒之養育等○未婚者讀之○可獲稱良善之婚姻○已婚者讀之○可享家庭滿美之幸福○強體格○健精神○幸福自臻

未結婚的青年們……………
已結婚的夫婦們…………
求幸福的人們……

不可不讀此書

此書取材豐富○學說新穎○詞旨尤極精警透闢○出版以來○風行一時○以致未及匝月○初版即罄○現第三版出書○封面爲愛之神一幀○并由黃伯禹先生題眉○用紫羅蘭等三色精印○幽美悅目○

每部實洋四角
郵費二分半
（掛號再加五分）

總發行所
上海梅白格路
一百二十一號
醫學書局

Therapeutische Berichte

最新治療界之一般

丁錫康

結核性膿胸

加答二氏用以下之混合物。注入肋膜腔內。結果甚佳。曾經治療之四人中。三人完全治癒。一人則病狀大爲減輕。

Iodoform 1.0

Sulphuric Ether 10 c.c.

25. % Sol. Ethyl Morrhrate

Olive Oil 100 c.c.

糖尿症

凡用因蘇林 Insulin 不效者。可用新藥"Synthalin"治之。

小孩子氣管枝喘息兼咳嗽

門阿二氏用 Ephedrine Sulphate 治之甚效。大多數患者在用藥後三十分鐘至四十五分鐘間。喘息卽停止。口服此藥之分劑爲 12 至 50 mg.。

梅毒性腦膜炎

司氏用 Trypasamide 治之甚有效驗。

燒灼傷

司馬克氏先使患者全身麻醉。再用肥皂水及酒精盡力洗滌創傷。此法可免去傳染及創傷痊癒時之疼痛。

外科傳染症

Omnadin 對于外科傳染症如丹毒。甚爲有效。可用皮下筋肉或靜脈注射。在沉重之患者。每天可注射二次。每次 2 c.c.。並無寒熱反應或局部疼痛發生。

脾臟腫脹

瘧症結核梅毒及他種細菌傳染。常侵襲脾臟而佔爲根據地。脾臟因之漲大。南得氏謂碘 Iodine 一藥。對于脾臟漲大甚效。而對于瘧疾性之患者尤佳。碘類之 Lugols Solution。用之甚爲滿意。宜靜脈注射。每二日注射一回。分量1 c.c. 至5c.c.。以 5 c.c. 至 15 c.c. 之蒸溜水冲稀之。此法在意大利國已用五年。常能免去摘去脾臟之手術云。

偏頭痛

史得弗納氏用 Luminal 治一百二十例之偏頭痛。甚效。偏頭痛發作之次數大減。有時完全治癒。其分量爲 3/8 gr.。每天二次或三次。如分量尚覺不足。可增加至一 grain。每天二次或三次。所用分量之多少。須視病者之情形而定。

孕婦嘔吐

開納醫士謂 Luminal Sodium 最爲有效。每天三次。每次 1 或 1½ grams 。每餐前一小時服之。睡前亦可服一粒。如此藥尚無效驗。須送至醫院用 Insulin 及 Gluocse 治療。

白濁

馬丁氏謂用 Albargin 治之甚佳。按此藥甚清潔。亦不染色。

喘息　喀血　水瀉

Peptone 百分之五溶液 1 c.c. 之 Capsule。用于上述諸病甚佳。或用筋肉注射。

白喉

弗康兩氏謂在沉重之白喉患者。除注射白喉血清外。宜兼用連鎖狀球菌血清。Streptococcus Antitonxi

肺炎

米惠氏用 Sodium Nucleanate 筋肉注射治之甚佳。并口服 Sodium Bicarbonate 及 Glucose。

肺炎伐克辛在發病後三日內應用。甚有價值。遲用則無效。至于血清則肺炎病菌之屬于第一類者。Type I 方有效驗。據近日之研究。則肺炎細菌之屬于第二類者。Type II。已有血清製出。如在發病早期用之。亦頗有效。可減去第二類肺炎細菌之侵入全身血液內而致病狀沉重云。

Ueber Mastkurn

肥壯法

丁惠康

Dr. W. K. Ting

「瘦」非病。初不必用肥壯法。但在營養不良。或與他種病症相合時。始可用肥壯療法。但療法乃視其原因而異。如營養不良。須知其在何種情狀之下。而致營養不良。故醫師對於瘦損之患者。於施行肥壯療法以前。當診斷其瘦損之原因果何在。乃爲先決之問題也。或患者之瘦。乃由於久病而起。或由於職業的過勞而起。或由於他種原因。以及反常之生活。飲食之不以定時而發生。此外更當注意者。則各種惡性疾病之引起營養不良是也。如進行性肺結核癌腫惡性新生物與巴瑞獨氏病 (Basedow) 等。在病理的變化上。俱能使多量之蛋白質分解而敗壞。故在患以上諸病之患者。其攝取之營養料。當另有一定之標準。以補救之。

Weir-Mitchell 氏療法　患者在施行本療法之最初期間內。僅可完全飲牛乳。若不慣時。則可和以咖啡或茶。以資調味。每二小時令飲一百竓 (ccm) 牛乳。

飲時愈緩愈佳。漸漸可增加其飲量。大約在施行本療法之第四日。患者須飲一個半至二個或三個立脫（Liter）之牛乳。然後可予以他種之食物。如白麵包搗碎之馬鈴薯（山芋）煎肉之類。以及各種之菜蔬麵包及乳油等。

除營養外。所再當注意者。則患者不可居於其固有之寓所。必遷入於療養所。以便醫師之指導。以及適當之看護。因患者須行靜臥。以及施受按摩術與法拉台氏感傳電氣等也。（Faradidisation）

Burkart 氏 Binswanger 氏對於瘦損之患者。施行肥壯療法時。不用純粹之牛乳營養法。以患者對此。或能生出一種惡感。或竟不能忍受。二氏嘗用一種混合飲食法。

患者於病後。每罹極重大之蛋白質損失。（Eiweisseinbusse）則影響及於肌肉與身體之各項組織。於是吾人予患者以多量之蛋白質。以補救其損失。但當注意。每日所予患者之蛋白質總量。不超過蛋白質最少量之兩倍。（Eiweissminimum, 50-60g）（五十至六十克）而所予之蛋白質。尤當注意其肉類之數量。不可過多。因肉類非但能使食慾轉滯。（因肉類味美。多食後復服他物。即覺無味。而食慾滯矣。）且能引起尿酸或尿素浦林鹽基之過多。（Harnsaeure-Purinkoerperueberschwemmung）而致全體亦蒙其影響也。

炭水化素 (Kohlehydrate) 於營養料之原則上。甚爲合宜。因於消費的疾病患者。炭水化素可限制其蛋白質之分解。而炭水化素。又易於消化。則身體之吸收較易。欲予患者以炭水化素。再好令其服新鮮之菜蔬。如菠菜朝鮮薊 (Artischoken) 豌豆莢 (Schoten) 胡蘿蔔菜花等類。煑成糜粥狀。和以多量之脂肪與麵包。而黑麵包尤含有多量之炭水化素。經過烘焙以後。其滋養之價值更可增高不少。又於兩餐之中間。可加一頓小食。令服米粥或濃湯布丁蛋糕麵食之類。各隨其所嗜而異。

脂肪質 (Fettee) 之佳處。在少量之物質。即可產生極大之熱量。(即燃燒力。西命加羅利。Kalorien) 而易與身體相結合而同化。普通可予以乳化樣狀物。除牛乳之外。如蛋黃牛酪乳脂 (Butter. Sahne) 之類。最爲相宜。若肥肉與豕油。則因其難於消化。宜謹愼用之。又乳脂可用以代牛乳。每月可服半立脫之多。乳脂可和以咖啡或可可及茶。俾其味美。而便於飲服。或將乳脂和入菜羹內亦可。

如患者無戒除酒精性飲料之必要。則可予以麥酒啤酒。而尤以甜酒最爲相宜。

若滋補劑。普通可不必用之。僅在食慾異常不振之時。或久病之後。則予患者以有極高滋養料價值之物品。如山米他司。散拿吐勤之類均可。(Somatose, Snatogen, Nutrose, Promonta, Robural)

一　腸替扶斯爲原于受培脫卡甫寇氏替扶斯菌之急性傳染病。該菌藉飲料水、食物等之媒介。侵入于人體內。

發病之初期有身神違和、頭痛、腰痛、惡寒、食思不進、疲勞感覺等症。時時發熱。起戰慄者甚少。雖無鼻加合兒之徵候。往往有衄血。

經過中最重要之症候。爲固有之熱型。其始呈階段狀而上升。至一週之終。達於最高點。此後示稽留性。至三週之終。始行弛張。至四週之終或五週之初。解熱。此爲定型的經過。然有此等規則嚴正之熱型者。非常稀少。初發時之狀態。全經過之長短及解熱時之情形等。實有無數之變態。不可不知。其次爲薔薇疹。亦係替扶斯特有之徵候。雖現於第一週之終或第二週之初。時或付之缺如。然不發薔薇疹者。仍不得謂非替腔斯也。又脾臟肥大。亦爲患替扶斯時所屢起之症狀。診斷上雖極重要。惟患敗血症時亦有之。重症之腸替扶斯大抵發腦症狀。往往意識溷濁及發譫語等。在此種之情狀下。患者安靜而如呆癡者有之。或轉輾反側而不能靜止者又有之。後者之豫後。較前者稍形不良。又摘衣摸床、撮空。在豫後上均非可喜之徵。患者之尿。呈其埃卓反應 Diazoreaktion 經過良好者。於高熱期卽行消失。

確實之診斷。須據細菌學的及血清學的檢查。當發病之初期。取患者之血液一、二立方糎植養于胆汁培養基。此時之替扶斯菌。大抵發育。維達爾氏反應。至一週之終。始呈陽性。二百倍以上之稀釋度。尙呈陽性反應。便可診斷爲替扶斯。然是等之實驗。一般之實地醫家。非盡能實行。故當斟酌上述之各症。不誤診斷。最爲緊要。

療法　腸替扶斯之特別療法。雖有種種之研究。迄未成功。當發熱之初期。投以甘汞。雖爲古來賞用療法之一。然對于全病之經過無顯著之影響。腸替扶斯患者之全經過中。宜命其安臥。須注意褥瘡。時時變易其體位。豫防肺之合併症。不可怠忽。就營養而論。食物以用流動物爲最佳。至恢復之第二週。始稍食固體之食物。漸漸食通常之食物。若神經症狀非常顯著。則行水治療法。就藥物而論。苟無他種之合併症。則用稀鹽酸里莫那台或枸櫞酸里莫那台。

合併症　發心機衰弱、氣管枝炎、氣管枝肺炎、下痢、便秘、腸出血等。其療法如前編所述。

二　副替扶斯　本症之病原菌。雖與腸替扶斯之病原菌不同。然有同一之經過及症狀。患重症者較少。療法與腸替扶斯同。

(二)　紅痢

紅痢之疾病。自古知之。腹痛(疝痛)、裏急後重及下痢(粘液性或粘液性血性)爲其特徵。今日所稱爲紅痢者。非單一之疾病。可分而爲二。一爲細菌性紅痢。一爲阿美巴性紅痢。

一　細菌性赤痢　本症因紅痢菌而起。惟是菌非單一之物。據今日之研究觀之。已發見十數種之多。混于飲料水內。侵入人體。病機專在大腸部。輕症僅呈加答兒之狀態。重症呈格魯布性或壞疽性。

徵候及經過　發病大抵突如其來。腹痛與下痢並發。時或有倦怠、食思不進、寒戰等之前驅症。下痢時之大便。混粘液性血性之物質。其次則體溫上升。一日間之便道。自十五次至六十次。最重症自百五十次至二百八十次。大便雖以帶粘液性血性者爲多。然亦有僅帶血性者。此外不帶血性而呈蛙卵狀者有之。臭氣甚强。如腐肉者。然患此因下痢及腹痛而體力大衰。脈搏頻數。且微弱。體溫下降。發嘔吐吃逆等症。病狀頗類似霍亂。終至心臟痲痺。以殞其生命。輕症則由適當之治療。經四五日而輕快。漸入于恢復期。

二、阿美巴性赤痢　本症爲熱帶地之地方病。往往呈流行性。病源係紅痢阿美巴。病機在大腸部。侵入一部或數部。最易被其侵犯者。爲盲腸部。侵及小腹者。係屬破格。病機之主要者爲潰瘍。

徵候及經過　阿美巴性紅痢。本爲慢性之疾患。初期所發之症狀。往往類似細菌性紅痢。不藉顯微鏡之力。竟不能區別本症之發病。無前徵。發腹鳴、腹痛裏急後重等。糞便呈血性粘液性。時時發熱、倦怠及食慾不進等。一日間之便通。自六次至二十次。重症則達數十次者有之。就糞便而論。呈膿性者有之。呈暗褐色而混有壞疽性組織片者。又有之。往往發吃逆、嘔吐、不眠等症。又苦于口渴。病熱若依然不退。患者脫力。因腹膜炎或他之併發症而死亡。又本症之經過。良好者有之。若不勤于治療。則轉爲慢性。綿延至數月或數年之久。不能治愈。

併發症有腸穿孔直腸炎等。續發症中之最多而最爲危險者。係肝臟膿瘍。

療法　赤痢患者。以安臥于一定之臥床爲最要。病室稍帶溫暖。(華氏七十度)彼自行往復于便所之患者。室溫之低度。頗爲危險。細菌性紅痢。除對症療法外。可由免疫血清行特別療法。阿美巴性紅痢可行對症的療法外。宜以愛美汀 Emetin 注射之。食物以流動物爲最佳。且須選擇有滋養價值之物。牛乳及粥湯藕粉最佳。牛乳之飲用。須用鑛水、茶、珈琲、可可等稀釋之。入恢復期後。漸次食固形物。若有吃逆、嘔吐。腸出血等。則嚥下小冰塊便可。

藥物療法。先投以一定之下劑。一掃腸管中之內容物。最爲有效。下劑用蓖麻子油（三〇・〇至六〇・〇立方糎）甘汞〇・五一回服或〇・〇五一日連服數次）硫苦、硫曹（一一〇・〇—二〇・〇克）等。

赤痢藥中之最賞用者。爲吐根。應用之方法。雖有種種。而吐根劑的效力則同。又有投以嗎啡阿片等以鎭靜嘔吐者。吐根一日之極量爲四克。浸劑之使用頗便利。其成蹟亦顯著。

特別療法（一）血清療法　本療法專應用於細菌性赤痢。且血清反應隨細菌之種類而異。本症流行之際。若不確定原因于何種之細菌。便不能有合理的應用。志賀、庫爾垂二氏雖由試驗動物而得之血清、定治療之計劃。然均未得抗毒血清。爾來經數多學者之研究。始得正當之抗毒血清。於治療上克收良好之効果。然須早期行之。用量隨學者之意見而異。尙不一致。有用二〇・〇立方糎者。有用八〇・〇至一〇〇・〇立方糎者。血清之注射。以在發病之初期爲最佳。行皮下注射。在前腹部或側腹部。

二、灌腸療法　灌腸分少量灌腸及大量灌腸之二種。細菌性紅痢。大抵用少量灌腸。（一

○○•○至五○○•○立方糎）能緩解裏急後重直腸炎出血等。此時行大量灌腸。絕無何等之効用也。大量灌腸。（五○○•○至二五○○•○立方糎）爲阿美巴性赤痢之唯一療法。連結二米特之橡皮管于灌注器。復連續十至十五生的米特之奈拉頓氏尿道管。納入腸中。然後將灌注器上下調節其壓力。則液徐徐流入患者之體位。以膝肘位爲最宜。側位亦可。近時賞用藥特靈灌腸及內服法（Yatren）

普通灌腸時所使用之液。係○•五%之單寧酸溶液。或一%之食鹽水。硝酸銀之効力雖大。疼痛頗激烈。患者不願使用。注入溶液保持至十五分間。自然流出。其効果頗佳。數回反覆行之。患者之苦痛悉除。糞便絕不含血液及粘液。治愈確實。無再發之虞。亦不發生肝臟膿瘍等之併發症。

（三）霍亂

霍亂卽吐瀉病之意。患是症後。下痢與嘔吐並發。大便呈米泔汁狀。筋肉（腓腸筋最甚）痙攣。皮膚呈青藍色而厥冷。尿之分泌杜絕。發然之經過中。往往以昏睡狀態而死。洵爲一種之急性傳染病。原因係霍亂菌。西歷千八百八十三年德國細菌學大家柯和氏所發見者也。

徵候及經過　一、霍亂之傳染。非盡發顯著之病狀。霍亂菌侵入吾人身體之內時。或通過腸管。絕不爲害。

二、霍亂下痢　下痢之回數極多。糞便呈米色。發腹鳴等症。口渴而患部有壓感。經數日之後或自然痊愈。或轉爲重症之霍亂。

三、輕症霍亂　糞便呈米泔汁狀。發嘔吐及全身症狀。

四、重症霍亂　米泔汁狀之下痢、嘔吐、疲勞、寒冷、紫色之皮膚、眼窩陷沒、筋肉痙攣等。乃重症霍亂之主徵。此後脈搏微弱。呈絲狀。音聲微弱而嘶嗄。(卽通稱之霍亂聲)皮膚起皺裂。無復歸原位之力(彈力減少)體溫下降。終陷于虛脫而死亡。經過此狀態。便移行于昏睡期。

五、旣移以于昏睡期後。下痢及嘔吐均停止。雖時時發熱。體溫仍極低下。呈嗜眠及昏睡之狀態。發譫妄。呈無尿狀態。發熱者之豫後。似屬佳良。體溫沉降者。豫後極不良。有昏睡期者謂之慢性霍亂。

療法　一、霍亂下痢　患者宜安靜。臥床宜保溫暖。若不嚴守攝生法。往往轉成重症。若下痢之回數漸漸減少。便質亦恢復常態。則有治愈之象。

下痢之療法。古來阿片劑之應用。最爲有名。惟此種療法。患者無合併症及鼓脹等。方可行之。普通與他之健胃劑相混和而服用。其處方如左。

阿片酊　二・〇—三・〇

複方規那酊　二〇・〇—三〇・〇

蒸餾水　七〇・〇—八〇・〇

右藥混和後。一日內分六七回服用。

據近今之研究。白陶土能防遏腸管內之腐敗作用。故可與阿片劑同時使用。其處方如左。

純阿片末　〇・〇二

白陶土　四・〇

右爲一包之量。每三時間服一包。

腸管之膨滿（鼓脹）、旺盛之腹鳴。蒼白灰色之糞便等。實原於腸管內簇生數多之半月狀菌。即爲中毒症狀將爆發之徵。當此之時。不可行姑息法投以阿片劑。以期腸管之安靜。必須投以下劑。一掃腸管之內容物而後可。下劑以蓖麻子油（每回用量自十五至三十立方糎）或甘汞（用量自〇・五至〇・一一日數回分服）爲最佳。服下劑之後。飲多量之溫湯。血炭等。以吸收腸內之腐物。

下劑療法。非可徒事試行。苟腸管之安靜。不能如吾人之豫期。而循環器之障礙日甚一日。則當行單寧之灌腸。據康泰尼氏之研究。單寧之灌腸。用一%之單寧酸液。其用量爲一・二立脫爾。其溫度自攝氏三十九至四十度。應用之時期。係霍亂下痢之時期。灌腸之方法等。與赤痢時同。

患者之營養。極須注意。所食之食物。以流動性滋養價値較大者爲佳。避腸之刺戟。飲料用赤酒。混以多量之水。隨患者之所好而與之。彼濃厚之酒精飲料有害無益。已于總論中述之。

二、重症霍亂（厥冷期）　達此時期。其治療益形困難。米泔汁狀之下痢雖繼續無已。霍亂菌毒不能盡行排泄於體外。半月狀菌發育於腸之滲出物中。毒素之吸收愈多。卽呈板症狀嘔吐亦爲中毒症狀之一。吾人治療上所最感困難者也。投以藥劑或飲料。患者雖因口渴而喜飲用。然飲用之後。經數抄鐘卽以吐出。彌可憐憫。應用蓖麻子油及甘汞等之下劑。吾人雖極贊成。然無應用之方法。使嚥下小冰塊。時或奏鎮靜之効。當此之際。往往用醉痲劑〇・〇〇五之嗎啡注射。最賞用之。

嘔吐能排除霍亂毒之一部。在强健之患者。未必盡爲不良之徵。惟能催起身體之疲勞。不可不注意也。有嘔吐之際。必須行胃洗滌。腸管內之毒物。藉單寧灌腸而除去之。健訥爾奇氏推揚下記之方法。卽將一%之單寧酸溶液六至七立脫爾。灌入腸內。要之大量之灌腸。克奏良好之効果也。

毒素之一部。得自皮膚排泄之。是卽通稱之發汗療法。高溫浴最爲有効。在此時期內。患者之體溫下降。四肢厥冷。皮膚呈靑藍色。頗有危急之狀態。自此點考之。防止體溫之損失。自外部輸入溫熱。策之上也。浴溫以攝氏四十五度至四十六度爲最佳。加以芥子末（每浴一次用一〇〇・〇至二〇〇・〇克）効力更大。經十五分鐘之久。患者出浴時。用絨布裹之。患者初有不快之感。經一定時之後。頗覺輕快。有復行入浴之意。但此非能確實的奏効。反有脈搏絕不昂進。徒發失神等症。使吾人之苦心與勞力。化爲烏有者。又以濕布摩擦皮膚。至表皮呈赤色爲止。然後入溫暖之臥床。以促其發汗。洵爲有効之方法。以之代高溫浴。亦無不可。

Erfahrung mit Omnadin "Much"

握姆納丁之經驗談

丁名全

血清與漿苗。現在已成爲一種不可缺少的治療藥品但是醫學家每每遇到爲難的地方。這便是病人注射一針以後。針處發痛難當。因此病者都不願就醫。握姆納丁則不然。因爲這藥是沒有痛苦。反應也非常之少。其治療之點。範圍很大。凡一切發炎及有熱之症。都可用此藥注射。(疔瘡惡瘤水泡瘡肺炎腹膜炎等症)

以下一個病人可以證明之

女子四十歲左右。忽然發冷。人事不清。脚下有手大的紅點。診斷爲丹毒症 (Erysipel) 已無可疑。第二天右部下肺已發炎。心臟不動。小便有蛋白質白血球。紅血球粘質柱桿 (Hyaline Zylinder) 等等。溫度早晨攝氏三十八度。晚上四十度。注射握姆納丁三天以後。血液中白血球遂由七千五百增至二萬五千。病者精神頗覺安全。晨間溫度三十七度•一。脚上紅斑亦稍減。肺部發炎亦減少。第二針握姆納丁以後。病者日漸見愈。十日以後病者起床。

此乃一例而已。同樣的結果很多。不必在此一一贅述。其他諸大醫者亦均有此等良好結果。茲錄其著者之名以證明之。

Dr. Rosenau	Deut, n.ed. woch.	1925 No 45
Dr. Send	,, ,, ,,	1925 No 22
Dr. Erdman	Therap. Berichte	1927 No 10
Dr. T. Laitinen	Duodecin	1927 No 3

Die Behandlung der Profusen Nachtschweisse

盜汗之治療法

醫學博士
丁名全
Dr. M. Ding

盜汗之可厭。人人皆知。屢次使人難睡。甚之次日精神不振。做一切事情都非常不高興。所以患此病之人。身體非常柔弱。因此而求醫者。不舉其數。蓋普通一班人皆知盜汗爲癆病開始之期。換句醫學家的話說。便是交感神經柔弱。不能阻止其正當運動。因此之故。盜汗便多。治此之法。歷代所擬之方。不勝枚舉。茲將最新有功效的略述如左。

樟腦在治療上。從古便佔有一個很大的地位。心劑藥中首屈一指。奈此藥不易溶化水中。故每遇急症。必須用油溶液。但油液體容易發生栓塞。偶一不愼。必有暴死之患。所以醫藥家都非常小心。現自人工樟腦出世以後。用之者愈多。因爲人工樟腦甚易溶解于水。所以樟腦更加佔據很大的地位。因此之故。而有治療盜汗之理想發現。據美國尤安氏所得之結果。成績甚良。茲舉數例如下述之

第一西班牙人患 Polyserositis infectiosa 。晚上盜汗

甚多。精神不振。筋肉注射海克賽通 (Hexeton) 一次後。盜汗全去

第二 Kaesige Bronchopneumonie 患者。晚患盜汗甚極。行筋肉注射海克賽通。盜汗即去。如此尚有數十個。均有是肺部有病而盜汗的。均用海克賽通 (Hexeton) 治好的。

新阿脫洛品之功用

Ueber die Pharmakologische Wirkung des Novatropins

陳文燦

阿脫洛品 Atropin 一藥。對於人類之劇量。(致死量)大約在〇•一克至〇•一五克之間。但新阿脫洛品 Novatropin 之毒性甚弱。故其致死量須較阿脫洛品加多三十二培至四十八倍始可。即新阿脫洛品之毒性。較阿脫洛品弱三十二倍至四十八倍。故新阿脫洛品實合於吾人理想中之藥物。極爲有價値。而於用阿脫洛品或 Homatropin 時。均可以新阿脫洛品代之。以吾人最近之試驗觀之。則此藥並無各種危險之副作用發生。

應用止痛聖藥「凡拉蒙」之經驗

吳匡

余年來試用新藥不少凡實驗有效者均錄之手册。以資臨症參考之需。越時既久。所積遂多。茲將應用凡拉蒙之實驗例。擇其尤饒興趣者錄之如左以就正於同道諸公。他日如有餘暇。尚當繼續發表應用他藥之經驗焉。

第一例　患者姓陸名寶生。年三十七歲。操木工業。已婚。有子女各一。均健康。妻亦無病。父母俱已去世患者幼時從未患病。亦無花柳症。惟性喜飲酒。日非罄黃酒五六杯不辦。近年忽患偏頭痛。發作時頭之左邊痛不可忍。常抱痛號泣。數小時方已。來就診於余。余初服以米格萊因 Migraenin 未見效。驟又發作。亟代注射嗎啡。劇痛如故。乃試令服凡拉蒙藥片二枚。痛即轉緩。後繼服此藥一星期日服三次。每次一片。不十日而痊愈。迄今訊之。三月未發云。不期凡拉蒙之功效乃竟優勝止痛大王嗎啡也。噫亦奇矣。

第二例　患者黃姓婦。年三十七歲。已婚。其夫並無惡疾。患者近患經痛甚劇。月經來時。小腹大痛。並排出粘液樣血液。內含柔韌小塊。用顯微鏡檢之知係子宮粘膜。余乃診斷其

德華醫學雜誌　第一卷第二號

疾爲皮膜性痛經 Dysmenorrhoea Membranacea。亟爲之注射卵巢製劑。黃體抽出液等。無效。乃改施鼻療法 Nasale Behandlung 以爲總有若干效驗矣。不意失望如故。余方躊躇未决。擬用手術搔括子宮。忽憶凡拉蒙亦能療治經痛。因姑試之。當卽令患者於經來前二三日卽服凡拉蒙。每日三次。每次一片。及期經來乃大暢快。痛苦若失。病人額手慶幸。檢其經液粘膜亦減少大半。余竊怪之。後囑其每次經來仍服藥如前。蓋余以爲若此對徵治療。必不能根本痊愈其頑疾也。病人後卽未來。迄今已半載。日前偶遇之於友處。問其所患。則云歸里後僅覆治二次。迄今痊愈。未發。甚感余治療之聖手云。此眞出余意料之外者也。

余試用凡拉蒙。既獲奇效。尙恐或係偶然之遇。因徧訪同志。詢其應用此藥之經驗。則所述幾同一轍。皆贊美此聖劑爲止痛大王。茲介紹兩大名醫之言論於下。讀者亦可以舉一反三矣。

余雲岫醫師之言曰。論止痛之藥。在今日雖層出無窮。然考其功效之偉。實無有能出凡拉蒙 (Veramon) 之右者。按凡拉蒙 (Veramon) 爲霹藍密籐 (Pyramidon) 及佛羅拿爾 (Veron l) 之化合品。以上二藥。其一本具有類嗎啡性之功效。其一亦本具有鎮靜之力。故二者化合。麻醉性增強。而止痛作用。亦因之增大矣。

余用該藥爲時已久。據一向經驗。此藥確可治

一・各種頭痛 (尤以治偏頭痛爲最佳而最速)

二・治月經痛見效甚速

三。各種神經痛

凡余遇以上病症皆投以凡拉蒙。其結果俱極佳。並無不快之副作用。尤爲其優點。且此藥入體。不分解而易被吸收。故見效極速。余嘗見病者服凡拉蒙 (Ve.amon) 後僅半句鐘左右。即覺有顯明效力。此亦非他種止痛劑所可比擬者。

據藥報所載。此藥可與他種藥劑並用。見效甚速。最近余嘗以凡拉蒙與阿陀方 (Atophan) 合用。治神經痛見效極速。有時與 Codein 及 P:p verin 等同用。治月經痛一服即愈。且服後毫無精神疲倦之弊。

由余之經驗以觀。可知凡拉蒙 (Veramcn) 實爲止痛劑中極佳之品。故樂爲介紹于此。

王培元醫學博士之言曰。凡拉蒙爲極佳之止痛劑。余用之有年。屢試不爽。其最佳之處。即在其見效速而無種種不快之副作用。按此藥係 Diaethylbarbitur (Vcronal) 酸及 Dimethyaminopheryldimethylpyrazolon (Pyramidon) 合劑。其一爲著名之催眠劑。其一爲著名之痲醉劑。故二者相合。痲醉性增强。宜其有如是偉大之止痛效力也。

有黃姓婦年二十二歲。患頭痛甚劇。最甚時往往昏倒。余初服以 Coffein 後。又與以 Papaverin-等藥。雖病者略覺痛苦減輕。然見效甚緩。且終以不能盡除爲苦。最後余令彼服凡拉蒙 (Ve-ramon) 服後僅數分鐘。即覺疼痛頓減。兩三服後其病若失。

又有一秦某者。患腦後疼痛。就診于余。據其自述罹茲疾苦者已數年。于茲并示我從前就診于各中西醫之處方。知彼一向所服之藥。俱屬普通所用之頭痛舊藥。故病症不獨不見減輕。且愈益加重。余以凡拉蒙 (Veramon) 與 Dionin (0, 05) 混合與之服後。未一句鐘。而其痛立止。

又有周某者。本有極大之烟癮。又患極重之偏頭痛。余與以凡拉蒙 (Veramon) 及痳底拿 (Medinal) 服之。不獨痛苦。驟減且因痳底拿之功效而安眠。

凡拉蒙 (Veramon) 既爲佛羅拿爾 (Veronal) 及霹藍密籐 (Pyramidon) 之合劑。故有時于睡時服之。因痛定而有安眠之功效。然日間服之。從未有精神疲倦之苦。此因佛羅拿爾 (Veronal) 之催眠作用。因霹藍密籐 (Pyramidon) 之作用而消失也。

由此以觀。凡拉蒙實爲止痛新藥中之最佳製品。特書數語。以爲未用本藥者之介紹。

猩紅熱防範法

衛生會

這是一種很危險的傳染病。得之甚易。但治療之很費事。一個小孩子患了猩紅熱。就會互相傳染。使無數的小孩子同患此病。健全的孩子。應當留神。不與有猩紅熱病的小孩子同在一起。成人也是這樣。由接觸傳染來的。已經患過一次猩紅熱的人。往往不再傳染第二次了。

倘若你的孩子忽然覺得疲懶不安。打寒噤。甚至於嘔吐。皮膚乾枯。發燒。舌重苔。苔下發見紅腫。喉咽呼痛。一二天以後。先在頸部和胸部。隨卽蔓延全身。發生一種色澤極光亮底小紅斑。這是猩紅熱的預兆。這時你應當卽刻使這小孩子同別個小孩子分開。一面趕快去請醫生。替他診治。病孩的看護法如下。

一。病孩應令獨居一室。

二。你要入病室時。應外面添穿一件寬大的罩衣。出病室時。這衣仍脫置室內。頭髮應用布片或帽子包遮。出入病室時。兩手和面部均應用胰子和水洗淨。接觸過病人的手。且應在消毒藥水中浸過。

三。病孩的唾液或各種排洩物。應用舊布片或棉花或紙片另爲收集。以便隨時可以焚化。免得播傳病毒。

四。病孩所用的碗筷等件。應爲另置一份。用過後當立卽投入沸水中煮沸。以消毒質。衣服換下後。也應一樣的消毒。消毒底法子很多。可請醫生隨時指示。康健人用過的物件。不可同病人用過的物件。混在一起洗滌。

五。一家中除病者外。其餘的人都應當及時請醫生行「狄克」氏試驗。這種試驗。能確定你有沒有傳染猩紅熱的危險。倘若在狄克氏試驗中。發生了一個紅斑的。就應得卽刻用「猩紅熱預防素」來注射。以預防猩紅熱傳染的危險。(北京中央防疫處製有一種「抗猩紅熱血清」。對於猩紅熱的治療很收功效)。

六。有時你得着的猩紅熱。病勢很輕。但一經傳染到別人身上。就會發病很重。因此你得了此病。雖然很輕。也千萬不要大意。同傍人接近。害了他們。

小孩子患過猩紅熱後。六星期內。不應照常入學讀書。小孩子患猩紅熱後。還不斷地脫皮的時候。也不應使之入學。

患猩紅熱後的病人。心臟和腰耳等處。受過猩紅熱的劇烈侵襲。很容易發生危險。應當格外注意。務宜請醫生療治。飲食和衣着。也都應遵從醫士的指示。病人雖已痊愈。但還在脫皮的時候。仍當加意看護。

這是六條看護病人的簡要法則。都很切要。你要你自己的孩子康健。你必須盼望別人的孩子也康健。

本誌投稿簡章

本誌刊行宗旨。在普及新醫學及衞生常識。彼此發揮思想。研究學術。而促進醫藥界之進步。公共衞生建設之實現。

一　投寄之稿或自撰或翻譯，或介紹外國學說而附加意見，其文體不拘文言白話或歐美文字均所歡迎。

二　投寄之稿望繕寫清楚並加標點符號。

三　凡稿中有圖表等，務期明瞭清潔書於白素紙，以便直接付印。譯外國名詞須註明原字。

四　投寄譯稿請將原文題目，原著者姓名出版日期及地點詳細敍明。

五　稿末請注明姓字住址，以便通信，至揭載時如何署名聽投稿者自定。

六　投寄之稿揭載與否，本社可以豫覆，原稿若預先聲明並附寄郵資者可還原稿。

七　投寄之稿俟揭載後，本社酌致薄酬如下：

(甲)單行本二百份　(乙)本雜誌　(丙)書券　(丁)現金

八　原稿請寄上海梅白格路一百廿一號德華醫學雜誌社收爲荷

民國十七年二月十五日出版

▲德華醫學雜誌第二號

▲即中西醫學報第十卷第一號

主幹者　醫學士　丁惠康

藥學主任　醫學博士　丁名全

醫學主任　醫學博士　丁錫康

出版者　德華醫學雜誌社　上海梅白格路一百廿一號

總發行所　醫學書局　上海梅白格路一百廿一號　即愛文義路巡捕房南首

（廣告刊例函索即寄）

定價表

每月一冊　全年十二冊

零售每冊大洋三角　郵費國內二分　國外八分

預定全年特價大洋二元四角（原價三元六角）

郵費國內不加　國外九角六分

新疆蒙古日本照國內　香港澳門照國外　郵費代價作九五折以一分四分及一角爲限

郵章如有改動隨時增減

定閱諸君如有詢問事件或更改住址通信時務將

一　定單號數

二　姓名戶籍

三　原寄何處

三項詳細開明方可遵辦實緣定戶太多簿冊繁重非此三項無從檢查難免仍有誤寄特先聲明